理学療法NAVI

ここに注目！
実践,リスク管理読本

高橋哲也 編
順天堂大学保健医療学部開設準備室　特任教授

New
Approach for
Various
Issues

医学書院

〈理学療法 NAVI〉
ここに注目！ 実践，リスク管理読本

発　行　2018年7月1日　第1版第1刷©

編　集　高橋哲也

発行者　株式会社　医学書院

　　　　代表取締役　金原　俊

　　　　〒113-8719　東京都文京区本郷 1-28-23

　　　　電話　03-3817-5600(社内案内)

印刷・製本　アイワード

本書の複製権・翻訳権・上映権・譲渡権・貸与権・公衆送信権(送信可能化権を含む)は株式会社医学書院が保有します．

ISBN978-4-260-03623-8

本書を無断で複製する行為(複写，スキャン，デジタルデータ化など)は，「私的使用のための複製」など著作権法上の限られた例外を除き禁じられています．大学，病院，診療所，企業などにおいて，業務上使用する目的(診療，研究活動を含む)で上記の行為を行うことは，その使用範囲が内部的であっても，私的使用には該当せず，違法です．また私的使用に該当する場合であっても，代行業者等の第三者に依頼して上記の行為を行うことは違法となります．

JCOPY　〈出版者著作権管理機構　委託出版物〉

本書の無断複製は著作権法上での例外を除き禁じられています．複製される場合は，そのつど事前に，出版者著作権管理機構(電話 03-3513-6969，FAX 03-3513-6979，info@jcopy.or.jp)の許諾を得てください．

＊「理学療法 NAVI」は株式会社医学書院の登録商標です．

執筆者一覧（執筆順）

高橋哲也　順天堂大学保健医療学部開設準備室　特任教授

飛山義憲　東京工科大学医療保健学部講師・理学療法学科

忽那俊樹　東京工科大学医療保健学部助教・理学療法学科

日下さと美　東京工科大学医療保健学部講師・理学療法学科

吉松竜貴　東京工科大学医療保健学部助教・理学療法学科

栗田英明　東京工科大学医療保健学部講師・理学療法学科

菅原　仁　東京工科大学医療保健学部准教授・理学療法学科

シリーズ刊行にあたって

「理学療法 NAVI シリーズ」のねらい
(New Approach for Various Issues)

　今日，多くの理学療法課程を学ぶ学生が存在し，新人理学療法士もまた急増している．一人ひとりの学生や新人にとってみれば，学ぶべき医学的事項は飛躍的に増加し，膨大化する情報は錯綜している．このような状況においては，真に必要で価値のある基本的な知識と新しい技術の修得が求められる．ここでの NAVI はナビゲーション（航海術）を表しており，情報の大海のなかで座礁することなく海路を拓いてゆくための方略である．

　本「理学療法 NAVI シリーズ」は，理学療法，リハビリテーション医療において，きわめて基本的で不可欠な情報を厳選して示すことで，この世界に踏み出そうとするフロンティアのための水先案内人となることを志向している．

2016 年 9 月

首都大学東京・教授　網本　和

はじめに

　1966年に理学療法士の国家資格が日本に誕生してから50年以上が経過しました．巷では「リハビリテーション」という言葉が日常的に使われ，理学療法や理学療法士が一般の方々にも理解されるようになってきました．一方，この50年で，医療の形態やそこに生じる諸問題も大きく変化し理学療法士に対する社会の期待と要望が大きく膨らんでいます．国民の認識度が高まれば，理学療法士をみる目も厳しくなり，職業倫理に対する社会的要求も高まってきます．対象者とのよき信頼関係を確立するためにも，高い職業倫理感と情報収集能力，幅広い知識と応用能力，そして，対象者を決して危険(リスク)にさらさない確かな技術が必要です．

　今回，《理学療法NAVI》シリーズに，リスク管理の指南書である『ここに注目！ 実践，リスク管理読本』が加わります．この本は，私が以前から温めていたアイデアをもとに構成したもので，理学療法士として働く際に必要なコア・コンピテンシー(core competencies)が含まれた内容になっています．コア・コンピテンシーとは，「核となる能力水準」や「必須の実践能力」で，仕事上の役割や機能をうまくこなすために，個人に必要とされる測定可能な知識，技術，能力，行動，およびその他の特性のパターンといわれています．すなわち，理学療法士として働く際に知っておかなければならない内容に加え，他職種に真似できない核となる能力が含まれています．「勉強しろ，自ら学べ，問題解決能力をつけろ」といくら先輩がいっても，学生や新人は実際に何をどうすればいいかわかりません．私の経験でも，やみくもに本を読んでも効率が悪く，問題解決にならないことがほとんどです．そんな時に，この『《理学療法NAVI》ここに注目！ 実践，リスク管理読本』を手に取ってみてください．また，若手や学生の指導を任されたとき，本書を思い出してください．若手の臨床力を上げるヒントがきっと見つかるはずです．

　本書のエッセンスが，理学療法士のコア・コンピテンシーとなり，正しく対象者に還元されることを期待しています．

2018年6月

高橋哲也

目 次

| 序章 | リスクとは何か？ | 高橋哲也 | I |

第1章　リスク管理の用語と基準　　7

医療事故，医療過誤　　　　　　　　　　　　　　　高橋哲也　8
アクシデント，インシデント（ヒヤリ・ハット）　　　　10
代表的なリスク管理基準　　　　　　　　　　　　　　　11
訴訟対策　　　　　　　　　　　　　　　　　　　飛山義憲　14

第2章　リスク管理のためのメディカルチェックリスト　　19

1. 気を付けなければならない患者の訴え，背景疾患　　　　忽那俊樹　20

めまい　　　　　　　　　　　　　　　　　　　　　　27
呼吸困難　　　　　　　　　　　　　　　　　　　　　30
頭痛　　　　　　　　　　　　　　　　　　　　　　　35
動悸　　　　　　　　　　　　　　　　　　　　　　　38
胸痛（胸苦しさ）　　　　　　　　　　　　　　　　　43
発熱　　　　　　　　　　　　　　　　　　　　　　　46
下血　　　　　　　　　　　　　　　　　　　　　　　50
悪心・嘔吐　　　　　　　　　　　　　　　　　　　　52
浮腫　　　　　　　　　　　　　　　　　　　　　　　54
腹痛　　　　　　　　　　　　　　　　　　　　　　　57
高血圧　　　　　　　　　　　　　　　　　　　　　　59
肥満　　　　　　　　　　　　　　　　　　　　　　　63
糖尿病　　　　　　　　　　　　　　　　　　　　　　66
慢性腎臓病　　　　　　　　　　　　　　　　　　　　70
脂質異常症　　　　　　　　　　　　　　　　　　　　74

ix

2. 気になる"検査値"の読み方，考え方 — 78

総蛋白（TP），アルブミン（Alb）　　　　　日下さと美　高橋哲也　78

ビリルビン（Bil）　80

AST（GOT），ALT（GPT）　82

クレアチンキナーゼ（CK）　83

尿素窒素（BUN），クレアチニン（Cr），糸球体濾過量（GFR）

忽那俊樹　高橋哲也　85

電解質〔ナトリウム（Na），カリウム（K），塩素（Cl）〕　88

C 反応性蛋白（CRP）　　　　　　　　　　日下さと美　高橋哲也　91

脂質指標　　　　　　　　　　　　　　　　忽那俊樹　高橋哲也　93

血糖（BS），糖化ヘモグロビン（HbA1c）　95

白血球数（WBC），赤血球数（RBC）　　　日下さと美　高橋哲也　98

ヘモグロビン（Hb）　100

D ダイマー，PT（INR）　103

ヒト脳性ナトリウム利尿ペプチド（BNP）　104

第3章　見逃せない！ リスクになり得る高齢者の特徴的症状　107

年齢・性別　　　　　　　　　　　　　　　　　　　日下さと美　108

認知機能低下　110

抑うつ　112

せん妄　113

骨粗鬆症　115

尿失禁　117

便秘　119

低栄養・食欲不振　121

褥瘡　123

嚥下困難　125

転倒　　　　　　　　　　　　　　　　　　　　　　吉松竜貴　127

視力低下　130

多剤併用　132

貧血　134

難聴	135
冷え	137
しびれ	140
関節痛	141
サルコペニア	143
フレイル	146

第4章 廃用症候群のリスク管理
飛山義憲 149

第5章 中枢神経疾患のリスク管理
159

1. 脳卒中の病態と治療方針	栗田英明 160
2. 脳卒中（急性期）	185
3. 脳卒中（回復期）	212
4. 脳卒中（維持期）	234
5. パーキンソン病	菅原 仁 248

第6章 運動器疾患のリスク管理
飛山義憲 273

1. 人工股関節置換術（THA）	274
2. 人工膝関節置換術（TKA）	298
3. 大腿骨近位部骨折	325

| 索引 | 348 |

📖 **引用・参考文献**

本書の文献は左のQRコードを読み取るか，下記URLよりご覧いただけます(HTML方式)

http://www.igaku-shoin.co.jp/prd/03623/index.html

コンテンツは予告なしに変更・修正したり，また配信を停止する場合もございます．ご了承ください．

イラスト：萩原亜紀子，シママスミ

序章

リスクとは何か?

リスクとは?

　理学療法士の皆さんは「リスク」と聞くと，どのような意味や状況を思い浮かべるでしょうか？　転倒，骨折，不整脈，心停止，死亡，重症，急変などさまざまなことを思い浮かべると思います．そして，「リスク管理」と聞くと，血圧測定，脈拍測定に代表されるバイタルサインの測定や心電図での監視を思い浮かべることでしょう．

　Risk(リスク)とはロングマンの『現代英英辞典』によると，「危険」「未来において予期せぬ有害なものや望ましくないものが発生する可能性」などを意味するとされています．確かに理学療法中の転倒による骨折，不整脈による心停止，急変は重大なリスクといえます．そしてそれら予期せぬ重大な事故を防ぐ取り組みや，事故発生を最小限に抑える取り組みが「リスク管理(リスク・マネジメント)」といえます．

　日本の医療現場でリスク管理が注目されたのは，1999年1月11日に横浜市立大学医学部附属病院第一外科で，肺手術と心臓手術の患者を取り違えて手術した医療事故がきっかけといっても過言ではありません．また，その1か月後の1999年2月11日には東京都立広尾病院で消毒液を血液凝固阻止剤と取り違えて点滴し，点滴された58歳の女性が死亡する医療事故がおこり，相次ぐ医療事故によって，国民の医療に対する信頼は大きく揺らぐことになりました．

　国は医療におけるさらなる安全性の向上と医療への信頼性の回復は急務と考え，厚生労働省は2001年4月から医政局総務課のなかに「医療安全推進室」を新設し，5月には第1回の医療安全対策検討会議を開催しました．医療安全対策検討会議には，医療関係者，法律家，産業分野の専門家，市民運動グループなどが参加しました．2002年4月17日には『医療安全推進総合対策～医療事故を未然に防止するために～』[1] がまとめられ，これはいまでも医療現場のリスク管理の基礎となっています．

　この報告書で，リスクとは「損害の発生頻度とその損害の重大さ」と定義され，「世の中の全ての事象にリスクは付随しており，『リスクは常に存在する』こと，また同時に『適切な管理によってリスクを許容範囲にまで減らすことができる』ことが『リスク・マネジメント』の出発点である」とまとめられています．

☑ リスクとは？

- 予期せぬ有害なものや望ましくないものが発生する可能性
- 損害の発生頻度とその損害の重大さ

☑ リスク管理とは？

- それら予期せぬ重大な事故を防ぐ取り組み
- 事故発生を最小限に抑える取り組み

To err is human（人間は誰でも間違える）

医療行為にはリスクが伴います．その昔は，医療行為は常にリスクが伴うもので，医療行為による利益を考えればある程度のリスクや事故は仕方がない，と正当化されていた時代がありました．リスクがおこらないように，客観的に仕事の質の改善の取り組みを行うことは一般企業や顧客の視点から考えること当然なことですが，命を助けてくれる医師にクレームをつけることはタブー視されていたことも確かです．しかし，国内外を問わず，あまりに多くの医療事故が発生するため，国民の我慢も限界に達し，医療訴訟が激増したため，医療事故の発生は医療機関にとっては病院経営上，財政的な破綻のリスクとなり対応を迫られることになりました．

アメリカでは Institute of Medicine of the National Academy of Sciences の医療の質に関する委員会（Committee on Quality of Health Care in America）が 1999 年 11 月に「To Err is Human：Building a Safer Health System」[2] という報告書を発表し，医療事故の防止の強化を宣言しました．わが国でも，前述のように 2002 年に『医療安全推進総合対策〜医療事故を未然に防止するために〜』がまとめられ，医療者の意識は大きく変わりました．これらの報告書のなかで強調されたのは，個人のリスク管理能力の向上もさることながら，組織としての医療事故防止の取り組みです．医療事故を減らすために重要なことは，ミスをした個人を責めることではありません．To err is human（人間は誰でも間違える）ことを前提に，間違えてしまっても重大な結果にならないように事前によく説明す

ることや，患者の安全を確保できるように，業務全体を見直して，医療事故の未然に防ぐ仕組みを開発したり，医療ミスを減らす努力を怠らないことが重要です．

リスク・マネジメントから
セーフティーマネジメントへ

「リスク管理」という用語は，われわれ医療従事者側の言葉で，患者本位の言葉ではありません．

「リスク・マネジメント（リスク管理）」という言葉はもともと産業界で用いられてきたビジネス用語であり，訴訟対策としての危機管理であり，組織防衛や企業防衛の言葉です．医療事故がおこると，マスコミが殺到し，国民からの厳しい視線に曝されます．そして，病院の評判は落ち，患者数は減り，病院経営が成り立たなくなる可能性もあります．それらを防ぐために，さまざまな方策や対策を講じることが「リスク・マネジメント（リスク管理）」というわけですが，産業界では，顧客満足度(customer satisfaction)を最優先に考え，質の改善(quality control)に努めること，いわゆる品質第一と考え，品質管理のための作業工程の管理や改善を行うことはいわば当然のこととして古くから取り組まれていました．これらは品質保証(quality assurance)や消費者擁護(customer advocacy)として経営管理に発展しています．

現在では，医療界においても，患者の権利を擁護するために，医療の質を高める努力を怠らず経営管理をしていこうという意識が定着してきました．医療の品質保証のためには，個人の知識や技術の向上やリスク管理の知識や認識を拡大することに加えて，病院や施設全体のシステムの管理（システムマネジメント）がより重要であるとの認識です．つまり，医療事故の発生の原因は個人のみの問題でなく，病院や施設の診療体制の問題であり，診療業務の体制を見直して改善していくことで，医療事故を最小限に抑えることが重要という認識に変わりました．すなわち，いかにリスク・マネジメント（訴訟対策）をするかというのではなく，いかに患者の安全を管理し，事故をおこさないか（顧客満足，品質保証）という患者側の視点が定着してきました．

前述の厚生労働省の医療安全対策検討会議においては「リスク・マネジメン

ト」という用語を，「医療安全管理」と同義として用いており，病院では，危機管理室から医療安全管理室へ，リスクマネジャーはセーフティーマネジャーに名前を変えて，成熟をみせています．

> ☑ 「リスク管理」の捉え方の変化
>
> - 訴訟対策 ➡ 顧客満足，品質保証
> - 個人 ➡ システム
> - リスク・マネジメント ➡ セーフティーマネジメント

患者とリスクを共有する＝インフォームド・コンセント

　医療におけるセーフティーマネジメントを確立するためには，医療行為の必要性をしっかりと検討すること，医療技術水準を確保すること，インフォームド・コンセントを確実に行うことが重要です．

　インフォームド・コンセント（説明と同意）がなく生じた事故は error（誤り，過失，間違い）となり，トラブルのもとになります．一方，医療行為をあらかじめ十分に説明して同意を得た後に生じた事故は mishap（不運な事故，災難，不運）であり，医療者が責任を有する過誤にはなりにくいものです．患者とリスクを共有することは患者の安全を守ることにつながりますので，たとえ侵襲の少ない医療行為であっても十分にインフォームド・コンセントを行うことが重要です．

> ☑ error と mishap の違い
>
> - error（誤り，過失，間違い）
>   - ➡ インフォームド・コンセント（説明と同意）がなく生じた事故
>   - ➡ トラブル
> - mishap（不運な事故，災難，不運）
>   - ➡ インフォームド・コンセント（説明と同意）を十分にした後の事故
>   - ➡ 医療過誤にはなりにくい

醫不仁之術　務欲為仁

醫不仁之術　務欲為仁　（医は仁ならずの術　務めて仁をなさんと欲す）

　この漢文は，明治4(1871)年に設立された中津医学校の初代校長，大江雲澤（うんたく）の医訓です（図）．

　医療の現場でリスク管理を学ぶとき，しばしば参考にされるこの医訓は，理学療法士のリスク管理の心構えとしても参考になります．私は「理学療法は素晴らしい医療技術ではあるが，しっかりと行っても，必ずしもよい結果が生まれるとは限らない，ときには害にだってなりうる．だから思いやりの心をもって，素晴らしい結果を生むように一生懸命に尽くす努力をしなければならない」と解釈しています．素晴らしい結果を生むように一生懸命に尽くす努力をすることこそ理学療法のリスク管理といえると思います．

　「理学療法不仁之術　務欲為仁」．心にこの言葉を刻み，リスク管理を怠らず，医療事故を最小限に防ぐことが重要です．

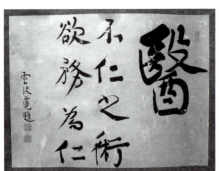

図　掛軸「醫不仁之術　務欲為仁」
［ミヒェル・ヴォルフガング，吉田洋一，大島明秀：中津市歴史民俗資料館　分館　医科資料館叢書　史料と人物V．p.34，2013 より］
［中津市歴史民俗資料館　分館　大江医家史料館　所蔵］

引用・参考文献
本章の文献は左のQRコードを読み取るか，下記URLよりご覧いただけます（HTML方式）
http://www.igaku-shoin.co.jp/prd/03623/0.html
コンテンツは予告なしに変更・修正したり，また配信を停止する場合もございます．ご了承ください．

第1章
リスク管理の用語と基準

医療事故，医療過誤

❶医療事故と医療過誤

　厚生労働省の医療安全対策検討会議が取りまとめた報告書『医療安全推進総合対策〜医療事故を未然に防止するために』[1]（2002 年）および厚生労働省『リスクマネジメントマニュアル作成指針』[2]（2000 年）は，医療事故と医療過誤を以下のように定義しています．

> **医療事故と医療過誤の定義**
>
> ● 医療事故とは，医療にかかわる場所で医療の全過程において発生する人身事故一切を包含し，医療従事者が被害者である場合や廊下で転倒した場合なども含む[1]．
>
> ● 医療過誤は，医療事故の一類型で，医療従事者が，医療の遂行において，医療的準則に違反して患者に被害を発生させた行為[2]．医療事故の発生の原因に，医療機関・医療従事者に過失があるものをいう[1]．

　すなわち理学療法のかかわる医療の現場で，理学療法士が行う理学療法の全過程において，発生する下記 1)〜3)のようなすべての人身事故も，当然，医療事故とされます．医療過誤との最大の違いは，理学療法士の過誤，過失の有無を問わないことです．

1) 死亡，生命の危険，病状の悪化などの身体的被害および苦痛，不安などの精神的障害が生じた場合
2) 患者が理学療法室で転倒し，負傷した事例のように，直接の理学療法行為とは直接関係しない場合も医療事故と呼ぶ
3) 患者についてだけでなく，理学療法関連機器で怪我をした場合のように，理学療法士に被害が生じた場合も医療事故と呼ぶ

　一方，理学療法士が，理学療法の遂行において，医療的準則に違反して患者に被害を発生させた場合は，医療過誤（いわゆる医療ミス）になります．つまり，一定の理学療法水準のもとでは，予期できた，慎重にやれば避けることが

第1章　リスク管理の用語と基準

できたのであれば，理学療法士自身が医療過誤をおこすこともあるのです．この場合，理学療法士側に過失があるので，患者に被害や損害が生じれば，損害賠償責任が生じることになります．「医療的準則」とは「医療的常識」「医療をするにあたっての通常の手技や処置」「診療ガイドライン」「当然払うべき業務上の注意義務」です．

医療的準則に相当しますので，**診療ガイドラインは大変重要**です．そのため，診療ガイドラインは一定のプロセスを踏み慎重に作成されます．もしも患者側から「公表されている理学療法ガイドラインどおりに理学療法を行ってもらえなかった」と民事裁判で訴えられたら，医療的準則に違反しているとして損害賠償請求を求められる可能性も否定できません．定期的に更新される診療ガイドラインについては知識の更新を怠ってはならないということがわかります．診療ガイドラインはつくる側も慎重にならなければなりません．当然行うべき内容を含んでいないと，混乱を招くばかりです．

❷当然払うべき業務上の注意義務とは?

「当然払うべき業務上の注意義務」には以下の2つがあります．

☑ 業務上の注意義務の種類

- **結果予見義務**：事故の発生を事前に予見することが可能だったのに，結果の発生を予見しなかった場合
- **結果回避義務**：結果発生を防ぐことが可能だったのに，適切な防止措置をとらなかったため結果が発生した場合

特に結果予見義務について，たとえば，心不全で入院し，理学療法開始前に「今日は何となくだるい，昨日より息が切れる」という症状を訴えていた（心不全増悪の徴候）のに理学療法士が見逃して，理学療法を強行して，心不全が悪化した場合には，予見義務違反になる可能性もあります．

患者の何気ない訴えを軽視してはいけないのです．

アクシデント，インシデント(ヒヤリ・ハット)

❶アクシデントとインシデント

　同様に，『医療安全推進総合対策〜医療事故を未然に防止するために〜』では，アクシデント，インシデント，ヒヤリ・ハットを以下のように定義しています．

> 📋 「アクシデント」「インシデント」「ヒヤリ・ハット」の定義
>
> - 「アクシデント」は通常，医療事故に相当する用語として用いる．本検討会議では今後，同義として「事故」を用いる．
> - 「インシデント」は，日常診療の場で，誤った医療行為などが患者に実施される前に発見されたもの，あるいは，誤った医療行為などが実施されたが，結果として患者に影響を及ぼすに至らなかったものをいう．
> - 本検討会議では，インシデントの同義として「ヒヤリ・ハット」を用いる．

❷ハインリッヒの法則

　アクシデント，インシデント(ヒヤリ・ハット)を扱う場合，しばしば，ハインリッヒの法則が登場します．

　この法則を導き出した Herbert William Heinrich(ハーバート・ウィリアム・ハインリッヒ)は米国の損害保険会社の社員であった 1929 年に『Relation of Accident Statistics to Industrial Accident Prevention』という論文を発表，そのなかで工場での労働災害に，重傷以上の重大な事故が 1 件あったら，その背後には 29 件の軽傷事故があり，さらに，その背後には 300 件ものインシデント(ヒヤリ・ハット)がおきている，という「1：29：300 の法則」を導きました(図1-1)．

　この法則は日本の医療分野でも広く応用され，1 件の死亡・重傷などの重大な医療事故があれば，その背後には 29 件の軽傷医療事故があり，さらに，そ

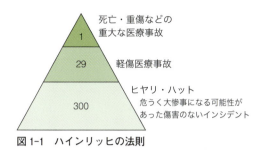

図1-1　ハインリッヒの法則

の背後には危うく大惨事になる可能性があった傷害のないインシデント（ヒヤリ・ハット）が300件もおきていると考えられるとして注意喚起がされています．**人命にかかわる重大事故を防ぐには，日頃からのヒヤリ・ハット対策が重要**であるという意味で，リスク管理活動の用語としてもよく使用されています．

代表的なリスク管理基準

❶土肥・アンダーソンの基準

　理学療法分野での代表的なリスク管理基準には「**土肥・アンダーソンの基準**」（表1-1）があります．当時の埼玉医科大学の土肥豊教授の功績です．しかし，この基準をまとめられた土肥先生自身も，「表に示すような基準を一応の目安としてその適否を決めておくと便利である．ただし，これも大略の目安であって，特に血圧値などは個々の症例でかなりその基準に幅を持たせる必要があることは確かである」とまとめられており，**あくまで目安として使用して，症例ごとに応用すべき**であるとの見解を示されています．

❷『リハビリテーション医療における安全管理・推進のためのガイドライン』

　その後，序章（p.1）で解説したような医療安全管理へ関心の高まりを受け

表 1-1　リハ訓練実施のための基準(土肥・アンダーソンの基準)

Ⅰ. 訓練を行わないほうがよい場合

1. 安静時脈拍数 120/分以上
2. 拡張期血圧 120 mmHg 以上
3. 収縮期血圧 200 mmHg 以上
4. 労作狭心症を現在有するもの
5. 新鮮心筋梗塞 1 か月以内のもの
6. うっ血性心不全の所見の明らかなもの
7. 心房細動以外の著しい不整脈
8. 訓練前すでに動悸,息切れのあるもの

Ⅱ. 途中で訓練を中止する場合

1. 訓練中, 中等度の呼吸困難, めまい, 嘔気, 狭心痛などが出現した場合
2. 訓練中, 脈拍数 140/分を超えた場合
3. 訓練中, 1 分間 10 個以上の期外収縮が出現するか, または頻脈性不整脈(心房細動, 上室性または心室性頻脈など)あるいは徐脈が出現した場合
4. 訓練中, 収縮期血圧 40 mmHg 以上または拡張期血圧 20 mmHg 以上上昇した場合

Ⅲ. 次の場合は訓練を一時中止し, 回復を待って再開する

1. 脈拍数が運動前の 30%を超えた場合, ただし, 2 分間の安静で 10%以下に戻らない場合は, 以後の訓練は中止するか, またはきわめて軽労作のものに切り替える
2. 脈拍数が 120/分を超えた場合
3. 1 分間 10 回以下の期外収縮が出現した場合
4. 軽い動悸,息切れを訴えた場合

［土肥豊：リスクとその対策. Medicina, 13(8)：1068-1069, 1976 より］

て, リハビリテーションが安全かつ効率的に行われるためのリスク管理基準の作成が日本リハビリテーション医学会で行われ, 2006 年に同学会の診療ガイドライン委員会が,『リハビリテーション医療における安全管理・推進のためのガイドライン』[3] を発行しました. 2018 年 5 月現在, その改定作業が進んでいます.

　このガイドラインでは,「土肥・アンダーソンの基準」に倣い, リハビリテーションの中止基準について, ①積極的なリハを実施しない場合, ②途中でリハを中止する場合, ③いったんリハを中止し, 回復を待って再開する場合, ④その他の注意が必要な場合, というように具体的な対応ごとに詳しい基準を設定していて, 大変役に立ちます(表 1-2).

第1章　リスク管理の用語と基準

表1-2　『リハビリテーション医療における安全管理・推進のためのガイドライン』における
　　　　リハビリテーションの中止基準

1. 積極的なリハビリテーションを実施しない場合
①安静時脈拍 40/分以下または 120/分以上
②安静時収縮期血圧 70 mmHg 以下または 200 mmHg 以上
③安静時拡張期血圧 120 mmHg 以上
④労作性狭心症の方
⑤心房細動のある方で著しい徐脈(40 未満/分)または頻脈(140 以上/分)がある場合
⑥心筋梗塞発症直後で循環動態が不良な場合
⑦著しい不整脈がある場合(重篤な不整脈 or 10 個以上/分)
⑧安静時胸痛がある場合
⑨リハビリテーション実施前にすでに動悸・息切れ・胸痛のある場合
⑩座位でめまい,冷や汗,嘔気などがある場合
⑪安静時体温が 38 度以上
⑫安静時酸素飽和度(SpO₂)90%以下

2. 途中でリハビリテーションを中止する場合
①中等度以上の呼吸困難,めまい,嘔気,狭心痛,頭痛,強い疲労感などが出現した場合
②脈拍が 140/分を超えた場合
③運動時収縮期血圧が 40 mmHg 以上,または拡張期血圧が 20 mmHg 以上上昇した場合
④頻呼吸(30 回/分以上),息切れが出現した場合
⑤運動により不整脈が増加した場合(10 個以上/分になった場合)
⑥徐脈が出現した場合(40 未満/分)
⑦意識状態の悪化

3. いったんリハビリテーションを中止し,回復を待って再開
①脈拍数が運動前の 30%を超えた場合,ただし,2 分間の安静で 10%以下に戻らないときは以後の
　リハビリテーションを中止するか,またはきわめて軽労作のものに切り替える
②脈拍が 120/分を超えた場合(頻脈性心房細動の場合 140 以上/分)
③1 分間 10 回以上の期外収縮が出現した場合
④軽い動悸,息切れが出現した場合

4. その他の注意が必要な場合
①血尿の出現
②喀痰量が増加している場合
③体重が増加している場合
④倦怠感がある場合
⑤食欲不振時・空腹時
⑥下肢の浮腫が増加している場合

[日本リハビリテーション医学会診療ガイドライン委員会(編):リハビリテーション医療における安全管理・推進のためのガイドライン.p6, 医歯薬出版, 2006 より引用改変]

❸『集中治療における早期リハビリテーション ～根拠に基づくエキスパートコンセンサス』

2017 年 3 月,日本集中治療医学会より『集中治療における早期リハビリ

13

表 1-3　集中治療室で早期離床や早期からの積極的な運動を原則行うべきでないと思われる場合

1) 担当医の許可がない場合
2) 過度に興奮して必要な安静や従命行為が得られない場合　RASS≧2
3) 運動に協力の得られない重篤な覚醒障害（RASS≦−3）
4) 不安定な循環動態で，IABP などの補助循環を必要とする場合
5) 強心昇圧薬を大量に投与しても，血圧が低すぎる場合
6) 体位を変えただけで血圧が大きく変動する場合
7) 切迫破裂の危険性がある未治療の動脈瘤がある場合
8) コントロール不良の疼痛がある場合
9) コントロール不良の頭蓋内圧亢進（≧20 mmHg）がある場合
10) 頭部損傷や頸部損傷の不安定期
11) 固定の悪い骨折がある場合
12) 活動性出血がある場合
13) カテーテルや点滴ラインの固定が不十分な場合や十分な長さが確保できない場合で，早期離床や早期からの積極的な運動により事故抜去が生じる可能性が高い場合
14) 離床に際し，安全性を確保するためのスタッフが揃わないとき
15) 本人または家族の同意が得られない場合

［日本集中治療医学会早期リハビリテーション検討委員会：集中治療における早期リハビリテーション〜根拠に基づくエキスパートコンセンサス〜．日集中医誌，24：278，2017］

テーション〜根拠に基づくエキスパートコンセンサス』[4] が発表されました．わが国では医療機関の機能分化・連携強化に加えて，早期からのリハビリテーション実施が課題とされていて，とてもタイムリーな発表でした．

　このエキスパートコンセンサスでは，早期リハビリテーションの現状や最も標準的な治療指針をまとめ，特に集中治療室での早期離床と積極的な運動の禁忌（表 1-3）や開始基準（表 1-4），中止基準（表 1-5）が掲載されています．これらは，わが国の集中治療領域での早期リハビリテーションの標準化のためにも大変重要な提案と期待されています．

訴訟対策

❶結果予見義務と結果回避義務

理学療法士には結果予見義務，結果回避義務があり，これらを怠ると注意義

第1章　リスク管理の用語と基準

表1-4　早期離床や早期からの積極的な運動の開始基準

	指標	基準値
意識	Richmond Agitation Sedation Scale (RASS)	$-2 \leqq RASS \leqq 1$ 30分以内に鎮静が必要であった不穏はない
疼痛	自己申告可能な場合：numeric rating scale (NRS) もしくは visual analogue scale (VAS)	$NRS \leqq 3$　もしくは　$VAS \leqq 3$
	自己申告不能な場合：behavioral pain scale (BPS) もしくは Critical-Care Pain Observation Tool (CPOT)	$BPS \leqq 5$　もしくは　$CPOT \leqq 2$
呼吸	呼吸回数	$<35/min$ が一定時間持続
	酸素飽和度（SaO_2）	$\geqq 90\%$ が一定時間持続
	吸入酸素濃度（FIO_2）	<0.6
人工呼吸器	呼気終末陽圧（PEEP）	$<10\ cmH_2O$
循環	心拍数（HR）	HR：$\geqq 50/min$ もしくは $\leqq 120/min$ が一定時間持続
	不整脈	新たな重症不整脈の出現がない
	虚血	新たな心筋虚血を示唆する心電図変化がない
	平均血圧（MAP）	$\geqq 65\ mmHg$ が一定時間持続
	ドパミンやノルアドレナリン投与量	24時間以内に増量がない
その他	・ショックに対する治療が施され，病態が安定している ・SATならびにSBTが行われている ・出血傾向がない ・動く時に危険となるラインがない ・頭蓋内圧（intracranial pressure, ICP）< 20 cmH₂O ・患者または患者家族の同意がある	

元の血圧を加味すること．各数字については経験論的なところもあるのでさらに議論が必要である．

[日本集中治療医学会早期リハビリテーション検討委員会：集中治療における早期リハビリテーション〜根拠に基づくエキスパートコンセンサス〜．日集中医誌，24：279，2017]

務違反として責任を問われます．

　理学療法を行ううえで，理学療法士には結果予見義務や結果回避義務が求められます．したがって，事故の発生を事前に予測することが可能だったのに，結果の発生を予見しなかった場合，結果発生を防ぐことが可能だったのに，適切な防止措置をとらなかったため結果が発生した場合には注意義務違反として責任を問われることになります．たとえば，転倒を予見できたのに適切な転倒回避措置をとらなかった場合には，注意義務違反となります．

　さらに，理学療法士にかかわる注意義務違反には，医師の指示に従わず医療事故が発生した場合があげられます．診療の補助に該当しない範囲の業務である介護予防事業などを除き，理学療法士は基本的に医師の指示のもとで理学療

15

表 1-5　集中治療室での早期離床と早期からの積極的な運動の中止基準

カテゴリー	項目・指標	判定基準値あるいは状態	備考
全体像神経系	反応	明らかな反応不良状態の出現	呼びかけに対して傾眠，混迷の状態
	表情	苦悶表情，顔面蒼白・チアノーゼの出現	
	意識	軽度以上の意識障害の出現	
	不穏	危険行動の出現	
	四肢の随意性	四肢脱力の出現 急速な介助量の増大	
	姿勢調節	姿勢保持不能状態の出現 転倒	
自覚症状	呼吸困難	突然の呼吸困難の訴え 努力呼吸の出現	気胸，PTE 修正 Borg Scale 5-8
	疲労感	耐えがたい疲労感 患者が中止を希望 苦痛の訴え	
呼吸器系	呼吸数	＜5/min または＞40/min	一過性の場合は除く
	SpO2	＜88%	
	呼吸パターン	突然の吸気あるいは呼気努力の出現	聴診など気道閉塞の所見もあわせて評価
	人工呼吸器	不同調 バッキング	
循環器系	心拍数	運動開始後の心拍数減少や徐脈の出現 ＜40/min または＞130/min	一過性の場合を除く
	心電図所見	新たに生じた調律異常 心筋虚血の疑い	
	血圧	収縮期血圧＞180 mmHg 収縮期または拡張期血圧の 20%低下 平均動脈圧＜65 mmHg または＞110 mmHg	
デバイス	人工気道の状態 経鼻胃チューブ 中心静脈カテーテル 胸腔ドレーン 創部ドレーン 膀胱カテーテル	抜去の危険性（あるいは抜去）	
その他	患者の拒否 中止の訴え		
	活動性出血の示唆	ドレーン排液の性状	
	術創の状態	創部離開のリスク	

介入の完全中止あるいは，いったん中止して経過を観察，再開するかは患者状態から検討，判断する．
［日本集中治療医学会早期リハビリテーション検討委員会：集中治療における早期リハビリテーション〜根拠に基づくエキスパートコンセンサス〜．日集中医誌，24：281，2017］

法を実施することが「理学療法士及び作業療法士法」に明記されていますので，医師の指示に従わず異なる理学療法を実施し，医療事故につながった場合は注意義務違反となります．そのため，**医師の指示が明らかに誤りである場合などは黙って異なる理学療法を行うのではなく，必ず医師に確認することが必要**です．また，水準とされる理学療法を行わずに医療事故が発生した場合も注意義務違反に問われることがあります．この水準とされる理学療法とは決まったものがあるわけではなく，診療ガイドラインや文献などをもとに決定されます．そのため，日頃の理学療法においても，根拠のない理学療法を行うのではなく，**診療ガイドラインや文献を用いてエビデンスのある理学療法を実施し，根拠をもって理学療法に取り組むことが，万が一医療事故がおきてしまった場合にも重要**です．

❷適切な情報伝達，正確な記録を行う

担当医師や看護師に正確な情報伝達を行い，十分なリスク管理を行った記録を正確に残します．

上記の結果予見義務，結果回避義務を十分に果たしていても，不幸にも医療事故が発生してしまうことがあります．このような場合に最も重要なことは，損害拡大防止のために正確な情報伝達を行うことです．特に，何らかの医療事故が発生した場合には診察や緊急の対応が必要になることが想定されますので，**担当医師や看護師に迅速に，正確な情報伝達を行う必要**があります．このような情報伝達を行うには，医療事故に関してだけではなく，日頃から担当医師や看護師とコミュニケーションを十分にとることが必要です．そのため，医療事故にかかわらず，日頃から情報伝達を行うよう心掛けておく必要があります．

また，**医療事故がおきた場合には正確な記録を行い，注意義務を果たしていたことを明確にすることが必要**です．たとえば，術後の離床であったため血圧測定などのバイタルの評価を行い，さらに起立性低血圧が生じることも想定して起立時にも血圧測定を行い，その数値や患者の反応，応答などを詳細に記録しておけば注意義務を果たしたことの証拠になりますので，医療事故が発生した場合にはできる限り詳細に記録を残す必要があります．もちろん，**正確に詳**

細な記録をしていても，適切なリスク管理を行えていなければ注意義務違反となりますので，本書や診療ガイドライン，文献などをもとに適切なリスク管理を行わなければなりません．

❸個人情報を管理する

理学療法士がおこしやすい問題の1つに，個人情報の漏洩があります．個人情報とは，氏名や性別，生年月日，住所など，特定個人を直接識別できる情報にとどまらず，周知の情報を補って認識することにより特定の個人を識別できる情報なども含まれます．たとえば，ある疾患で入院している患者が1人しかいないということが周知されている場合は，氏名などがなくても，疾患名で個人を識別できることになります．**個人を識別できるかどうかは情報を得た人によって異なりますので，「何が個人情報に相当するか」を考えるのではなく，患者個人に関する情報はすべて漏洩してはならないと考えるべきでしょう**．理学療法士に多い個人情報漏洩の例として，患者情報のメモ用紙をユニフォームのポケットに入れて紛失した，面会者に患者の状態を話してしまったが家族ではなかった，ソーシャルネットワーキングサービス(SNS)に患者の情報を書き込んだ，などがあげられます．**いずれも理学療法士が注意すべき事例ではありますが，注意するという心がけは対策にはなりませんので，個人情報を漏洩させないシステムづくりが何よりも重要であるといえます**．また，理学療法士の守秘義務は退職後も継続しますので，患者個人に関する情報はすべて，退職後も漏洩しないようにしてください．

📖 引用・参考文献

本章の文献は左のQRコードを読み取るか，下記URLよりご覧いただけます(HTML方式)

http://www.igaku-shoin.co.jp/prd/03623/1.html

コンテンツは予告なしに変更・修正したり，また配信を停止する場合もございます．ご了承ください．

第2章

リスク管理のための
メディカルチェックリスト

第2章-1
気を付けなければならない患者の訴え，背景疾患

●リスク管理のための「7つのオキテ」を覚えておこう

> **リスク管理のための7つのオキテ❶**
> 患者の訴えにはしっかり耳を傾けましょう！

　リスク管理をするうえで，まず患者の全身状態を把握することが非常に重要です．「全身状態を把握する」と聞くと，何を思い浮かべますか？　まず連想されるのが，血圧や脈拍に代表されるバイタルサインの測定や視診，触診，聴診などから得られる徴候（signs）でしょう．もちろん，さまざまな徴候の評価は重要ですが，それとともに**患者自身が体感する症状（symptoms）を得ることができる問診は，極めて重要な情報を私たちに与えてくれます**．患者の気持ちは，他人が外から観察しても見えない部分が多いためです．理学療法の開始時や実施中に患者と会話をして症状を把握しながら，その症状の背景に何があるか，どのような評価を加えればよいのかを考えることは臨床現場で常に行われています．

　ただし，お互いにコミュニケーションがよく取れていない間柄では，患者が自身の症状を医療者へ伝えるのは意外と難しいものです．それは医学的知識の不足によることもありますが，「こんなことを言っても相手にされないだろう」「怒られるかもしれない」といった精神的な影響も強いようです．そのため，**普段から患者と積極的にコミュニケーションをとって真摯に向き合うことが，あらかじめ人間関係を良好にして精神的な影響を取り除くために大切**となります．また，「**感じたことは遠慮なくおっしゃってくださいね**」といったさりげない一言が，患者の張りつめた気持ちを和らげ，人間関係を良好にするのに役立ちます．患者の訴えに耳を傾けて症状を適切に聞き出すことは，安全で質の高い理学療法を提供するうえで重要な能力の1つだといえるでしょう．

第2章　リスク管理のためのメディカルチェックリスト

> **リスク管理のための 7 つのオキテ❷**
> 患者と対面したときに得た "第一印象" を大切にすること！

　理学療法におけるリスク管理は，患者と会う前からすでに始まっています．自分が担当する患者の病態やその時点での治療状況などについて**診療録を確認し，さらに医師や看護師から最新の情報を得たうえで，患者と会う**ようにしましょう．それらの情報がないと，患者が果たして理学療法を行ってよい身体状況なのか，何に気を付けながら理学療法を行わなければならないのか，さらにはどのような評価を加えるべきなのかといったことを適切に判断することができません．

　患者と対面した際には，そのときに感じた第一印象を大切にしましょう．直感的な見た目や患者の雰囲気から受ける印象は，そのときの全身状態を推測するうえで非常に重要な要素です．**優れた臨床家は，さまざまな治療のエビデンスに精通することを重要視しつつ，このような「何となくいつもと違うな」といった直感的な印象も大切にしながら理学療法を行っている**ものです．そして，その直感や予感は実際に的中することが多く，患者のリスクを効率的に層別化することに役立ち，結果としてリスク管理につながるのです．

> **リスク管理のための 7 つのオキテ❸**
> "7 つのポイント" をおさえて問診を行いましょう

　患者の第一印象を感じたら，次は「〇〇さん，おはようございます(こんにちは)．調子はいかがですか？」といったように，**挨拶とともに開かれた質問 (open question) をしましょう**．この問いかけに対していつもと変わらず元気に答えてくれるのか，少し声が小さく表情が冴えずに元気がないのか，それとも「今日は調子が悪くて…」という返答をするのか，その反応を注意深く観察しましょう．また，高齢者では「何となく〇〇です」や「うーん，わかりません」といったあいまいな返答もよくあります．**問いかけに対していつもしっかりと答えてくれる患者が，このようなあいまいな返答をした場合こそ注意が必要**です．患者自身でも気づかないような漠然とした体調不良の現れかもしれま

21

表 2-1　問診をするうえで大切な7つのポイント

①発症	いつから症状が起こったか，どのような状況で起こったか，突然起こったのか，徐々に起こったのか．
②経過	今も継続して症状があるのか，良く（悪く）なっているのか．
③質	痛みであれば鋭い痛みか，差し込むような痛みか，咳であれば乾いた咳か，痰が絡んだ咳か，など．
④量や程度	痛みであればどの程度なのか（まったく痛くないのを0，これ以上ないと思われる痛みを10とすると，どの程度か，など）．
⑤部位	身体のどの部分に症状が出ているか，特に症状の強い部位はどこか．
⑥悪化・緩和因子	どうすると症状が悪化するのか，どうすれば楽になるか．
⑦随伴症状	ほかに気になる症状はないか．

［山内豊明：フィジカルアセスメントガイドブック　第2版，p3，医学書院，2011を参考に作成］

せん．

　患者の表情がさえない場合やいつもと違う症状があるときには，より詳しい閉ざされた質問（closed question）をして，状況を詳しく把握すべきです．そのときには，表2-1に示すような7つのポイント（①発症，②経過，③質，④量や程度，⑤部位，⑥悪化・緩和因子，⑦随伴症状）[1]を念頭に置いたうえで症状に合わせて質問内容を調整して問診することで，必要な情報をもらさずにチェックすることが可能となります．

> リスク管理のための7つのオキテ❹
> 「患者の言葉」と「医療用語」のズレに注意しましょう

　患者の症状を十分に把握するためには，患者の言葉が何を意味しているのかを詳細に把握することが重要です．そのうえで，**患者が使う言葉と医療用語の意味は必ずしも一致していない**ことを知っておきましょう．たとえば「足が麻痺している感じがする」という訴えがあった場合，足が「痺れている」のか，「動かない」のか，「こわばっている」のかは，その患者によって表現が異なるため，具体的な確認が必要となります．患者は1人ひとり年代や性別，生活環境などが違うため，**同じ訴えであってもその患者ごとに意味合いは異なる**ことが多いものです．

　患者が身体の症状を訴えた場合には，その言葉の意味をしっかりと確認したうえで，症状と徴候が一致するか，もしくは一致しないのかを確認し，一致し

ないならばその理由は何なのかを考える必要があります．さらに，問診をするときには，患者の表情やジェスチャーをよく観察しましょう．**言葉と身振り手振りを併せて評価することで，患者の訴えが何を意味しているのかを理解する手助けとなります．**

リスク管理のための7つのオキテ❺
フィジカルアセスメントで症状の緊急性を判断しましょう

　フィジカルアセスメントとは，患者の問診や身体評価を行い，そこから得られた情報や数値を吟味して評価し，職種間で情報共有を図るプロセスを指しています．理学療法士が行うフィジカルアセスメントの目的は，疾患名をつける「診断」ではなく，患者の状態を判断することにあります．**患者からの訴えがあったら，まずはフィジカルアセスメントを行って現状が緊急性を要するのか，しばらく様子を見てもよいのかを判断することが極めて重要**です．私たちセラピストが的確に症状の見極めができない，もしくはリスクを見逃してしまうことによって重大な問題をおこしてしまうことは避けなければなりません．

　症状や徴候に緊急性があると判断したら，すぐに周囲の応援を呼んで患者を安静な姿勢にしましょう．同時に医師へ連絡して，対処方法の指示を仰ぐことを忘れてはいけません．患者がどのような症状を訴えているとしても，**最も重要な随伴症状は，意識障害の有無とその程度**です．症状の量や程度とともに，JCS（Japan coma scale）（表2-2）やGCS（Glasgow coma scale）（表2-3）を用いて意識レベルを評価します．**もし意識障害を生じている場合には，理学療法を中止して早急に医師へ連絡すべき状況**といえます．症状に緊急性はなく経過をみることができる状況ならば，随伴症状やほかの徴候も併せて確認して，理学療法を中止するのか継続するのか判断しましょう．たとえば，脳卒中の患者から「フラフラする」という訴えがあったとしましょう．立位でそのような訴えがあった場合には，立位バランスの低下で済ませてしまってよいのでしょうか？　立ち上がった直後であれば，起立性低血圧の症状かもしれません．糖尿病でインスリン治療中の患者であれば薬剤による低血糖が予測の1つとなるでしょう．まずはベッドに横になってもらって症状の変化を確認し，低血糖が疑われるならば看護師へ血糖測定を依頼することが必要になる場合もあります．

表 2-2　JCS（Japan coma scale）

Ⅰ (1桁)	刺激しないでも覚醒している状態	1	だいたい意識清明だが，いまひとつはっきりしない
		2	見当識障害がある
		3	自分の名前，生年月日がいえない
Ⅱ (2桁)	刺激すると覚醒する状態 （刺激をやめると眠り込む）	10	普通の呼びかけで容易に開眼する 合目的的な運動（たとえば「右手を握れ，離せ」など）をするし，言葉も出るが間違いが多い
		20	大きな声または体を揺さぶると開眼する 簡単な命令に応じる（たとえば，離・握手）
		30	痛み刺激を加えつつ，呼びかけを繰り返すとかろうじて開眼する
Ⅲ (3桁)	刺激をしても覚醒しない状態	100	痛み刺激に対し，払いのけるような動作をする
		200	痛み刺激で少し手足を動かしたり，顔をしかめたりする
		300	痛み刺激に反応しない

意識障害は，桁数が増えれば増えるほど，数字が大きくなれば大きくなるほど重症である．患者の状態を観察し，眼が開いていれば 1 桁（Ⅰ），眼は閉じているが刺激して開眼すれば 2 桁（Ⅱ），刺激しても開眼しなければ 3 桁（Ⅲ）の 3 つに大きく分類する．その後，各々をさらに 3 段階で分類する．

表 2-3　GCS（Glasgow coma scale）

開眼機能（E） Eye opening	点数	言語機能（V） Best verbal response	点数	最良運動機能（M） Best motor response	点数
自発的に	4	正確な応答	5	命令に従う	6
呼びかけにより	3	混乱した会話	4	疼痛刺激を払いのける	5
疼痛刺激により	2	不適当な言語	3	疼痛刺激に対する四肢屈曲，逃避反応	4
開眼しない	1	理解不明な声	2	疼痛刺激に対する四肢屈曲，異常反応	3
		発語しない	1	疼痛刺激に対する四肢伸展運動	2
				全く動かない	1

意識障害は，数字が小さいほど重症である．「眼を開けているか/開けるか（E）」「言語についての反応はどうか（V）」「動きがあるかどうか（M）」という 3 つの項目を点数化し，合計点数で評価する．「E：3，V：4，M：5」のように記録しておくと患者の意識状態の経過を把握するのに役立つ．

リハビリテーションの中止基準に当てはまるような状況であったり随伴症状を伴ったりする場合には，理学療法を中止して患者を安静臥位にしたうえで，医師の指示を仰ぐ必要があります．

> リスク管理のための 7 つのオキテ❻
> **おこりうる状態を想定して，理学療法の実施可否を判断しましょう**

　診療録からは，患者の疾患名や障害名だけではなく，併存疾患や種々の検査結果，そのときの病棟での生活状況やバイタルサインなど，多岐にわたった情

報を得ることができます．私たちにはそのような膨大な情報のなかから，理学療法を行うにあたって必要な情報を取捨選択する能力が求められます．**抽出した情報をもとにして，患者に理学療法を行った際におこりうる状態を想定しておくことが，未然にインシデントやアクシデントを防ぐために非常に重要**です．

　理学療法は，検査・測定にしろ，運動療法にしろ，動作練習にしろ，身体を動かすことが基本といえます．身体を動かすということは，身体へ負荷を与えるわけですから，負荷量に合わせて血圧，心拍数（脈拍数），および呼吸数が上がるなどの生理的反応がおこるのが正常です．患者の身体状況によっては異常な反応を示すことがありますが，その異常を「異常だ」と感じることができるか，そのまま症状や徴候を受け流して理学療法を実施してしまうのか，その判断そのものがリスク管理といえるでしょう．しかし，どれだけ適切なリスク管理をしたとしても，インシデントやアクシデントは必ずおきるものです．その可能性をできるだけ減らし，かつ，もし問題がおきたとしても重大な事故につながらないように準備をしておくことが肝心です．

リスク管理のための7つのオキテ❼
「リハビリテーションの中止基準」の理解は基本．
ただ，それがすべてではないことを理解しましょう

　「リスク管理は難しそうなので何となく苦手です」という理学療法士や学生の声を多く耳にします．また，リハビリテーションの中止基準に当てはまったら理学療法を中止，そうでなかったら理学療法を行うという数値や基準に当てはめるだけの行為そのものをリスク管理と考えている場合も多いようですが，それだけでリスク管理と呼ぶのは不十分です．

　わが国では**リハビリテーションのリスク管理に関するガイドラインとして『リハビリテーション医療における安全管理・推進のためのガイドライン』**（表1-2, p.13）[2]**が一般的に用いられています**．それとともに，患者の有する疾患に関連する各種ガイドラインが定める「リハビリテーションの中止基準」にしたがって全身状態を把握したうえで，理学療法の可否を判断しているのが現状です．患者がリハビリテーションの中止基準に該当する場合には，その背景に重大な疾患が潜んでいることがあります．その原因を特定して対処法を考えておきながら，患者の変化を常に観察してその反応が許容範囲かどうかを評価することは急変を未然

に防ぐことにつながります．そのためには，患者と常に真剣に向き合って，いつもとの違いや新たな症状や徴候の出現に気づくことができる感性を磨くことが重要になるでしょう．

理学療法の対象となる患者の全身状態には個人差が大きく，全身状態が安定して安全に理学療法が実施可能な場合でも中止基準に該当することがあります．それとは逆に，中止基準に至る前に体調が悪くなることも往々にしてあります．そのため，医師へ確認したうえで，患者へ個別に適用する理学療法の実施条件を定めておくことも有用な方法となります．

リスク管理のための 7 つのオキテ

①患者の訴えにはしっかり耳を傾けましょう！
②患者と対面したときに得た "第一印象" を大切にすること！
③ "7 つのポイント" をおさえて問診を行いましょう
④「患者の言葉」と「医療用語」のズレに注意しましょう
⑤フィジカルアセスメントで症状の緊急性を判断しましょう
⑥おこりうる状態を想定して，理学療法の実施可否を判断しましょう
⑦「リハビリテーションの中止基準」の理解は基本．ただ，それがすべてではないことを理解しましょう

さて，ここまでリスク管理に必要となる基本的な考え方や姿勢について述べてきました．次項からは，臨床現場で患者が訴えることの多い症状を取り上げて，特に注意すべき点，その評価方法，および理学療法場面での具体的な対策について説明します．さらに，近年の高齢化や生活習慣の変化に伴って増えている背景疾患についても，その病態と注目すべき合併症，および理学療法における具体的な注意点に関して解説します．

第2章　リスク管理のためのメディカルチェックリスト

めまい

⚠リスク管理　ここに注目！

1 脳血管疾患や心血管疾患による随伴症状に注意して，めまい症状の緊急性を判断する

2 不必要な長期臥床によって廃用症候群を生じないように注意する

3 めまいによる転倒を生じないように，運動内容や環境面に配慮する

❶何に注意しなければならないのか

　めまい(vertigo, dizziness)は理学療法を行ううえで患者が訴える頻度の高い症状です．症状は軽くて一過性のものから，重度で起き上がることが困難になるものまで，その強さに幅をもつのが特徴です．めまいは突然生じるだけではなく慢性的に持続する場合があり，悪心や嘔吐などを伴うこともあります．そのため，患者にとっては不安に感じることが多い症状であり，精神的な支援が必要になることがあります．また，めまいが長く続くようだと，離床が困難になって長期臥床となり，理学療法の進行に支障をきたすこともあります．さらに，長期臥床に伴う廃用によって起立性低血圧を生じ，めまいを増強させてしまうこともあります．**めまいの原因が緊急性を要するものでなく，理学療法の実施が可能な状態であるならば，廃用を生じないようにするためにも積極的に離床することが望ましいでしょう．**

　めまいの原因になる疾患としては，良性発作性頭位めまいが最も多くの割合を占めています．良性発作性頭位めまいは症状の程度にもよりますが，理学療法を中止すべき疾患とはされていません．一方で，めまいの原因疾患には，脳卒中や心原性めまいなどの緊急性の高い疾患が含まれるため注意が必要です．めまいの原因を調査した報告では，全めまい症例の原因のうち，脳血管障害が9.4％，心循環器系障害が4.0％であったことが示されています[3]．つまり，**脳血管疾患や心血管疾患がめまいの背景疾患として占める割合は決して少なくないことがわかります．**そのため，患者が**めまいを訴えたときには，随伴症状に**

27

十分な注意を払う必要があります．意識障害や血圧上昇，頭痛や神経学的異常などを認める場合には脳卒中の可能性を，徐脈などの不整脈や「目の前が真っ暗」という眼前暗黒感を呈する場合には心原性めまいの可能性を考慮したうえで対応し，速やかに医師へ報告することが必要です．

❷どのように評価するのか

　めまいの症状や原因はさまざまです．めまいの種類は，前庭性めまいと非前庭性めまいとに大別されます．前庭性めまいはさらに末梢性めまいと中枢性めまいとに分類され（図2-1），それぞれ表2-4のような特徴があります[4]．**めまいは，発症と経過，誘因，患者の背景疾患を考慮したうえで，性状，強さ，持続時間を評価**します．眼振の有無と種類，耳鳴りや難聴などの蝸牛症状もめまいの診断に用いられる重要な所見です．また，新たな麻痺，運動失調，構音障害，および

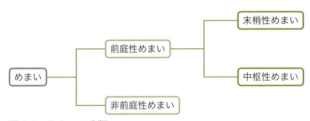

図2-1　めまいの分類

表2-4　末梢性めまいと中枢性めまいの違い

	末梢性	中枢性
障害部位	前庭迷路，前庭神経	前庭神経核，小脳，前庭皮質
発症・経過	急性発症・単発または反復発作性	急性発症または慢性発症
誘因	頭位変換，髄液圧・中耳腔圧上昇	ときに頸部捻転
背景疾患	特にない	血管危険因子
めまいの性状	回転性＞浮動性	浮動性＞回転性
めまいの強さ	強い	軽いことが多い
めまいの持続	短い＞長い	長い＞短い
眼振	一方向性，水平（回旋混合性）	注視方向性，垂直性，回旋性
固視による眼振の抑制	あり（良性発作性頭位めまい）	なし
蝸牛症状	ときに伴う	通常ない
中枢神経症状	ない	頭痛，脳神経症状，運動失調

［河村満ほか：標準的神経治療　めまい．神経治療学，28(2)：183-212，2011 より一部改変］

失語症などの随伴症状を伴う場合には新鮮な脳卒中や脳腫瘍を疑う必要があります．

患者は，めまいの症状を「目が回る」「フラフラする」「クラクラする」「気が遠くなる」「気持ちが悪い」などとさまざまな表現で訴えます．**末梢性めまいは，自分の身体または地面があたかも回転しているような感覚(回転性めまい)**を生じ，内耳や三半規管などの前庭神経核より末梢に異常が生じた場合に引きおこされます．また，**中枢性めまいは，よろめくようなふらつき感**を生じ，平衡機能に関する情報を伝える脳や神経がその情報を正確に処理できなくなるために生じます．中枢性めまいのスクリーニングとして，コンピュータ断層撮影(computed tomography；CT)や核磁気共鳴画像法(magnetic resonance imaging；MRI)が用いられることもあります．

患者は，**末梢性めまいや中枢性めまいのほかにも，過換気，起立性低血圧，一過性の心拍異常や貧血，脱水などによる失神性めまいを生じることがあります**．それだけではなく，**心因性のめまいも存在**します．これらを評価するためには，バイタルサインを適宜測定し，血液データなどを再確認することで原因の把握に努める必要があります．

❸理学療法における具体的な注意点

『リハビリテーション医療における安全管理・推進のためのガイドライン』において，めまいに関する中止基準には2項目が当てはまります(**表2-5**)．**患者にいままで生じていなかった新たなめまいの出現，随伴症状の出現，およびめまいの程度が強い場合には，理学療法の実施可否を判断するうえで十分な配慮が必要**となります．一方，**良性発作性頭位めまい症などの良性のめまいと既に診断されていたり，脳卒中の既往による慢性的なめまいであることが明らか**

表2-5　めまいによるリハビリテーション中止基準

積極的なリハビリテーションを実施しない場合 ・座位でめまい，冷や汗，嘔気などがある場合
途中でリハビリテーションを中止する場合 ・中等度以上の呼吸困難，めまい，嘔気，狭心痛，頭痛，強い疲労感などが出現した場合

であったりする場合には，医師へ確認したうえで理学療法の実施は可能となります．

　理学療法の場面では，めまいのなかでも失神性めまいを生じる頻度が多いといえます．最近では早期離床の重要性が唱えられており，全身状態が不良で数十年前では理学療法を行わなかったような患者であっても，身体状況が許すならば離床や運動療法を行うことが増えてきました．そのような患者は循環動態が十分に安定していないことがあり，症状の程度に幅はあるものの失神性めまいを生じる可能性が高いため，バイタルサインを十分に把握することを心がけ，不用意な姿勢変換は避けて慎重に動くべきでしょう．また，長期臥床後の離床を行うときや降圧薬を増量したときにも失神性めまいを生じることがあるため，体位変化による血圧や脈拍数の変動を注意深く観察しなければなりません．失神性めまいの症状は，しゃがみこんだり，臥床したりすることで軽減するため，すぐに対応できるように準備をしておきましょう．

　めまいを生じると患者が転倒する危険性が高くなります．そのため，体位を変換する際や立位での歩行練習，運動療法を行う際には転倒を生じないように，運動の内容や環境面に十分注意を払う必要があります．

呼吸困難

⚠️リスク管理　ここに注目！

1 呼吸器疾患（肺血栓塞栓症，緊張性気胸）と循環器疾患（急性冠症候群，大動脈解離）は緊急性が高いため，迅速な対応が必要である

2 深部静脈血栓症は肺血栓塞栓症の原因となるため，リスクの把握とその対策が重要である

3 運動中の息切れの原因を把握したうえで対応する

❶何に注意しなければならないのか

　呼吸困難（dyspnea）とは，呼吸をするために努力が必要な状態か，呼吸に伴

い不快感を自覚する状態を指します．**急激に発症した呼吸困難は緊急性の高い疾患が疑われ，対処が遅れると生命に影響を及ぼすことがあるため**，私たちセラピストは素早く判断し適切に対処する必要があります．**呼吸困難の原因は呼吸器にあるとは限らず，循環器の異常によって生じることもあります**．呼吸器疾患では肺血栓塞栓症と緊張性気胸，循環器疾患では急性冠症候群と大動脈解離が特に緊急性が高く，速やかな医学的治療が必要となります．呼吸困難とともに胸痛や冷汗，背部痛，頻呼吸，経皮的動脈血酸素飽和度(SpO_2)の低下などの随伴症状を認めるような場合には理学療法をただちに中止し，いち早く医師へ連絡して指示を仰ぐようにしましょう．

理学療法の対象となる患者は，深部静脈血栓症(deep vein thrombosis；DVT)の危険因子(**表2-6**)をもっていることが少なくありません．**DVTは，運動に**

表 2-6 深部静脈血栓症の危険因子

危険因子	
個人背景，生活背景	加齢
	肥満
	喫煙
	妊娠・産後
	脱水
	長時間座位(旅行，災害時)
病態	心肺疾患(うっ血性心不全，慢性肺性心など)
	下肢麻痺，脊椎損傷
	外傷，骨折
	悪性腫瘍
	熱傷
	静脈血栓塞栓症の既往
	下肢静脈瘤
	感染症
	ネフローゼ症候群
	血管炎，抗リン脂質抗体症候群，膠原病
	炎症性腸疾患
治療	長期臥床
	全身麻酔
	各種手術
	中心静脈カテーテル留置
	カテーテル検査・治療
	下肢ギプス包帯固定
	薬物(経口避妊薬，エストロゲン製剤など)

上記の危険因子を有することで，血流停滞，血管内皮障害，血液凝固能亢進を生じて血栓形成につながる．

伴って血栓が遊離することで肺塞栓を誘発して呼吸困難を引きおこすことがあるため，理学療法を行ううえで最も注意を要する合併症の1つです．そのため，理学療法を開始するにあたっては，自分の担当する患者がDVTのリスクが高いかどうかを事前に評価して，リスクが高いと判断される場合には，理学療法を実施している最中の症状や徴候の出現に注意を払うことが重要です．

DVTと診断された患者群における肺血栓塞栓症の発生を比較した報告では，早期歩行をした患者群では床上安静であった患者群よりもイベントの発生率が有意に低かったことが示されています（イベント発生率：早期歩行群3.9% vs. 床上安静群5.6%）[5]．この結果では，**DVTがあっても適切な抗凝固療法が行われていれば早期歩行によってイベントのリスクが高くならない**ことを示しています．現実的には，DVTの存在が明らか，もしくは疑われる場合には血栓の安定化といったその他の要因も考慮する必要があるため，理学療法の実施可否について医師の指示を仰いだうえで慎重に理学療法をすすめるべきといえます．

その他にも，慢性閉塞性肺疾患（chronic obstructive pulmonary disease；COPD）や心不全の増悪，肺炎や喘息発作でも呼吸困難を生じるため，患者の既往歴や併存疾患を把握しておくことが症状の原因を判断するうえで極めて重要です．特にCOPDや心不全を有する患者では，日常生活で身体を動かした際の呼吸困難の程度を定期的に評価し，その変化を追うことが異常の早期発見につながります．

❷どのように評価するのか

呼吸状態の評価を行ううえでは，視診，触診，聴診，および打診から得られるフィジカルアセスメントが必要不可欠です．**視診と触診では，呼吸パターン，胸郭や脊柱の形態評価，ならびに呼吸筋や呼吸補助筋の筋活動を確認**します．**聴診では，肺野の含気や副雑音を聴取**します．打診では，清音・濁音・鼓音を聞き分けて，肺野の含気を推測します．これらのフィジカルアセスメントの詳細は成書を参照して，確実に行うことができるように練習しておきましょう．

患者は，呼吸困難の症状を「息苦しい」「息切れする」「息が詰まる」「酸素が足りない」「空気が入ってこない」「息が吸いにくい（吐きにくい）」などとさまざまな表現で訴えます．患者が呼吸困難を訴えたときには，呼吸数や喘鳴の有無などの呼吸状態を併せて評価しましょう．呼吸数は12〜20回/分が正常と

されています.呼吸数が12回/分より少なければ徐呼吸であり,24回/分を超えれば頻呼吸,30回/分を超えるようだと重度の頻呼吸であるため慎重な対応が必要となります.酸素化の状態は動脈血酸素飽和度(SaO_2)を指標としますが,臨床現場ではパルスオキシメーターを用いてSpO_2を測定して評価します.SpO_2が90%のときには動脈血酸素分圧(PaO_2)が60 mmHgに相当し,SpO_2が90%を切るような身体状況は呼吸不全に伴う低酸素血症の状態であると判断できます(図2-2).

臨床現場では,主に労作時や運動療法中の呼吸困難の程度を評価するために,VAS(visual analogue scale)やNRS(numerical rating scale),および自覚的運動強度(rating of perceived exertion;RPE)が用いられています.また,国際ガイドラインである『Global Initiative for Chronic Obstructive Lung Disease』にも紹介されている修正MRC(British medical research council)の質問票(表2-7)[6]やニューヨーク心臓協会(New York Heart Association;NYHA)の心機能分類(表2-8)を用いることで,日常生活での慢性的な呼吸困難の程度を分類することができます.**呼吸器疾患を有する患者では修正MRCスケールが,循環器疾患を有する患者ではNYHAの心機能分類がよく用いられます**.ただし,これらはおおまかな指標であるため,呼吸困難に関する詳細な評価をする際には,ほかのフィジカルアセスメントを併せて行うことが重要となります.

DVTのスクリーニング検査としては,**血液検査のDダイマーと下肢血管エコーが用いられ,それらの診断精度は高い**ことが報告されています.また,下

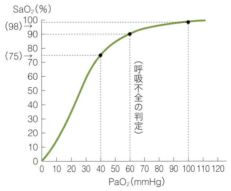

図2-2 酸素解離曲線
PaO_2:動脈血酸素分圧　SaO_2:動脈血酸素飽和度

表 2-7 修正 MRC（medical research council）の質問票

グレード分類	あてはまるものにチェックしてください（1 つだけ）	
0	激しい運動をしたときだけ息切れがある.	☐
1	平坦な道を早足で歩く，あるいは緩やかな上り坂を歩くときに息切れがある.	☐
2	息切れがあるので，同年代の人よりも平坦な道を歩くのが遅い，あるいは平坦な道を自分のペースで歩いているとき，息切れのために立ち止まることがある.	☐
3	平坦な道を約 100 m，あるいは数分歩くと息切れのために立ち止まる.	☐
4	息切れがひどく家から出られない，あるいは衣服の着替えをするときにも息切れがある.	☐

［日本呼吸器学会 COPD ガイドライン第 4 版作成委員会（編）：COPD（慢性閉塞性肺疾患）診断と治療のためのガイドライン　第 4 版，pp33-36，メディカルレビュー社，2013 より引用改変］

表 2-8　NYHA（New York Heart Association）の心機能分類

NYHA Ⅰ度	心疾患があるが症状はなく，通常の日常生活は制限されないもの
NYHA Ⅱ度	心疾患患者で日常生活が軽度から中等度に制限されるもの．安静時には無症状だが，普通の行動で疲労・動悸・呼吸困難・狭心痛を生じる.
NYHA Ⅲ度	心疾患患者で日常生活が高度に制限されるもの．安静時には無症状だが，平地の歩行や日常生活以下の労作によっても症状が生じる.
NYHA Ⅳ度	心疾患患者で非常に軽度の活動でも何らかの症状を生じる．安静時においても心不全・狭心症症状を生じることもある.

肢の腫脹，色調変化，把持痛，ホーマンズ徴候などを確認することでも下肢の DVT をスクリーニングすることができるので，DVT のリスクが高い患者にはこれらの検査を実施する癖をつけておくとよいでしょう.

❸理学療法における具体的な注意点

　『リハビリテーション医療における安全管理・推進のためのガイドライン』において，呼吸困難に関する中止基準には 5 項目が当てはまります（**表 2-9**）．**理学療法の実施前から呼吸困難や SpO₂ の低下を生じている場合には，積極的に理学療法を行うべき状態ではありません**．医学的な治療によって，その原因を取り除く，もしくは緩和することが必要になります．また，食事中や食事後には誤嚥や窒息をおこし，呼吸困難を引きおこす可能性があるため，**理学療法開始前に口腔内の食物の有無に気を配りましょう**．

　運動中に強い呼吸困難を突然発症した場合には，まず肺塞栓が疑われます．肺塞栓の原因の多くは下肢の DVT であり，DVT が存在もしくは危険因子を有

第2章　リスク管理のためのメディカルチェックリスト

表2-9　呼吸困難によるリハビリテーション中止基準

積極的なリハビリテーションを実施しない場合
・リハビリテーション実施前にすでに動悸・息切れ・胸痛のある場合
・安静時酸素飽和度(SpO_2)90%以下

途中でリハビリテーションを中止する場合
・中等度以上の呼吸困難，めまい，嘔気，狭心痛，頭痛，強い疲労感などが出現した場合
・頻呼吸(30回/分以上)，息切れが出現した場合

いったんリハビリテーションを中止し，回復を待って再開する場合
・軽い動悸，息切れが出現した場合

している患者が呼吸困難を訴えた場合には肺塞栓の疑いがより強まるため，ただちに医師へ連絡しましょう．肺塞栓を生じるとSpO_2が低下するため，SpO_2の測定が必須です．ただし，**パルスオキシメーターは血圧低下がある場合や末梢冷感が強い場合などでは正確にSpO_2を測定できない**ことがあるため，その可能性を念頭に置いたうえで数値を解釈する必要があります．

　運動強度が強くなってくると呼吸数が増加し，嫌気性代謝閾値を超えるころから徐々に息切れを生じ始めます．このような反応は，正常な生理的反応といえます．休憩することで息切れが落ち着くようであれば，運動強度を下げて運動を継続することを検討する必要があるかもしれません．一方，**いつもは息切れを生じない運動強度で息切れを生じる，または休憩しても息切れが治らないようなときには要注意**です．心不全やCOPDなどの病態が増悪している可能性があるため，医師へ報告して判断を仰ぐべき状況といえます．

頭痛

⚠リスク管理　ここに注目！

1 突然生じる激しい頭痛は緊急性が高い

2 二次性頭痛は緊急性が高く積極的な原因の検索が必要となるため，医師への連絡が欠かせない

3 頭痛を訴えた場合，意識レベルやバイタルサインの把握に努める

35

❶何に注意しなければならないのか

　頭痛（headache）は，原因疾患のない一次性頭痛と何らかの原因疾患があって発生する二次性頭痛に分類され，その原因は非常に多岐にわたっています（**表2-10**）[7]．理学療法を行うなかで二次性頭痛を生じる頻度は決して高いとはいえませんが，**二次性頭痛の症状が現れた場合には緊急性が高く生命に直結することがあるため，十分な注意が必要**となります．

　突然，患者がいままで経験したことのないような強さの頭痛を生じた場合には，脳血管疾患を発症した可能性があるため要注意です．くも膜下出血は「突然ハンマーで殴られたような強い痛み」と表現されることもあります．脳血管疾患が疑われる場合には，いち早く CT や MRI などで精査する必要があるため，医師への早急な連絡が欠かせません．

　くも膜下出血や髄膜炎などによって脳内に血液や髄液が溜まることで脳実質の容積が膨らみ，**頭蓋内の圧力が高まった状態を頭蓋内圧亢進**と呼びます．**圧力がさらに高まると脳ヘルニアをおこす危険性**があります．そのため，**頭痛に悪心や嘔吐，項部硬直を伴う場合には，頭蓋内圧亢進の可能性も考えて速やかに対応する必要性が出てきます**．

表 2-10　頭痛の分類と主な原因

一次性頭痛	・片頭痛 ・緊張型頭痛 ・群発頭痛およびその他の三叉神経・自律神経性頭痛 ・その他の一次性頭痛
二次性頭痛	・頭頸部外傷による頭痛 ・頭頸部血管障害による頭痛 ・非血管性頭蓋内疾患による頭痛 ・物質またはその離脱による頭痛 ・感染症による頭痛 ・ホメオスターシスの障害による頭痛 ・頭蓋骨，頸，眼，耳，鼻，副鼻腔，歯，口あるいはその他の顔面・頭蓋の構成組織の障害に起因する頭痛あるいは顔面痛 ・精神疾患による頭痛

［日本神経学会・日本頭痛学会（監修）：慢性頭痛の診療ガイドライン 2013．pp2-8，医学書院，2013 を参考に作成］

第2章　リスク管理のためのメディカルチェックリスト

❷どのように評価するのか

　患者は，頭痛の症状を「頭が痛い」のほかにも「頭が重い」「頭がスッキリしない」「ガンガンする」などといろいろな表現で訴えます．**患者が頭痛を訴えている場合には，その性状や随伴症状を詳細に確認**するようにしましょう．『慢性頭痛の診療ガイドライン2013』では，表2-11のような症状を認める場合には二次性頭痛を疑って積極的な検索が必要であるとされています[7]．患者がこれらの症状を訴えた場合には，必ず医師へ連絡するようにしましょう．

❸理学療法における具体的な注意点

　『リハビリテーション医療における安全管理・推進のためのガイドライン』において，頭痛に関する中止基準には1項目が当てはまります(表2-12)．理学療法を行っている最中，いままでに頭痛を訴えたことがない患者が頭痛を訴えたり，いままでにも頭痛を感じていた患者の頭痛が増悪したりしているようであれば，理学療法をいったん中止しましょう．その際には，意識レベルとバイタルサインを併せて確認しましょう．それらに問題がないようであれば，しば

表2-11　二次性頭痛の検索が必要な症状

①突然の頭痛
②今まで経験したことがない頭痛
③いつもと様子の異なる頭痛
④頻度と程度が増していく頭痛
⑤50歳以降に初発の頭痛
⑥神経脱落症状を有する頭痛
⑦癌や免疫不全の病態を有する患者の頭痛
⑧精神症状を有する患者の頭痛
⑨発熱・項部硬直・髄膜刺激症状を有する頭痛

［日本神経学会・日本頭痛学会(監修)：慢性頭痛の診療ガイドライン2013，pp2-8，医学書院，2013を参考に作成］

表2-12　頭痛によるリハビリテーション中止基準

途中でリハビリテーションを中止する場合
・中等度以上の呼吸困難，めまい，嘔気，狭心痛，頭痛，強い疲労感などが出現した場合

37

らく安静にして症状が改善するかどうかを確認します．意識レベルやバイタルサインに問題がある，安静にしても頭痛が改善しない，もしくは緊急性の高い二次性頭痛が疑われる場合には，速やかに医師へ報告して判断を仰ぎましょう．

動悸

⚠リスク管理　ここに注目！

❶ 新たな動悸を訴えたら，心電図で不整脈の有無を確認する

❷ 重症な不整脈を生じたら，意識レベルやバイタルサインに注意しながら迅速に対応する

❸ 急変時の対応をチームでシミュレーションしておく

❶何に注意しなければならないのか

　動悸(palpitation)とは，患者が普段は自覚することのない心臓の拍動を強く意識して不快に感じることを指します．**動悸の感じ方は個人差が大きく，緊急性のない不整脈を強い動悸と感じることもあれば，逆に生命に危険がある重症不整脈を動悸と訴えないこともあるため注意が必要**です．また，問診をする際にはすでに動悸が治まっていることも多く，脈拍や心音などに異常が認められない場合があることも動悸の原因の鑑別を難しくさせます．そのため，患者の有する疾患の把握やモニター心電図での不整脈の判別が，動悸の原因を把握して，適切な対処をするうえで極めて重要となります．

　動悸の原因としては，不整脈などで生じる心原性，心臓以外に原因がある非心原性，心因性，および薬剤性があげられます．そのなかでも心原性の割合が最も高く（43.2％），次いで心因性（30.5％）の割合も高いことが報告されています[8]．ただし，患者が動悸を訴えたとき，**他の原因疾患を除外する前から安易に「気持ちの問題」と結論づけてしまうと，重大な疾患を見落としてしまう場合があるため大変危険**です．また，**随伴症状で胸痛や呼吸困難を伴う場合には，緊急性の高い急性冠症候群や肺血栓塞栓症が疑われるため，十分な注意が**

38

必要となります.

心拍数からみた不整脈の分類を**表2-13**に示します.心室頻拍(ventricular tachycardia；VT)や心室細動(ventricular fibrillation；VF)はモニター心電図上で特徴的な波形を示し,心拍数が著しく上昇します.**無脈性のVTやVFは,有効な心拍出量を得ることができず突然死の主要な原因となるため,最も注意すべき不整脈**です.さらに,重症な房室ブロックや洞不全症候群では重度の徐脈を生じることがあるため,こちらも注意が必要な不整脈といえます.ほかの不整脈であっても,ふらつきや失神,眼前暗黒感といった随伴症状を呈する場合には脳血流が不足している状態であり,緊急性が高いため注意を必要とする状態です.

心房細動(atrial fibrillation；Af)は高齢者に比較的多く見られる不整脈ですが,心房内に血栓を形成して重篤な脳梗塞の原因になることがあります.そのため,患者が抗凝固療法を行っているかどうかを把握したうえで,抗凝固療法を行っていない場合には脳塞栓を生じる危険性を念頭に置いておく必要があります.また,Afでは頻脈も徐脈も生じることがあるため,理学療法の施行前後だけではなく施行中にも必要に応じてバイタルサインを確認したほうがよいといえます.

表2-13 心拍数からみた不整脈の分類

頻脈性	心房性	・洞性頻脈 ・心房期外収縮 ・発作性上室頻拍 ・心房細動 ・心房粗動	心室性	・心室期外収縮 ・心室頻拍(非持続性) ・心室頻拍(持続性) ・心室細動
徐脈性		・房室ブロック 　・Ⅰ度房室ブロック 　・Ⅱ度房室ブロック(Wenckebach型, MobitzⅡ型) 　・Ⅲ度房室ブロック ・洞不全症候群 　・Ⅰ型：洞性徐脈 　・Ⅱ型：洞房ブロックまたは洞停止 　・Ⅲ型：徐脈頻脈症候群		
その他		・脚ブロック ・早期興奮症候群 　・WPW症候群 　・LGL症候群　など		

❷どのように評価するのか

　患者は，動悸の症状を「心臓がドキドキする」「心臓がドキッとする」「胸が苦しい」「胸が突き上げられる」「脈が飛ぶ」「脈がバラバラ」などとさまざまな表現をします．動悸の重症度や原因を推定するためには，発症様式や持続時間，動悸の性状などが参考になります．動悸を感じる場合には，ホルター心電図や12誘導心電図をとって不整脈の種類を鑑別し，その重症度を把握する必要があります．日常生活で多くみられる不整脈を図2-3に示しますが，その他のさまざまな心電図波形についても，成書を参照して基本的な不整脈を理解しておきましょう．理学療法中にいままで生じていなかった動悸や不整脈を新たに認めた場合には，すみやかに医師へ連絡するようにすべきです．

　不整脈のなかでも心房期外収縮（premature atrial contraction；PAC）と心室期外収縮（premature ventricular contraction；PVC）は高頻度にみられ，その多くでは問題を生じることがありません．ただし，**PVCの重症度を評価するLown分類**（表2-14）**のGrade 4bとGrade 5に該当する場合には，VTやVFなどの致死的不整脈を誘発する危険性があるため，十分に注意する必要があります**．

❸理学療法における具体的な注意点

　『リハビリテーション医療における安全管理・推進のためのガイドライン』において，動悸に関する中止基準には2項目が当てはまります．また，期外収縮や頻脈，徐脈といった不整脈に関する中止基準を併せると合計11項目にもなり，理学療法を行ううえで心拍数や脈拍数を把握することの重要性が表れているといえます（表2-15）．**これらの脈拍や不整脈に関するリハビリテーションの中止基準はしっかりと記憶して，患者のリスク管理に努めましょう**．

　運動中に患者が動悸を訴えたら，いったん運動を止めてすみやかに医師に連絡し，同時に心電図を装着しましょう．そこで動悸とともにいままでになかったLown分類のGrade 2からGrade 4aのPVCやAf，心房粗動といった不整脈を新たに生じた場合には，理学療法を中止して医師へ対応を相談しましょう．Lown分類のGrade 4bとGrade 5のPVC，VTやVF，および重度な洞不全症候

第 2 章　リスク管理のためのメディカルチェックリスト

心房細動（Af）

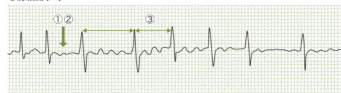

① P 波（心房の興奮）がはっきりしない
② 基線に小さく細かい揺れ（f 波）がある
③ R-R 間隔（R 波から次の R 波まで）が不規則である

心房期外収縮（PAC）

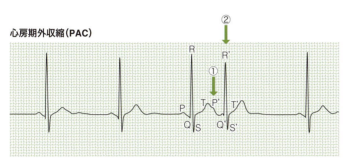

① 洞調律より早いタイミングで P'波を伴う興奮がみられる
② Q'R'S'幅はもともとの QRS 幅とほぼ同じになる

心室期外収縮（PVC）

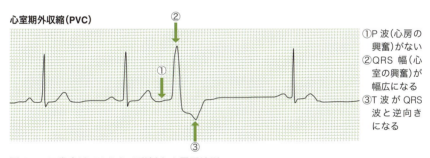

① P 波（心房の興奮）がない
② QRS 幅（心室の興奮）が幅広になる
③ T 波が QRS 波と逆向きになる

図 2-3　日常生活でみられる動悸と心電図波形

表 2-14　Lown 分類（PVC の重症度分類）

grade		心室期外収縮
0		期外収縮なし
1		散発性（30 個/時間未満）
2		頻発性（30 個/時間以上）
3		多源性（多形性）
4	a	2 連発
	b	3 連発以上
5		R on T 型

41

表 2-15　動悸，不整脈によるリハビリテーション中止基準

積極的なリハビリテーションを実施しない場合
・安静時脈拍 40/分以下または 120/分以上
・心房細動のある方で著しい徐脈(40 未満/分)または頻脈(140 以上/分)がある場合
・著しい不整脈がある場合(重篤な不整脈 or 10 個以上/分)
・リハビリテーション実施前にすでに動悸・息切れ・胸痛のある場合

途中でリハビリテーションを中止する場合
・脈拍が 140/分を超えた場合
・運動により不整脈が増加した場合(10 個以上/分になった場合)
・徐脈が出現した場合(40 未満/分)

いったんリハビリテーションを中止し，回復を待って再開
・脈拍数が運動前の 30％を超えた場合．ただし，2 分間の安静で 10％以下に戻らないとき
　は以後のリハビリテーションを中止するか，またはきわめて軽労作のものに切り替える
・脈拍が 120/分を超えた場合(頻脈性心房細動の場合 140 以上/分)
・1 分間 10 回以上の期外収縮が出現した場合
・軽い動悸，息切れが出現した場合

群や房室ブロックを生じた場合には，理学療法をただちに中止したうえで早急に医師へ連絡して判断を仰ぐ必要があります．

　頻脈や徐脈を問わずに，不整脈が原因でおこる失神発作をアダムス・ストークス症候群と呼びます．不整脈によって心拍出量が低下し，それに伴う脳血流量減少によって意識消失や痙攣などの一過性の脳虚血症状が引きおこされます．前駆症状として，患者は動悸とともにめまいや胸痛を自覚することがあるため，これらの症状や顔色，皮膚温，血圧変動などを注意深く観察して，失神発作を未然に防ぐことが肝心です．

　患者が動悸を感じた後に意識障害や血圧低下を生じた場合には，理学療法を中止して，患者をすぐに安静な姿勢にしましょう．意識障害やバイタルサイン悪化の程度によっては，院内の緊急コールを検討します．同時進行でモニター心電図を装着し，自動体外式除細動器(automated external defibrillator；AED)を準備します．AED は医療者でない人でも簡単な手順で使用することはできますが，いつでも使用できるよう定期的に練習しておきましょう．また，院内や公共施設のどこに AED があるのかも知っておく必要があります．これらの急変時の対応は，決して一朝一夕ではスムースに行うことができません．日頃から患者が急変した際の対応について，チームでシミュレーションを繰り返しておくことが質の高い急変時の対応を行うカギとなります．

第2章　リスク管理のためのメディカルチェックリスト

胸痛（胸苦しさ）

⚠️リスク管理　ここに注目！

1️⃣ 胸部症状の特徴から疾患や緊急性の有無を判断する

2️⃣ 急性冠症候群，大動脈解離，肺血栓塞栓症は緊急性が高いため，早急な判断や行動が求められる

3️⃣ 高齢者や糖尿病を有する患者では，典型的な胸部症状を訴えないことがある

❶何に注意しなければならないのか

　胸痛（chest pain）の原因には致死的な疾患を含むことがあり，その緊急性はバイタルサインや痛みの特徴から判断することになります（表2-16）[9]．特に**胸部症状はさまざまな訴えがあるのが特徴**であり，疾患の推測やその対応に重要な役割を果たします．緊急性が高い疾患の場合には，何らかの随伴症状やバイタルサインの異常を伴っていることが多いため，それらの確認が必須です．**患者が強い胸痛を訴えたときには，まず急性心筋梗塞や不安定狭心症といった急性冠症候群，大動脈解離，および肺血栓塞栓症の可能性を念頭におき，ただちに医師へ連絡することが必要**となります（セラピストが安易に判断するより，自信があってもなくても必ず医師に連絡すること）．**これらの疾患は短時間で死に至ることがあり緊急性が高いため，私たちセラピストには早急な判断力が求められます**．

　狭心症による胸痛は10分以内に症状が緩和することが多いものの，急性冠症候群では前胸部の圧迫感が10〜20分以上の時間継続し，その疼痛の程度もより重度となります．急性心筋梗塞を診断するために有用な胸痛の特徴としては，上肢や肩への放散痛，発汗や悪心・嘔吐を伴い，運動で誘発される疼痛であることが報告されています[10]．大動脈解離による胸痛は背部から腰部へかけて急激に生じることが多く，引き裂かれるような激烈な疼痛を突然訴えることが多いとされています．また，肺塞栓による胸痛には，呼吸困難，頻呼吸，およびSpO_2の低下といった症状や徴候を伴うことが多いのが特徴です．

43

表 2-16　胸痛あるいは胸部圧迫感をきたす疾患の特徴と身体所見

臓器	疾患	胸痛の特徴
心臓	狭心症	胸骨裏面や左前胸部の圧迫感，絞扼感，焼灼感，重苦感，下顎，心窩部，肩，左上腕への放散痛あり．
	器質性狭心症	運動や労作により胸痛が出現．労作の中断により数分～10分以内に軽快する．
	冠攣縮性狭心症	早朝，明け方の安静時に発作が多い．寒冷刺激や過呼吸で発作が誘発される．
	不安定狭心症	発作頻度の増加，程度の増強，持続時間の延長がみられる．安静時にも発作が出現する．
	急性心筋梗塞	突然発症の前胸部絞扼感，圧迫感で冷汗や悪心を伴うことが多い．30分以上持続する．
	急性心膜炎	鋭く持続的な前胸部痛，吸気や仰臥位で増強し，起座位や前屈で軽減する．心膜摩擦音を聴取する．
	大動脈弁狭窄症	労作性の胸痛．めまいや失神を生じる場合もある．遅脈および収縮期駆出性雑音を認める．
大血管	大動脈解離	突然発症の激烈な胸背部痛で冷汗を伴う．血圧の左右差，チアノーゼ，ショック，意識障害を生じる．
	肺血栓塞栓症	呼吸困難を伴う前胸部苦悶を認め，意識消失，ショックを生じる．反復すると呼吸困難の増悪を生じる．
	肺高血圧症	労作時息切れ，呼吸困難，易疲労感とともに増強する前胸部圧迫感．
呼吸器	胸膜炎	鋭く刺すような限局性の側胸部痛．深呼吸や咳により胸痛が増強する．
	肺炎/気管支炎	発熱，痰，咳，呼吸困難を伴う胸痛．水泡性ラ音を聴取する．
	自然気胸	突然の胸痛と呼吸困難，咳．打診で鼓音，聴診で固有音の減弱．声音振盪の減弱．
消化器	逆流性食道炎	胸やけを伴う胸骨下～心窩部痛で，前屈姿勢で増悪する．喉の痛みや慢性咳嗽を認める．
	胃・十二指腸潰瘍	遷延する胸骨下～上腹部痛．胃潰瘍では食後，十二指腸潰瘍では空腹時痛となり，黒色便を認める．
	胆石胆嚢炎	心窩部～右上腹部の疝痛発作．食後に多く出現し，悪心・嘔吐，発汗，発熱を伴い遷延する．
	急性膵炎	心窩部～左上腹部，背部の鈍痛．食後やアルコール摂取と胸膝位で軽快し，仰臥位で増悪する．
筋骨格系	肋軟骨炎	肋軟骨部の限局的な圧痛．上肢を大きく動かすような体動や深呼吸などで痛みは増強する．
	椎間板疾患	背部，頸部～前胸部，上腕の痛みで，頸部の後屈により痛みが増強．手指のしびれ，脱力を伴う．
	外傷	胸部打撲などの非開放性外傷により生じる胸痛および呼吸困難．
その他	帯状疱疹	肋骨に沿ったピリピリとした胸痛．疼痛部位に発疹が出現する．発疹消退後も胸痛が遷延する場合がある．
	不安神経症	局所的な刺すような痛みで，持続は一瞬～長時間．めまい，息切れ，動悸など多彩な不定愁訴を伴う．
	パニック障害	予期しない不安から，激しい動悸，発汗，窒息感を伴う胸痛が出現し，10分以内にピークに達する．

[竹内利治，長谷部直幸：胸痛・胸部圧迫感．矢崎義雄，総編集：内科學　第11版．pp112-113，朝倉書店，2007より]

❷どのように評価するのか

　患者は，胸痛の症状を「胸が痛い」のほかにも「胸が押さえつけられる」「胸がムカムカする」「胸が締め付けられる」「胸が苦しい」「胸やけがする」「気持ちが悪い」などとさまざまな表現で訴えます．特に症状が軽い場合には，その症状を胸痛と判断することが難しいことも多いため，患者のさまざまな胸痛の表現方法を知っておきましょう．**胸痛を評価するうえでは，その性状，部位や範囲，持続時間，および随伴症状について確認することが重要です**．胸痛の程度は，VAS や NRS を用いて定量化するとよいでしょう．

　胸痛は循環器疾患や呼吸器疾患，消化器疾患，および心因性といったさまざまな原因によって生じ，その痛みは内臓痛と体性痛とに分けられます(**表 2-17**)．

❸理学療法における具体的な注意点

　『リハビリテーション医療における安全管理・推進のためのガイドライン』において，胸痛に関する中止基準には 3 項目が当てはまります(**表 2-18**)．**安静時から胸痛を生じている場合には，積極的な理学療法の実施は控えるべき状況**です．胸痛の原因として循環器疾患が疑われる場合には，医師への連絡と並行

表 2-17　胸痛の分類と特徴

内臓痛	・機序：自律神経線維に由来する痛み
	・症状：身体の深部で広範囲な漠然とした痛み
	・原因疾患：急性冠症候群，大動脈解離，肺血栓塞栓症など
体性痛	・機序：体性神経線維に由来する痛み
	・症状：身体の表層に限局した鋭い痛み
	・原因疾患：心膜炎，胸膜炎，気胸など

表 2-18　胸痛によるリハビリテーション中止基準

積極的なリハビリテーションを実施しない場合
・安静時胸痛がある場合
・リハビリテーション実施前にすでに動悸・息切れ・胸痛のある場合

途中でリハビリテーションを中止する場合
・中等度以上の呼吸困難，めまい，嘔気，狭心痛，頭痛，強い疲労感等が出現した場合

して 12 誘導心電図をとり，理学療法の実施可否の判断や治療状況を確認する必要があります．

運動中に胸痛を生じた場合にはいったん運動を中止して，医師に連絡するのと併せて症状の変化を観察しましょう．自然と胸部圧迫感が軽快したり，ニトログリセリン舌下投与後の数分以内に症状が軽快したりするようなら狭心症の可能性が高いため，運動する際の負荷や生活レベルの再検討を必要とする場合があります．医師の判断によっては，追加の検査や治療が必要になることもあります．狭心症は寒冷時，過食時，および重量物を持ちながら急いで労作した際に症状が誘発されることが多いため，患者へ自宅で行う運動を指導する際にはそれらの状況を避けて運動するように伝えましょう．一方，高齢者や糖尿病を有する患者では，**モニター心電図上で虚血の反応が出ていたとしても典型的な胸部症状を訴えないことがあるため，随伴症状や表情，ジェスチャーなどを総合的に考慮**する必要があります．

大動脈解離では急激な胸痛や背部痛を生じますが，それとともに動脈拍動や血圧の左右差を伴います．大動脈解離を疑ってバイタルサインを測定するときには，必ず四肢の脈拍を触れながら，**両上肢の血圧を測って左右差を比較する**ようにしましょう．

発熱

> **⚠リスク管理　ここに注目！**
> **1** 患者の平熱を知り，理学療法の開始前に発熱の有無を把握する
> **2** 敗血症の所見がある場合には，医学的な治療を優先する
> **3** 感染症を広げないために，標準予防策と感染経路別の予防策を実践できるようにする

❶何に注意しなければならないのか

発熱(fever)の原因は 200 以上もの鑑別疾患があるとされており，その原因

が多岐にわたる症状です．発熱はそれ自体が問題というよりも，発熱の背景にある原因疾患に注意が必要となります．発熱の主な原因としては，感染症（細菌感染症，抗酸菌感染症，真菌感染症，ウイルス感染症など），悪性腫瘍，血液疾患，膠原病（全身性エリテマトーデス，関節リウマチなど），免疫不全，およびその他（肺塞栓，薬剤熱，詐熱など）があげられます．

　理学療法を行ううえでは，ほかの患者への伝染への懸念から，**特に感染症によって生じる発熱へ注意を払う必要があります**．外来患者における発熱の原因の大半は急性ウイルス感染症，いわゆる「かぜ症候群」であり，ライノウイルス，アデノウイルス，インフルエンザウイルスなどが主な原因となります．そのなかでも**38～40℃の急激な発熱を生じ，患者が全身の筋肉痛，関節痛を訴える場合にはインフルエンザの可能性が高まるため，感染管理がいっそう重要**となります．インフルエンザの流行時期には，厚生労働省や各地方自治体から出されるインフルエンザ感染の注意報および警報をチェックして，感染予防に注意する必要があります．

　高齢者ならびに癌や免疫不全を有する患者では，敗血症を生じるリスクが高いとされています．感染症による全身性炎症反応症候群と定義される敗血症は，重症化するとさまざまな臓器の機能不全から死に至ることがあるため，医学的治療を優先して理学療法を中止すべき状態といえます．**敗血症の所見としては，①悪寒を伴う発熱（＞38℃），②筋肉痛，③心拍数増加（＞90 拍/分），④呼吸数増加（＞20 回/分）が特徴**です．こうした所見が認められた場合には，理学療法を行わずに医師へ連絡して判断を仰ぐようにしましょう．

❷どのように評価するのか

　発熱は 2 週間以内に解熱する急性発熱と長期の発熱に分けられ，その体温にもとづいて表 2-19 のように定義されます．体温は，体温計を用いて，腋窩，鼓膜，口腔内，もしくは直腸で測定します．測定した温度は，**腋窩温＝鼓膜温＜口腔内温＜直腸温の順に高くなります**．また，測定時間（一般に，早朝＜夕方），性別（女性における月経周期内での変動），および年齢（一般に，小児＞成人）などの要因で体温に差を生じることが知られています．

　腋窩温は結果が一定しないため測定には適さないとされますが，臨床現場で

表2-19 発熱の定義

体温	定義
37.1℃〜38.0℃	微熱
38.1℃〜38.5℃	軽度発熱
38.6℃〜39.0℃	中等度発熱
39.1℃以上	高熱

表2-20 発熱によるリハビリテーション中止基準

積極的なリハビリテーションを実施しない場合
・安静時体温が38℃以上

はほとんどが腋窩もしくは鼓膜で体温を測っているため，その数値を参考にします．検温結果だけではなく，患者からの訴え，または顔面の紅潮や身体に触れた際の熱感から発熱に気づくこともあります．そのため，発熱は理学療法を開始する前に気づくべき所見といえるでしょう．

❸理学療法における具体的な注意点

『リハビリテーション医療における安全管理・推進のためのガイドライン』において，発熱に関する中止基準には1項目が当てはまります(表2-20)．まずは，理学療法を行う前に，**全身状態を把握する一環として，診療録や他スタッフから患者の平熱やその日の体温を確認する癖をつけておきましょう**．そして，患者が発熱している場合の理学療法の実施可否については，必ず医師から指示を仰いだうえで判断しましょう．

理学療法を必要とする患者が発熱する主な原因としては，肺炎，尿路感染，およびカテーテル感染があげられます．特に嚥下障害を生じている患者では，誤嚥性肺炎を生じる危険性が高まります．肺炎の症状としては発熱のほかにも呼吸困難や痰を伴い，SpO_2の低下や肺雑音などを生じます．そのような徴候を呈している患者では，単純X線やCT，血液検査(白血球数，血小板数，C反応性蛋白など)の結果を確認しましょう．それらの原因を治療しているか否か，治療状況や身体状況がどうなのかといった情報を適切に取得したうえで，理学療法をすすめる必要があります．

感染症を有する患者に理学療法を実施するにあたっては，発熱の原因となっている**感染症からほかの患者を守り，自分を守り，そして同僚を守るためにも感染管理が重要**となります．臨床現場では，セラピストがさまざまな病棟や科の患者に対して，同じ空間そして同じ器具を使用しながらリハビリテーション

を実施することが多いため，セラピストと患者による身体的接触と器具による間接的接触が問題となります．また，セラピストは病院内のさまざまな病棟の患者と接点があるという点において，**病院全体へ感染を拡大させてしまうリスクがある**ことを念頭に置いておきましょう．

　感染予防の基本は標準予防策（スタンダードプリコーション）であり，手指衛生，手袋やガウンなどの個人防護具の着用，咳エチケット，および環境整備については私たちセラピストが把握しておくべき重要事項となります．特に手指衛生を正しく実践することは，感染管理において最も重要といえます．世界保健機関（World Health Organization；WHO）のガイドラインでは，図2-4のような5つのタイミングでの手指衛生が推奨されています[11]．**標準予防策は感染症の有無にかかわらず，すべての患者に行われるべき対策**です．患者に理学療法を行う際には，手指消毒剤もしくはせっけんと流水を用いて，図2-4のようなタイミングで確実に手指衛生を行うように心がけましょう．

　感染症の種類によっては，標準予防策だけでは感染経路を完全に遮断できないことがあります．このようなときには，**標準予防策に加えて感染経路別の予防策である接触予防策，飛沫予防策，および空気予防策を参考にして対応**する必要が出てきます．その場合，病棟において実施している感染予防策を確認し

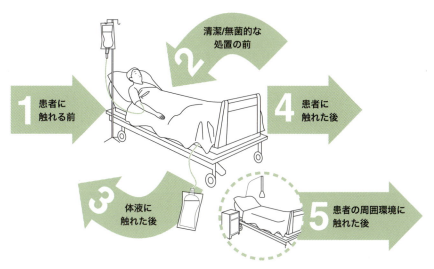

図2-4　手指衛生を行う5つのタイミング
［World Health Organization：WHO guidelines on hand hygiene in health care を改変］

たうえで，理学療法を行う場面でも同様の対処法を適用すべきです．また，理学療法を受ける方々のなかには，抗癌薬やステロイド薬での治療によって免疫力が低下し，感染症になりやすい患者がいます．そのため，**易感染性をもつ患者への対応として，標準予防策の励行とともに，多数の患者がいる時間や場所を避けるといった時間的配慮や空間的配慮が必要**になる場合もあります．場合によっては，理学療法を行う場所をリハ室から病室へ変更することもあります．

下血

⚠リスク管理　ここに注目！

1. 診療録や病棟看護師から下血の情報を得る
2. いち早くショックの5徴候（顔面蒼白，虚脱，冷汗，呼吸不全，脈拍触知不能）の出現に気づくようにする
3. 貧血症状の出現に注意する

❶何に注意しなければならないのか

　下血(melena)とは血液の混じった便が肛門から排出されることであり，黒色のタール便と赤色で鮮血に近い血便とに区別されます．従来から下血という用語はタール便と血便の総称として用いられてきましたが，近年においてはタール便と血便では出血部位が異なることから，タール便の場合には下血と呼び，下血と血便を区別するようになっています．本項では，慣例にそってタール便と血便を含むすべての血液排泄を意味して下血という用語を用いることにします．

　下血はすべての消化管出血によっておこりえる徴候で，出血部位，出血量，および排出までの時間によってその性状が変化します．下血の主な原因疾患を表 2-21 にまとめました．

　下血を伴う患者において注意すべき点は全身状態の把握，特にショック症状の出現です．多量の出血は上部消化管出血や憩室からの出血でおこる可能性が

第2章　リスク管理のためのメディカルチェックリスト

表2-21　下血の主な原因疾患

- ・胃・十二指腸潰瘍
- ・大腸ポリープ
- ・大腸憩室出血
- ・虚血性大腸炎
- ・潰瘍性大腸炎
- ・胃癌
- ・偽膜性大腸炎
- ・感染性大腸炎
- ・大腸癌
- ・痔核など

表2-22　便の色と予測される出血部位

便の色	出血部位
黒色（タール便）	上部消化管
暗褐色〜赤褐色	小腸
鮮紅色〜新鮮血	結腸〜肛門

ただし，大量出血の場合には上部消化管由来の下血でも赤色便となりうる．

あり，患者の貧血症状，脈拍，血圧，意識レベル，呼吸状態，チアノーゼ，および冷汗の有無を確認することが重要となります．出血性ショックの徴候としては，顔面蒼白（pallor），虚脱（prostration），冷汗（perspiration），呼吸不全（pulmonary deficiency），および脈拍触知不能（pulselessness）といった**「ショックの5徴候（5p徴候）」が広く知られており，これらの徴候にいち早く気づくことが全身状態の悪化を未然に防ぎ，リスク管理をするうえでは極めて重要**となります．

❷どのように評価するのか

　患者がセラピストに下血について伝えてくる機会は，あまり多くありません．そのため，診療録や病棟看護師からの情報が重要となります．

　便の色によって出血部位を推定することができます（**表2-22**）．また，鉄剤の内服によっても黒色の便になりますので，患者からの訴えとともに内服薬の確認も必要となります．

　出血が進行すると貧血を生じることがあります．貧血の指標としては末梢血のヘモグロビン，ヘマトクリット，および赤血球数が用いられます．ヘモグロビンの基準値は男性で14〜18 g/dL，女性で12〜16 g/dLとされており，WHOの基準では，**男性で13 g/dL以下，女性で12 g/dL以下が貧血**と定義されています．

❸理学療法における具体的な注意点

　『リハビリテーション医療における安全管理・推進のためのガイドライン』において，下血に関する中止基準の記載はありません．しかし，**下血に伴って**

生じる貧血の症状が認められる場合には，理学療法中の随伴症状やバイタルサインを注意深く確認し，血液データを再確認するべき状態といえます．貧血による出現頻度の高い症状としては，ヘモグロビン低下に伴う組織の低酸素による症状(易疲労感，めまい，頭痛，狭心痛など)と低酸素を代償する生体反応による症状(動悸，頻脈，頻呼吸など)があげられます．ただし，貧血がゆっくりと慢性に進行した場合には，身体のなかで代償機転が働くため，貧血の程度のわりには症状がないか軽度の場合があります．その場合には，階段昇降などの負荷の高い動作における症状の出現を確認することで，貧血の症状を判断しやすくなります．

　理学療法中に患者の顔色が急激に悪くなり，併せて視線が合わず目がうつろで，ぼんやりと元気がないときには要注意です．このようなときには，多量の汗をかいて，呼吸が速く浅くなり，脈拍が速く弱くなることがあります．このような状態に気づかずに症状が進行するとショックとなる可能性があるため，いち早く症状や徴候に気づいて理学療法を中止し，医師へ報告すべき状態といえます．

悪心・嘔吐

⚠リスク管理　ここに注目！

1 中枢神経疾患や心血管疾患による随伴症状に注意して，悪心・嘔吐の緊急性を判断する
2 不必要な長期臥床によって廃用症候群を生じないように注意する
3 吐物による窒息，誤嚥性肺炎，ならびに感染拡大を防ぐ

❶何に注意しなければならないのか

　悪心(nausea)とは心窩部や前胸部のムカムカとした不快感のことであり，吐き気を指す自覚症状のことです．悪心の随伴症状として，妙な空腹感，生唾，冷汗，顔面蒼白，血圧低下，および徐脈といった自律神経症状を呈することが

あります．嘔吐(vomiting)は，上部消化管の内容物が口腔外に吐き出されることであり，延髄の背外側網様体にある嘔吐中枢を介しておこります．

悪心や嘔吐は，ほとんどすべての消化器疾患(消化管閉塞，感染症，炎症，消化管運動機能障害など)で認められる一般的な愁訴です．一方で，中枢神経疾患(脳卒中，脳腫瘍，髄膜炎など)，心血管疾患(心筋梗塞，うっ血性心不全など)，内分泌・代謝性疾患，薬物，妊娠，急性アルコール中毒，アミロイドーシス，および膠原病などによっても生じることがあります．そのなかでも，**特に中枢神経疾患や心血管疾患に伴う悪心や嘔吐は緊急性があるため，注意が必要**となります．頭痛や血圧上昇，神経学的異常を伴う場合には中枢神経疾患を，胸痛を伴う場合には心血管疾患を生じている可能性を疑って，医師へ報告するようにしましょう．

癌治療中の患者では，抗癌薬による悪心や嘔吐が高頻度で出現し，数日以上にわたってその症状が持続することがあります．このような場合には食事や水分の摂取が十分でないことも多く，癌に伴う全身状態の悪化に加えて，脱水や電解質異常を生じることもあります．適宜，経口摂取量や血液データを確認しながら，理学療法をすすめる必要があります．

❷どのように評価するのか

患者からの悪心・嘔吐の訴えが重要な評価項目となります．特に**悪心は主観的な感覚であるため，他覚的な評価よりも主観的な評価が優先**されます．VASやNRSを用いて悪心の程度を定量化することは，悪心の程度を継時的に追うことができるため有用です．一方，嘔吐は他覚的に定量化することがある程度可能であるため，**嘔吐の回数や頻度，その量を把握することが重要**となります．

❸理学療法における具体的な注意点

『リハビリテーション医療における安全管理・推進のためのガイドライン』において，悪心，嘔吐に関する中止基準には2項目が当てはまります(**表2-23**)．理学療法を開始する前から悪心や嘔吐を訴えている場合には，積極的に理学療法

53

表 2-23　悪心・嘔吐によるリハビリテーション中止基準

積極的なリハビリテーションを実施しない場合
・座位でめまい，冷や汗，嘔気などがある場合

途中でリハビリテーションを中止する場合
・中等度以上の呼吸困難，めまい，嘔気，狭心痛，頭痛，強い疲労感などが出現した場合

をすすめる状況であるとはいえませんが，安静臥床が続くと廃用症候群を惹起する可能性が高まるため，医師と相談して無理なく可能な範囲で離床をすすめるようにしましょう．ただし，**患者にとって不快な状況のなかで理学療法を実施することになるため，離床の意義をしっかりと伝えて同意を得ておくこと，そして患者からの訴えに対する傾聴が普段の理学療法を行うとき以上に重要に**なるといえるでしょう．

　一般的に，患者が体調変化を生じて安静にする場合には，姿勢を背臥位にすることが多いです．しかし，患者が嘔吐している場合には，吐物による窒息や誤嚥性肺炎を予防するために側臥位にすることが望ましいです．また，ウイルス性の感染症による消化器症状から嘔吐している可能性があるため，吐物による感染拡大を防ぐことが重要となります．ノロウイルスやロタウイルスは感染力が強く，接触感染のみならず飛沫感染を生じることもあります．そのため，吐物を処理する際には，感染の可能性があるとして対応する必要があります．個人防護具を着用して念入りに吐物を除去し，除去した後は次亜塩素酸ナトリウムを用いて消毒しましょう．

浮腫

⚠リスク管理　ここに注目！

1 浮腫の出現や増悪から症候や疾患の増悪を判断する

2 深部静脈血栓症で局所性浮腫が出現したら，運動内容に配慮する

3 心不全増悪によって全身性浮腫が出現したら，理学療法実施の可否や運動の負荷量について注意が必要である

第2章　リスク管理のためのメディカルチェックリスト

❶何に注意しなければならないのか

　浮腫(edema)とは，間質容量の増加によっておこる触知できる腫れと定義されています．この間質の容量増加は，細胞外液中の間質液量，主に水分の増加によって生じます．浮腫を引きおこす疾患はさまざまであり，全身に浮腫を生じる原因としては，心疾患，腎疾患，肝疾患，内分泌疾患，栄養障害，および薬剤性があげられます．また，局所に浮腫を生じる原因としては，血管性，リンパ性，炎症性，および血管神経性があげられます．

　浮腫の原因となる多くの疾患は慢性に経過するため，理学療法中に緊急を要する状況は少ないといえます．しかし，**DVTによっても局所性浮腫を生じるため，DVTのリスクが高い患者の場合には，ほかの随伴症状にも注意を払って慎重な対応が必要**となります．

　全身的な浮腫を生じる3大原因としては，心不全，腎疾患，肝硬変が知られています．患者に浮腫が出現した，もしくは増悪した場合には，これらの症候や疾患が増悪している可能性を念頭に置く必要があります．浮腫そのものは理学療法を阻害するというよりも，患者の全身状態を表し，リスク管理をするうえで有用な情報を与えてくれる徴候といえるでしょう．

❷どのように評価するのか

　浮腫は，その程度のほかに分布，発生機序，および性状によって分類されます．浮腫の評価は，視診から触診へと順を追ってすすめます．まず**全身を視診して，浮腫の分布を確認**します．そこで，患者の浮腫が全身性浮腫なのか局所性浮腫なのかを判断します．次いで，**確認する部位を母指または第2〜4指で10秒程度圧迫します．その後，圧迫を解除して，表面を指先で触って圧痕の程度を判定**します(**図2-5**)．圧迫によってわずかに圧痕を認める程度の浮腫から，一見してすぐにわかる高度な浮腫まで，その程度には幅があります．圧痕がわかりにくい場合には，1分程度しっかりと圧迫すると圧痕を確認しやすくなります．

　浮腫の発生機序は**表2-24**に示すとおりです．特に全身的な毛細血管静水圧の上昇には腎臓からのナトリウム排泄障害が影響しており，腎不全に伴うナトリウ

55

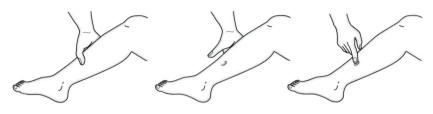

① 母指または第2〜4指で10秒程度圧迫する．　② 圧迫を解除する．　③ 表面を指先で触って圧痕の程度を確認する．

図 2-5　浮腫の確認方法

表 2-24　浮腫の発生機序

① 毛細血管静水圧の上昇 (心不全，腎不全，DVT など)
② リンパ管の閉塞 (悪性リンパ腫，リンパ節郭清後など)
③ 血漿膠質浸透圧の低下 (低アルブミン血症)
④ 毛細血管壁障害による透過性の亢進 (局所炎症，血管炎など)

ム貯留による影響と心不全に伴う有効循環血液量の減少によって生じています．

　浮腫の性状としては，**圧迫により圧痕を残す圧痕性浮腫 (pitting edema) と圧迫しても圧痕を残さない非圧痕性浮腫 (non-pitting edema)** があります．圧痕性浮腫は圧痕の戻りが40秒以内である fast edema と40秒以上である slow edema に分類され，**低アルブミン血症では fast edema，心不全や腎不全では slow edema を呈します．** 非圧痕性浮腫は甲状腺機能亢進症や局所炎症で生じ，水分だけではなくムコ多糖類や蛋白質などの血漿由来物質が間質に蓄積するため，圧痕が極めて速やかに戻ります．

❸ 理学療法における具体的な注意点

　『リハビリテーション医療における安全管理・推進のためのガイドライン』において，浮腫に関する中止基準には1項目が当てはまります (**表2-25**)．患者に浮腫を生じた，もしくは増悪した場合には，その背景にある疾患を考慮して対応する必要があります．

　たとえば，**人工股関節置換術を行ったばかりの患者において，片方の下肢に急激に浮腫を生じた場合には DVT が疑われます．** 術後患者の異常な浮腫は多くの場合，病棟の看護師によって最初に発見されますが，セラピストが最初に

第2章　リスク管理のためのメディカルチェックリスト

表2-25　浮腫によるリハビリテーション中止基準

その他の注意が必要な場合
・下肢の浮腫が増加している場合

発見することもあります．血液検査のDダイマーや下肢血管エコーの結果を確認したうえで理学療法の実施可否を検討する必要があるため，必ず医師へ状況を伝えたうえで相談するようにしましょう．DVTが認められた場合には，血栓が遊離すると肺塞栓を生じる危険性があるため，抗凝固療法が開始されてその効果が現れるまでは患肢の積極的な運動を避けるべきです．

心血管疾患を有している患者が全身性の浮腫，特に**両下肢の浮腫を生じている場合には，心不全の徴候として注意が必要**となります．浮腫と併せて体重増加，それに加えて安静時もしくは労作時に息切れや倦怠感などの症状を生じている場合には心不全増悪の可能性があるため，理学療法実施の可否や運動の負荷量について医師へ確認するようにしましょう．

浮腫を生じている部位の皮膚は傷つきやすいため，皮膚の接触や摩擦によって創傷を生じないように注意が必要です．

腹痛

⚠リスク管理　ここに注目！

1 フィジカルアセスメントから急性腹症を疑い，緊急性を適切に判断する
2 虚血性心疾患に伴う腹痛を訴えることがあるため，判断を誤らないように注意する
3 激しい腹痛や随伴症状を生じている場合には，理学療法を控える

❶何に注意しなければならないのか

腹痛(abdominal pain)は腹部に自覚される疼痛全般を意味しており，消化器疾患では最も頻度の高い症状です．腹痛をきたす原因としては，急性胃腸炎や便

57

秘，胃潰瘍や十二指腸潰瘍などといった緊急性の低い疾患が大部分を占めます．しかし，消化器疾患以外の疾患であっても腹痛を生じることがあり，それらの疾患には**緊急手術や待機手術を必要とする腹痛である急性腹症，および迅速な対応を必要とする循環器疾患が含まれるため，十分な注意が必要**となります．

急性腹症の原因としては，急性腹膜炎，消化管穿孔，急性胆嚢炎，急性胆管炎，急性膵炎，急性虫垂炎，大腸憩室炎，腸閉塞，上腸間膜動脈血栓症，腹部大動脈瘤破裂，腎・尿管結石などがあげられます．そして，**激しい腹痛，腹膜刺激症状（筋性防御，反跳痛），および腸雑音の消失が急性腹症の特徴とされています．さらに腹痛と併せて，苦悶様顔貌，蒼白，冷汗，およびチアノーゼを生じている場合は，より重篤**といえます．急性腹症が疑われる場合には，医師へ連絡して対処方法の指示を仰ぎましょう．

虚血性心疾患では心窩部痛を生じることが多く，患者がその痛みを腹痛と訴えることがあります．腹痛を生じるのと同時に，迷走神経の刺激によって悪心や嘔吐を伴うことがあるため，消化器疾患であると判断されてしまうことがあります．そのため，**動脈硬化の危険因子を有する患者に上腹部痛が生じた場合には，胸痛や冷汗などのほかの随伴症状やバイタルサインも併せて評価し，判断を間違えないようにすることが重要**となります．

❷どのように評価するのか

腹痛の部位，性状，および随伴症状の確認が重要となります．**腹痛を生じた部位は原因疾患を特定するうえで参考になるため，腹腔内の臓器の位置関係を把握しておきましょう**（図2-6）．腹痛の性状は，重苦しさや鈍痛などが多く，刺すような痛みは結石で生じるという特徴があります．随伴症状として悪心や嘔吐を伴う場合には消化器疾患を，便秘を伴う場合には腸管閉塞を，下痢を伴う場合には腸炎などを考える必要があります．

急性腹症の特徴である筋性防御とは腹壁全体が固くなることで，反跳痛とは腹壁を圧迫していた手を離したときに同部に強い痛みを訴えることを意味します．そのため，**患者が激しい腹痛を急激に訴えた場合には，聴診や視診，触診といったフィジカルアセスメントが重要な役割を果たします．**

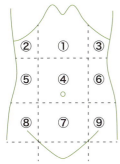

①心窩部（上腹部）	消化性潰瘍，急性胃炎，膵炎，虫垂炎初期，心筋梗塞
②右季肋部	胆石症，胆囊炎，十二指腸潰瘍，急性肝炎
③左季肋部	膵炎，脾彎曲部症候群
④臍部	腸炎，腸間膜動脈血栓症，解離性大動脈瘤，腸閉塞
⑤右側腹部	腸炎，右腎・尿管結石，上行結腸憩室炎
⑥左側腹部	腸炎，左腎・尿管結石，虚血性腸炎
⑦下腹部	子宮付属器炎，膀胱炎，子宮内膜症
⑧右下腹部	虫垂炎，卵巣囊腫，クローン病
⑨左下腹部	虚血性腸炎，便秘症，卵巣囊腫

図 2-6　腹痛を生じる部位と代表的疾患

❸理学療法における具体的な注意点

『リハビリテーション医療における安全管理・推進のためのガイドライン』において，腹痛に関する中止基準の記載はありません．しかし，腹痛が激しかったり，随伴症状を生じたりしている場合には，理学療法は行わずに医師に相談することが望ましいといえるでしょう．

高血圧

⚠ リスク管理　ここに注目！
1. 高血圧緊急症が疑われる場合，ただちに理学療法を中止して医師へ連絡する
2. 大動脈解離や大動脈瘤を合併する場合は，厳格な血圧管理が必要である
3. 運動するときには，息こらえを避けて動作するように指導する

❶病態と管理目標

　高血圧（hypertension）は血圧が高い状態を指しており，『高血圧治療ガイドライン 2014』では成人における血圧値を表 2-26 のように分類しています[12]．わ

表 2-26　成人における血圧値の分類

	分類	収縮期血圧		拡張期血圧
正常域血圧	至適血圧	＜120	かつ	＜80
	正常血圧	120〜129	かつ/または	80〜84
	正常高値血圧	130〜139	かつ/または	85〜89
高血圧	Ⅰ度高血圧	140〜159	かつ/または	90〜99
	Ⅱ度高血圧	160〜179	かつ/または	100〜109
	Ⅲ度高血圧	≧180	かつ/または	≧110
	(孤立性)収縮期高血圧	≧140	かつ	＜90

［日本高血圧学会高血圧治療ガイドライン作成委員会(編)：高血圧治療ガイドライン 2014．p.19，日本高血圧学会，2014 より］

表 2-27　降圧目標

	診察室血圧	家庭血圧
若年，中年，前期高齢者患者	140/90 mmHg 未満	135/85 mmHg 未満
後期高齢者患者	150/90 mmHg 未満 (忍容性があれば 140/90 mmHg 未満)	145/85 mmHg 未満(目安) (忍容性があれば 135/85 mmHg 未満)
糖尿病患者	130/80 mmHg 未満	125/75 mmHg 未満
CKD 患者(蛋白尿陽性)	130/80 mmHg 未満	125/75 mmHg 未満(目安)
脳血管障害患者 冠動脈疾患患者	140/90 mmHg 未満	135/85 mmHg 未満(目安)

注：目安で示す診察室血圧と家庭血圧の目標値の差は，診察室血圧 140/90 mmHg，家庭血圧 135/85 mmHg が，高血圧の診断基準であることから，この二者の差をあてはめたものである．
［日本高血圧学会高血圧治療ガイドライン作成委員会(編)：高血圧治療ガイドライン 2014．p.35，日本高血圧学会，2014 より］

が国を含めた世界のガイドラインにおいても，**高血圧の定義は収縮期血圧が 140 mmHg，拡張期血圧が 90 mmHg（以下，140/90 mmHg のように表記）以上**とされています．また，家庭で測定する家庭血圧は診察室で測定する診察室血圧よりも患者の疾患発症や生命予後を予測する能力が高いことが知られており，近年では家庭血圧の測定が重要視されています．**家庭血圧を利用した高血圧の診断基準は，135/85 mmHg** です．診察室血圧と家庭血圧の間に較差がある場合には，家庭血圧による高血圧の診断が優先されます．

　高血圧は，それ自体が脳血管疾患や心血管疾患，腎疾患を引きおこす強力な要因であるため，食事療法や運動療法などの生活指導，および薬物療法によって適正な血圧を保持できるように医学的治療がなされます．高血圧治療における降圧目標は，**表 2-27** に示すとおりです[12]．**高血圧とともに脳血管疾患や心血管疾患の危険因子である糖尿病や腎疾患を伴っている場合には，その降圧目標をより厳格に定めている**ことが特徴です．

第2章　リスク管理のためのメディカルチェックリスト

❷注意すべき合併症

　高度な血圧上昇（多くは 180/120 mmHg 以上）によって脳，心臓，腎臓，大血管などの臓器が急速に障害される病態である高血圧緊急症は，その緊急性が非常に高いため，入院加療が原則となります．

　高血圧の主な合併症としては，脳血管疾患，心血管疾患，腎疾患，および大血管疾患が知られています．脳血管疾患の急性期では高血圧を合併している割合が高いため，その血圧管理が医学的にも理学療法を安全に行うためにも大きな問題となります．また，**高血圧は脳血管疾患の再発に関与する最も重要な危険因子**であるため，慢性期では再発予防を目的とした血圧管理が必要となります．

　高血圧による血管への圧力の増大は，心肥大や心筋の線維化などのリモデリング，血管内皮障害を引きおこします．加えて，脂質異常症，糖尿病，喫煙などの危険因子とともに動脈硬化や心筋虚血の危険性を増加させます．これらの進展によって，**冠動脈疾患や心不全，不整脈，および突然死を生じる危険性が増すため，心血管疾患においても血圧管理が重要**となります．

　高血圧は腎疾患の1つである腎硬化症の原因となります．腎硬化症は，糖尿病腎症とともに心血管疾患の発症に強く影響することが知られており，その予防のためにも血圧を適正化する重要性が高いといえます．

❸理学療法における具体的な注意点

　『リハビリテーション医療における安全管理・推進のためのガイドライン』において，高血圧に関する中止基準には3項目が当てはまります（**表2-28**）．これらの血圧の数値は，一般的な中止基準であるため，特に急性期の脳血管疾患や心血管疾患を有する患者では，それらの疾患に関するガイドラインで定められた上限血圧や医師から指示された血圧の範囲内で理学療法をすすめる必要があります．**特に大動脈解離や大動脈瘤を伴う場合には，血圧上昇による解離や破裂を回避するために，厳格な血圧管理が重要となることから注意が必要です**．患者の病態ごとに許容される血圧の上下限を決めたうえで，理学療法を行

61

表 2-28　高血圧によるリハビリテーション中止基準

積極的なリハビリテーションを実施しない場合
・安静時収縮期血圧 70 mmHg 以下または 200 mmHg 以上
・安静時拡張期血圧 120 mmHg 以上

途中でリハビリテーションを中止する場合
・運動時収縮期血圧が 40 mmHg 以上，または拡張期血圧が 20 mmHg 以上上昇した場合

うようにしましょう．

　高血圧を有する患者において運動療法の対象は，Ⅱ度高血圧以下の血圧値で心血管疾患のない場合とされています．Ⅲ度高血圧の数値を超える血圧の患者では，運動中や運動後に急変を生じる危険性が高いため，医学的治療による降圧後に運動療法を導入する必要があります．

　運動を行うと，運動中には運動前よりも負荷に合わせて血圧が上昇し，運動後には運動中よりも血圧が低下するのが正常な生理的反応です．理学療法の前後で血圧を測定したとしても，最も高値となっているときの血圧の値を把握することができません．そのため，**高血圧に伴う運動のリスクがある患者に対しては，運動中，特に運動強度を上げたときには必ず血圧を測定するようにしましょう**．運動中に著明な血圧上昇とともに随伴症状を生じて高血圧緊急症が疑われる場合には，ただちに理学療法を中止して，医師へ連絡しましょう．

　運動療法のなかでも，レジスタンストレーニングは血圧が上昇しやすい運動様式です．特に動作をする際に息をこらえながら運動することで血圧が上昇しやすくなるため，息を止めずに動作するように患者へ指導することが必要となります．また，高強度のレジスタンストレーニングでは，血管にかかる負荷がより大きくなるため，血圧をこまめに測定することが重要であり，患者の病態によっては中等度の強度までに留めることが必要になる場合があります．

　理学療法の開始前に血圧を測定すると，いつもよりも数値が明らかに高いことがあります．特に高齢の外来患者では，内服薬を飲み忘れることがあるため，その確認が必要となります．

肥満

⚠リスク管理　ここに注目！

1 体重過多は関節や骨にかかる負担が増加することから，運動中の傷害の発生に注意が必要である

2 肥満で生じる複数の合併症に対して，それぞれの注意事項を十分に把握する

3 体重だけではなく，筋肉量や筋力を把握して理学療法をすすめる

❶病態と管理目標

　肥満(obesity)とは，単に体重が多いだけではなく，脂肪組織に脂肪が過剰に蓄積した状態であり，**体格指数(body mass index；BMI)が 25 kg/m² 以上のもの**を指します．BMI は「体重(kg)÷身長(m)²」の式を用いて算出します．わが国では『肥満症診療ガイドライン 2016』において，**疾病の合併率が最も低い 22 kg/m² を標準体重**として，肥満の判定を**表 2-29** のように段階づけしています[13]．一方，肥満症(obesity disease)とは，肥満と判定されたもののうち，以下のいずれかの条件を満たすものを指します[13]．

1) 肥満に起因ないし関連し，減量を要する健康障害(**表 2-30**)を有するもの
2) 健康障害を伴いやすい高リスク肥満(ウエスト周囲長のスクリーニングにより内

表 2-29　肥満度分類

BMI(kg/m²)	判定	WHO 基準
＜18.5	低体重	Underweight
18.5≦〜＜25	普通体重	Normal range
25≦〜＜30	肥満(1 度)	Pre-obese
30≦〜＜35	肥満(2 度)	Obese Class Ⅰ
35≦〜＜40	肥満(3 度)	Obese Class Ⅱ
40≦	肥満(4 度)	Obese Class Ⅲ

注1)ただし，肥満(BMI≧25)は医学的に減量を要する状態とは限らない．
　　なお，標準体重(理想体重)はもっとも疾病の少ない BMI 22 を基準として，標準体重(kg)＝身長(m)²×22 で計算された値とする．
注2)BMI≧35 を高度肥満と定義する．
[日本肥満学会(編)：肥満症診療ガイドライン 2016．ppxii-xvii，ライフサイエンス出版，2016 より]

表 2-30　肥満に起因ないし関連し，減量を要する健康障害

> 1. **肥満症の診断基準に必須な健康障害**
>   1) 耐糖能障害（2 型糖尿病・耐糖能異常など）
>   2) 脂質異常症
>   3) 高血圧
>   4) 高尿酸血症・痛風
>   5) 冠動脈疾患：心筋梗塞・狭心症
>   6) 脳梗塞：脳血栓症・一過性脳虚血発作（TIA）
>   7) 非アルコール性脂肪性肝疾患（NAFLD）
>   8) 月経異常・不妊
>   9) 閉塞性睡眠時無呼吸症候群（OSAS）・肥満低換気症候群
>   10) 運動器疾患：変形性関節症（膝・股関節）・変形性脊椎症，手指の変形性関節症
>   11) 肥満関連腎臓病
> 2. **診断基準には含めないが，肥満に関連する健康障害**
>   1) 悪性疾患：大腸がん，食道がん（腺がん），子宮体がん，膵臓がん，腎臓がん，乳がん，肝臓がん
>   2) 良性疾患：胆石症，静脈血栓症・肺塞栓症，気管支喘息，皮膚疾患，男性不妊，胃食道逆流症，精神疾患
> 3. **高度肥満症の注意すべき健康障害**
>   1) 心不全
>   2) 呼吸不全
>   3) 静脈血栓
>   4) 閉塞性睡眠時無呼吸症候群（OSAS）
>   5) 肥満低換気症候群
>   6) 運動器疾患

［日本肥満学会（編）：肥満症診療ガイドライン 2016．ppxii-xvii，ライフサイエンス出版，2016 より］

臓脂肪蓄積を疑われ，腹部 CT 検査によって確定診断された内臓脂肪型肥満）

肥満という身体状況のみの判定と，医学的観点から減量治療を必要とする肥満症という診断とは明確に区別されて用いられています．

　肥満症は数々の動脈硬化性疾患を引きおこす強力な因子であるため，体格の適正化のために厳格な食事療法や運動療法が指導されます．**体重の管理目標は，BMI が 25 kg/m² 以上の肥満症で現体重の 3％以上の減量**，BMI が 35 kg/m² 以上の高度肥満症で現体重の 5〜10％の減量とされています[13]．目標が達成できない場合には，薬物療法や高度肥満症では外科療法の導入が検討されます．

❷注意すべき合併症

　肥満症の合併症としては，**表2-30** にあげられているようなさまざまな疾患が

あります．肥満，特に**内臓脂肪型肥満は，インスリン抵抗性を惹起することによって糖代謝を悪化させて，高血圧や脂質異常症の合併リスクを高める**ことから，メタボリックシンドロームの原因となります．糖尿病，高血圧，および脂質異常症は心大血管疾患をはじめとする合併症の発症や進展のリスクとなるため，肥満の改善は最も重要な課題の1つとなります．

肥満は内科的疾患だけではなく，整形外科的疾患の増悪因子ともされています．肥満によって増悪し，日常生活への影響が大きい整形外科的疾患としては，変形性膝関節症と変形性股関節症があります．ともに加齢や筋力低下，肥満などによって関節軟骨や骨に変形を生じさせ，炎症を伴った場合には関節液の貯留がおこって関節痛が増強します．**変形性関節症以外にも，椎間板ヘルニアなどによる坐骨神経痛や腰痛症を生じる**こともあります．これらの予防や症状緩和のためにも，体重減少によって関節への負荷を減少させることが重要です．

近年では，**サルコペニア肥満という概念が注目**されています．サルコペニア肥満の共通した定義はまだ定まっていませんが，肥満とサルコペニアの両者を併せもつものとされており，**身体機能の低下および心血管イベントの発生や死亡のリスクを高める**とされています．決して体重が多ければ筋肉量が多いというわけではないため，筋肉量や筋力を把握したうえで理学療法を行うことが重要というわけです．

❸理学療法における具体的な注意点

肥満症の患者に理学療法を行ううえで注意すべき点としては，運動によって生じる傷害があげられます．体重が過多であることによって，関節や骨へ運動によってかかる負担の程度が大きくなるため，負担の増大によって生じる傷害の予防に注意する必要があります．特に，高度肥満症では歩行動作のような荷重下での運動は関節への負担が大きいため，自転車エルゴメータや水中歩行のような運動が好ましいといえます．また，靴底にインソールを使用して，歩行時の関節への衝撃を和らげるのも1つの対策といえます．

肥満症ではさまざまな合併症を生じるため，複数の合併症，つまり重複障害を有していることが多いことも特徴です．それぞれの合併症に対する複数の注意事項を十分に把握したうえで，緊急性の優先順位をつけて適切に対処する能

力が私たちセラピストには求められます．

糖尿病

⚠ リスク管理　ここに注目！

1 低血糖の症状である自律神経症状と中枢神経症状の出現に注意して，理学療法を実施する

2 運動前には，糖尿病の3大合併症（網膜症，腎症，神経障害）と足病変の重症度を確認して，運動へのリスクを分類する

3 シックデイのときには運動を控えて，医学的治療を優先する

❶病態と管理目標

　糖尿病（diabetes mellitus）とは，**慢性の高血糖状態を主徴とする代謝疾患群**とされており，インスリンの分泌不足によっておこる1型糖尿病とインスリンの作用不足によっておこる2型糖尿病に分類されます．『糖尿病診療ガイドライン2016』において，糖尿病の診断には血糖値（空腹時血糖値，経口ブドウ糖負荷試験の2時間値，随時血糖値）とHbA1cが用いられています．そして，それぞれが糖尿病型であるかどうかを判定し，図2-7のフローチャートを用いて糖尿病と診断します[14]．

　糖尿病の治療としては，**図2-8に示す血糖コントロールの管理目標値を目安として，まず食事療法と運動療法から開始**することが一般的です．生活習慣の見直しによっても血糖コントロールが目標に達しない場合には，薬物療法が開始されます．薬物療法では経口血糖降下薬から開始されることが多く，それでも血糖コントロールが不良な場合にはインスリンの使用が検討されます．

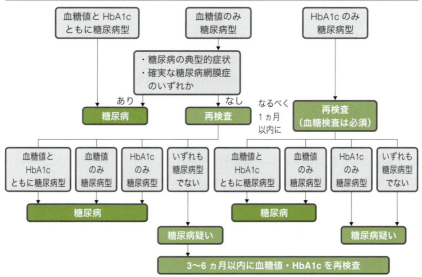

図 2-7　糖尿病の臨床診断のフローチャート
［日本糖尿病学会（編・著）：糖尿病診療ガイドライン 2016，p.6，南江堂，2016 より］

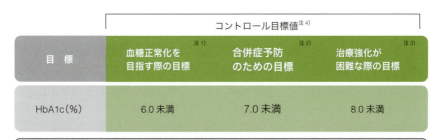

注 1）適切な食事療法や運動療法だけで達成可能な場合，または薬物療法中でも低血糖などの副作用なく達成可能な場合の目標とする．
注 2）合併症予防の観点から HbA1c の目標値を 7％未満とする．対応する血糖値としては，空腹時血糖値 130 mg/dL 未満，食後 2 時間血糖値 180 mg/dL 未満をおおよその目安とする．
注 3）低血糖などの副作用，その他の理由で治療の強化が難しい場合の目標とする．
注 4）いずれも成人に対しての目標値であり，また妊娠例は除くものとする．

図 2-8　血糖コントロール目標
［日本糖尿病学会（編・著）：糖尿病診療ガイドライン 2016，p.27，南江堂，2016 より］

❷注意すべき合併症

　理学療法を行ううえで注意すべき糖尿病の合併症は，急性合併症と慢性合併症に分けられます．

　急性合併症の代表例には，糖尿病治療薬による低血糖があげられます．低血糖を生じると，多くは空腹感，発汗，動悸，および振戦などの自律神経症状が先に生じ，次いで頭痛，意識の混乱，計算力低下，集中力低下，眠気，錯乱，昏睡などの中枢神経症状が生じます．**薬物治療を行っている患者では，低血糖は理学療法中に最も多く生じる可能性がある症状**であり，その程度によっては重症化する恐れがあるため，症状の出現には十分な注意を払う必要があります．

　慢性合併症で注意が必要なのは，糖尿病の三大合併症とよばれる糖尿病網膜症，糖尿病腎症，および糖尿病神経障害です．

　糖尿病網膜症の病期は，血管透過性亢進を生じる単純網膜症，血管閉塞を生じる増殖前網膜症，および血管新生を生じる増殖網膜症に分類されます．特に**増殖網膜症は重症であり，新生血管からの出血に十分な注意が必要**となる病態です．また，**糖尿病神経障害のうち自律神経障害を伴う場合には，運動負荷に対する循環応答の低下，起立性低血圧，体温調節障害などを生じることで運動中の事故をおこしやすくなるため，症状や徴候の把握が重要**となります．

　それらに加えて，糖尿病では，動脈硬化から生じた末梢動脈疾患や糖尿病神経障害に伴う感覚障害によって足病変を生じやすくなります．また，糖尿病を有していると創傷治癒が遅くなります．そのため，糖尿病を有する患者に生じる足病変は，創傷治癒の遅延や感染によって下肢の切断が必要になる場合や敗血症に至る危険性が高いため，十分なケアと早急な対策が必要となります．

❸理学療法における具体的な注意点

　糖尿病網膜症や糖尿病腎症を有する場合には，その程度に応じた運動の種類と強度を選択する必要があります．治療が不十分な増殖網膜症を有する場合には，**レジスタンストレーニングを中心とした高強度の運動や頭位を下げる運動は眼圧を上げるため，また身体に衝撃の加わる運動は網膜出血のリスクを上げ**

るため避けるべきとされています．出血が重症な場合には，失明に至る危険性がある重大な合併症です．糖尿病を有する患者で視力障害の増悪を訴えた場合には，理学療法を中止して早急に医師へ連絡するようにしましょう．

　足病変のある患者では，病変を悪化させないためにフットケアが重要となります．特に，重篤な末梢神経障害を伴う患者では病変の変化を自身で感じることが困難となります．理学療法を行う際には，セラピストも患者と一緒に両足をよく観察して，足病変の悪化を見逃さないようにしましょう（図2-9）．また，足に合った靴を履いて運動するように指導することも重要です．

　糖尿病を有する患者が発熱や嘔吐，下痢，食欲不振などによって食事摂取が困難となる状況をシックデイと呼びます．感染症などの急性疾患によってインスリン抵抗性の亢進を生じ，脱水の影響も加わって高血糖やケトアシドーシスを生じる場合があり，血糖コントロールが不安定な状態となります．理学療法は行わずに医師へ連絡して，医学的治療を優先すべき状況といえます．

　糖尿病患者は健常者よりも運動中に血糖値が低下しやすいとされています．インスリンや経口血糖降下薬で治療している場合にはそのリスクが高まって，運動中や運動後〜翌日に低血糖をおこす可能性があるため，運動後もしばらくの間注意する必要があります．インスリンで治療中の患者では，空腹時や食前

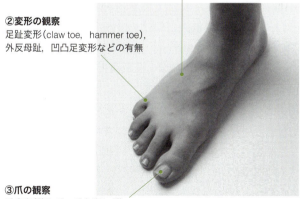

①皮膚の観察（足趾の間も要注意）
発赤，乾燥，肥厚，角化，胼胝，
鶏眼，白癬症，水疱，潰瘍の有無

②変形の観察
足趾変形（claw toe，hammer toe），
外反母趾，凹凸足変形などの有無

③爪の観察
爪病変（陥入爪，爪白癬など），
割れやはがれ，深爪の有無

図2-9　足部観察のポイント

の運動は低血糖を生じやすくなるため避けるようにしましょう．また，運動前に血糖自己測定を行って，運動の時間や種類，量の調節や，投薬量の調整，および運動前後での補食が必要となることがあります．投薬量の調整は自己調整では危険であるため，医師へ相談したうえで行う必要があります．

慢性腎臓病

⚠リスク管理　ここに注目！

1 運動療法の強度は中等度以下とする

2 貧血や尿毒症の症状が強いときには，運動を控える

3 透析導入後は，理学療法を行うタイミング（透析前後，透析中，非透析日）を考慮する

●病態と管理目標

慢性腎臓病(chronic kidney disease；CKD)は下記のいずれか，もしくは両方が3か月以上持続した状態と定義されます．

1)尿異常，画像診断，血液，病理で腎障害の存在が明らかであり，特に0.15 g/gCr 以上の蛋白尿(30 mg/gCr 以上のアルブミン尿)がある

2)糸球体濾過量(glomerular filtration rate；GFR)＜60 mL/分/1.73 m^2

日常診療では，尿検査による蛋白尿と血液検査による血清クレアチニンが診断に用いられます．GFR は，年齢，性別，血清クレアチニン値から日本人のGFR 推算式を用いて推算 GFR として算出します(表2-31)．『CKD 診療ガイド2012』で用いられている CKD の重症度分類においては，CKD の重症度に応じてより適切な治療をするために，原疾患，腎機能，蛋白尿を合わせて評価することになっています(図2-10)[15]．図2-10 の███，███，███で示されている部分に当てはまる場合には，CKD と診断されます．

CKD の管理目標は CKD の進行予防であり，そのために血圧管理，血糖値管理，および脂質管理が CKD のステージに応じた管理目標のなかで行われます．

第2章　リスク管理のためのメディカルチェックリスト

表 2-31　日本人における糸球体濾過量の推算式

- 男性

  eGFR（mL/分/1.73 m²）＝194×血清クレアチニン値（mg/dL）$^{-1.094}$×年齢（歳）$^{-0.287}$

- 女性

  eGFR（mL/分/1.73 m²）＝194×血清クレアチニン値（mg/dL）$^{-1.094}$×年齢（歳）$^{-0.287}$×0.739

筋肉量の多い人ほど血清クレアチニンの値が高くなる．そのため，この推算式を用いると，筋肉量の多い人では eGFR が低くなる（腎機能を過小評価する）傾向を示す．逆に，筋肉量の少ない女性では，男性と同じ式を用いると腎機能を過大評価する傾向となってしまうため，女性の推算式は男性の推算式に 0.739 を乗じて算出することになっている．

原疾患		蛋白尿区分	A1	A2	A3
糖尿病		尿アルブミン定量（mg/日）	正常	微量アルブミン尿	顕性アルブミン尿
		尿アルブミン/Cr 比（mg/gCr）	30 未満	30〜299	300 以上
高血圧 腎炎 多発性嚢胞腎 移植腎 不明 その他		尿蛋白定量（g/日）	正常	軽度蛋白尿	高度蛋白尿
		尿蛋白/Cr 比（g/gCr）	0.15 未満	0.15〜0.49	0.50 以上
GFR 区分（mL/分/1.73m²）	G1	正常または高値	≧90		
	G2	正常または軽度低下	60〜89		
	G3a	軽度〜中等度低下	45〜59		
	G3b	中等度〜高度低下	30〜44		
	G4	高度低下	15〜29		
	G5	末期腎不全（ESKD）	<15		

重症度は原疾患・GFR 区分・蛋白尿区分を合わせたステージにより評価する．CKD の重症度は死亡，末期腎不全，心血管死亡発症のリスクを　　　　のステージを基準に，　　　，　　　，　　　の順にステージが上昇するほどリスクは上昇する．

（『KDIGO CKD guideline 2012』を日本人用に改変）

図 2-10　慢性腎臓病の重症度分類

［日本腎臓学会（編）：CKD 診療ガイド 2012．pp1-4，東京医学社，2012 より］

❷注意すべき合併症

腎臓は排泄機能だけではなく代謝機能も持ち合わせており，主な働きとして**①水・電解質の調節，②酸塩基平衡の調節，③蛋白質代謝産物・外来異物（薬物）の排出，④ホルモンの代謝・分泌，⑤糖新生**の5つに分類されます．そのため，CKDになるとこれらの働きが低下することで，さまざまな症状が現れます．多くの場合には，CKDではかなり進行した段階になるまで症状が出ることはありません．CKDがゆっくりと進行した場合には，末期の腎不全でさえ症状が出ないことが稀ではありません．しかし，**身体のなかでは腎機能が中等度低下した頃から貧血を生じ，骨・ミネラル代謝の異常や血管の石灰化による動脈硬化が進行しています**．これが，腎臓が肝臓とともに「沈黙の臓器」と呼ばれる所以です．

CKDで生じる貧血は腎性貧血と呼ばれます．腎機能が低下したCKDのステージG3a〜G5では，貧血の有無を確認する必要があります．腎機能が低下すると，赤血球をつくるホルモンである**エリスロポエチンの産生低下，尿毒症性物質による造血障害や赤血球寿命の低下**などのさまざまな原因によって腎性貧血を生じます．

腎臓は老廃物の排泄やさまざまなホルモンの調節などを通じて，カルシウムやリンといった骨・ミネラル代謝の中心を担っています．腎機能低下によって骨・ミネラル代謝調節に異常をきたし，**副甲状腺ホルモンが増加することで骨をもろくさせ，血管の異所性石灰化を生じます**．また，**CKDで生じる骨粗鬆症は骨量だけではなく骨質の変化も伴い，骨折の原因**となります．

末期腎不全になると尿毒症とよばれる全身の臓器障害を生じ，体液貯留，体液異常，消化器症状，循環器症状，神経症状，血液異常，および視力障害といったさまざまな症状を引きおこします．**患者は「身体がむくんで，息苦しい」「身体がだるく，ふらつく」「食欲がなく，吐き気がする」「イライラしたり，ボーッとしたりする」といった表現をすることがあるため，CKDを有している患者がこれらのような症状を訴えた場合には，腎機能の悪化を疑う必要**があります．

❸理学療法における具体的な注意点

運動を行うと，腎臓への血流量やGFRは安静時よりも低下します（図2-11）．CKD患者においても，運動によって一時的に蛋白尿の増加やGFRの低下を認めます．しかし，中等度以下の強度であれば腎機能へ長期的な影響を認めないことが知られており，CKD患者へ対する運動の安全性が確立されています．ただし，高強度の運動では腎臓への血流量やGFRは著しく低下し，運動の安全性は確認されていません．そのため，CKD患者に運動処方をする際には，その強度を中等度以下にするようにしましょう．

理学療法中には，貧血や尿毒症の症状に注意する必要があります（表2-32）．CKD患者が貧血に伴う症状を訴えた場合は，運動の負荷を調節するなどの対

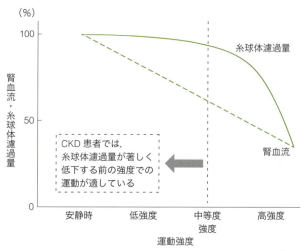

図2-11　運動時における腎血流と糸球体濾過量の低下の概念図

表2-32　CKD患者の貧血症状と尿毒症症状

貧血症状	易疲労感，めまい，頭痛，動悸，頻脈
尿毒症症状	中枢神経症状（頭痛，幻覚，意識障害など）
	心血管症状（高血圧，全身性浮腫など）
	呼吸器症状（呼吸困難など）
	消化器症状（悪心・嘔吐，食欲不振，下痢など）
	末梢神経症状（感覚障害など）
	皮膚症状（搔痒感など）

応をしましょう．**ヘモグロビン値が 10 g/dL を下回ると，貧血に対する治療の対象**とされています．血液データも随時チェックしましょう．加えて，尿毒症の症状が強いときには理学療法は行うべきではないといえるため，体調をみながら可能なときに軽めの負荷で理学療法を行うようにしましょう．また，運動療法や動作練習を行う際には，関節への過負荷や転倒による骨折を生じないように注意しましょう．

CKD が進行し末期腎不全となって血液透析が導入された場合には，理学療法を行ううえで考慮すべき注意点が増えます．血液透析は通常，週3回の頻度で行われますが，末期腎不全ではほとんど尿が出ない（全く出ない場合もある）ために，血液透析を行っていない間には水分が体内に貯留します．身体が軽い心不全のような状態となっているため，**透析開始前に理学療法を実施する場合には心不全徴候の出現に注意を払う必要**があります．血液透析が終わった後には，患者の疲労感が強く，血圧低下や不整脈のリスクも高いため，理学療法を行うタイミングとしてはすすめられません．そのため，**比較的安全に理学療法を行うことができるのは，血液透析のない日か血液透析を行っている最中**となります．血液透析を行っている最中に理学療法を行う際には，大量出血を避けるために，**透析用の針が刺さっているシャント肢は動かさないようにしましょう**．また，どのタイミングで理学療法を行う場合であっても，シャントの閉塞予防のために，シャント肢で血圧を測定しないようにする必要があります．

脂質異常症

⚠リスク管理　ここに注目！

1. 患者の背景や危険因子から，冠動脈疾患の予防のためのリスクを分類する
2. 脂質異常症を放置すると，全身の動脈硬化が進行し，心血管疾患や脳血管疾患の原因となる
3. 運動療法からの脱落を防ぎ，長期間継続するための工夫が必要となる

第 2 章　リスク管理のためのメディカルチェックリスト

❶病態と管理目標

　血清コレステロールやトリグリセリドの異常高値を指す高脂血症は，HDL（high density lipoprotein）コレステロールの異常低値を含めた総称として，**2007 年から脂質異常症（dyslipidemia）と呼ばれています**．脂質異常症の診断は，空腹時採血で得られた LDL（low density lipoprotein）コレステロール，HDL コレステロール，トリグリセリド，および Non-HDL コレステロールを用いて行い，その基準は**表 2-33** に示すとおりです[16]．

　『動脈硬化性疾患予防ガイドライン 2017 年版』では，患者の背景や危険因子からカテゴリー化したリスク分類ごとに冠動脈疾患の一次予防，二次予防のための脂質管理目標値を定めています（**表 2-34**）[16]．このリスク分類と脂質管理目標値は，日本動脈硬化学会のホームページ（http://www.j-athero.org/publications/gl2017_app.html）にて，「冠動脈疾患発症予測・脂質管理目標値設定アプリ」として利用することができるので，参考にしてみてください．

❷注意すべき合併症

　脂質異常をきたす原因はさまざまであり，主に遺伝的な因子によるものを原

表 2-33　脂質異常症診断基準（空腹時採血）[注 1]

LDL コレステロール	140 mg/dL 以上	高 LDL コレステロール血症
	120〜139 mg/dL	境界域高 LDL コレステロール血症[注 2]
HDL コレステロール	40 mg/dL 未満	低 HDL コレステロール血症
トリグリセリド	150 mg/dL 以上	高トリグリセリド血症
Non-HDL コレステロール	170 mg/dL 以上	高 non-HDL コレステロール血症
	150〜169 mg/dL	境界域高 non-HDL コレステロール血症[注 2]

注 1) 10 時間以上の絶食を「空腹時」とする．ただし水やお茶などカロリーのない水分の摂取は可とする．
注 2) スクリーニングで境界域高 LDL-C 血症，境界域高 non-HDL-C 血症を示した場合は，高リスク病態がないか検討し，治療の必要性を考慮する．
・LDL-C は Friedewald 式（TC−HDL-C−TG/5）または直接法で求める．
・TG が 400 mg/dL 以上や食後採血の場合は non-HDL-C（TC−HDL-C）か LDL-C 直接法を使用する．ただしスクリーニング時に高 TG 血症を伴わない場合は LDL-C との差が＋30 mg/dL より小さくなる可能性を念頭においてリスクを評価する．

［日本動脈硬化学会（編）：動脈硬化性疾患予防ガイドライン 2017 年版，pp49-57，日本動脈硬化学会，2017 より］

75

表 2-34　リスク区分別脂質管理目標値

治療方針の原則	管理区分	脂質管理目標値（mg/dL）			
		LDL-C	Non-HDL-C	TG	HDL-C
一次予防 まず生活習慣の改善を行った後薬物療法の適用を考慮する	低リスク	＜160	＜190	＜150	≧40
	中リスク	＜140	＜170		
	高リスク	＜120	＜150		
二次予防 生活習慣の是正とともに薬物治療を考慮する	冠動脈疾患の既往	＜100 （＜70）注1	＜130 （＜100）注1		

注 1)家族性高コレステロール血症，急性冠症候群の時に考慮する．糖尿病でも他の高リスク病態［非心原性脳梗塞，末梢動脈疾患（PDA），慢性腎臓病（CKD），メタボリックシンドローム，主要危険因子の重複，喫煙］を合併する時はこれに準ずる．
・一次予防における管理目標達成の手段は非薬物療法が基本であるが，低リスクにおいても LDL-C が 180 mg/dL 以上の場合は薬物療法を考慮するとともに，家族性高コレステロール血症の可能性を念頭においておくこと．
・まず LDL-C の管理目標値を達成し，その後 non-HDL-C の達成を目指す．
・これらの値はあくまでも到達努力目標値であり，一次予防（低・中リスク）においては LDL-C 低下率 20～30%，二次予防においては LDL-C 低下率 50%以上も目標値となり得る．
・高齢者（75 歳以上）については『動脈硬化性疾患予防ガイドライン 2017 年版』の第 7 章を参照．

［日本動脈硬化学会（編）：動脈硬化性疾患予防ガイドライン 2017 年版，pp49-57，日本動脈硬化学会，2017 より］

発性高脂血症，生活習慣やその他さまざまな原因によるものを二次性高脂血症と呼びます．脂質異常症は，高 LDL コレステロール血症，低 HDL コレステロール血症，高トリグリセライド血症，および高 non-HDL コレステロール血症からなっており，これらは動脈硬化の強力な危険因子です．

　脂質異常症で注意すべきなのは，その症状をほとんど感じないことです．症状がなくても放置すると全身の動脈硬化が徐々に進んで，心血管疾患や脳血管疾患などの重大な合併症を生じてしまいます．

❸理学療法における具体的な注意点

　脂質異常症を有する患者に対する運動処方は，各種のガイドラインにて健常成人に対する方法とほぼ同等であり，疾患に特有な注意点は指摘されていません．

　運動療法は HDL コレステロールを上昇させることが知られており，習慣的な身体活動や運動療法は動脈硬化性疾患の予防に有効です．人口の高齢化や生活習慣の変化によって，理学療法を必要とする患者のなかで脂質異常症を有することが増えています．また，脂質異常症だけではありませんが，糖尿病や肥

満症を含めて動脈硬化性疾患の予防に対する運動療法は，生涯継続することが極めて重要となります．運動療法も「継続は力なり」です．脂質異常症に対する運動療法の効果は患者自身がなかなか感じることをできないため，運動療法からの脱落を防いで長期間継続するための工夫が必要になることもあります．そういうときこそ，運動療法の専門家である私たちセラピストの腕が問われるといえるでしょう．

📄 引用・参考文献

本章の文献は左のQRコードを読み取るか，下記URLよりご覧いただけます（HTML方式）

http://www.igaku-shoin.co.jp/prd/03623/2-1.html

コンテンツは予告なしに変更・修正したり，また配信を停止する場合もございます．ご了承ください．

第2章-2

気になる"検査値"の読み方，考え方

総蛋白(TP)，アルブミン(Alb)

📋 基準値

- 総蛋白(TP)：6.5〜8.0 g/dL
- アルブミン(Alb)：3.9〜4.9 g/dL

❶総蛋白(TP)，アルブミン(Alb)とは？

総蛋白(TP)とは血液中に含まれる蛋白の総称です．主な血漿蛋白にはアミノ酸を原料として肝臓で合成されるアルブミン，グロブリン，フィブリノゲンがあります．そのうちアルブミンは主に肝臓で合成される蛋白質で，総蛋白の50〜70%を占めます．アルブミンの働きは血管内の水分量を保つ役割（図2-12）のほか，脂肪酸や薬物などの物質と結合・吸着できることから全身に物質を運ぶ役割があります．

❷数値を確認する意義

従来から，アルブミン値は栄養状態を表す指標とされ，低アルブミン血症は低栄養を表すとされてきましたが，アルブミンは栄養状態以外にも，炎症や肝機能障害，ネフローゼ症候群，胸水や腹水などによる体腔内への漏出などでも低値を示したり，脱水では高値を示すことから，現在ではアルブミン値は栄養指標とはいえない，ともいわれています．むしろ，アルブミン値は血中の蛋白質の量を示すので，低値を示す場合は，褥瘡や組織が修復されにくい状態や，骨格筋代謝が十分に営めない状態（効果的加筋トレができない状態），全身状態が悪化しやすい状態などと考えられ，究極的には生命予後のリスク指標というのが適切といわれています．

食事から取り入れた食物中の蛋白質は，蛋白分解酵素によって分解された後

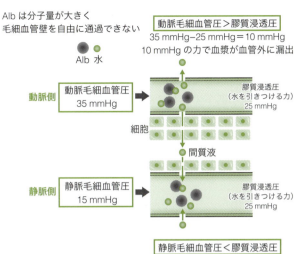

図 2-12 動脈血圧，静脈血圧と膠質浸透圧の関係
アルブミンは血管内に多く存在して血管外の水(間質液)を血管内に引きつける膠質浸透圧をつくり出して，血管内の水分量を保つ．動脈側から血漿が 10 mmHg で血管外に押し出されても，静脈側で間質液が 10 mmHg で引き寄せられる．この圧差で水は血漿と間質液の間を移動するが，通常は押し出される血漿量と引き寄せられる間質液量が同じため体は浮腫むことはない．このバランスを保つ膠質浸透圧をつくり出すのがアルブミンである．

にアミノ酸となって吸収されます．健常で必要十分な食事をして活動をしていれば，骨格筋蛋白の合成(同化)と分解(異化)のサイクルが釣り合うため，筋肉量の増減はおこりにくいといえます．しかし，必要十分な食事ができていない場合にはアミノ酸が不足してしまい，骨格筋蛋白質が合成できずに骨格筋量は減少してしまいます．

❸異常値の意味，原因

1)異常高値
- **脱水**：血漿が減少するため，アルブミン値は高値を示します．ヘマトクリット(Hct or Ht)や尿素窒素(BUN)も確認して，脱水状態にあるか確認します．

2)異常低値
- **栄養障害，吸収障害**：食欲不振や何らかの理由で十分な食事摂取量がない場合に低値を示します．心不全や癌によって消化管がむくんでいる場合には，アミノ酸を血中に吸収することができず，低値を示します．

- **炎症(急性・慢性)**：体内で感染や組織の破壊がおこると炎症物質であるC反応性蛋白がアミノ酸から合成されるため，アルブミンの合成は抑制され，低値を示します〔C反応性蛋白(CRP)，p.91 参照〕．
- **手術(後)**：失血と組織の損傷による炎症からアルブミン値は低下します．
- **肝機能の低下**：肝機能が低下するとアルブミンの合成が抑制されてしまい低値を示します．
- **腎臓障害**：ネフローゼ症候群では尿中に 3.5 g/日以上の大量の血漿蛋白質が排泄されてしまい低値を示します．

❹現場で注意すべき変化

　アルブミンは栄養障害だけではなく炎症による影響も受けるため，「アルブミン低値＝栄養不良」と単純に判断することは間違いです．アルブミンを確認するときには，C反応性蛋白(CRP)や白血球数(WBC，p.98 参照)も確認します．炎症所見がなくてアルブミンが慢性的に低値であれば栄養障害を考え，急に低下した場合には急性炎症を考えます．アルブミンが慢性的に低下している場合は血管内に水を引きつけることができないため(膠質浸透圧の低下)，全身に浮腫がみられます．低アルブミン血症は骨格筋の異化を促進するため，二次的にさまざまなリスクを招く可能性があります．

ビリルビン(Bil)

🗒 基準値

- 総ビリルビン(total bilirubin；T-Bil)：0.2〜1.2 mg/dL
- 直接ビリルビン(direct bilirubin；D-Bil)：0.1〜0.4 mg/dL
- 間接ビリルビン(indirect bilirubin；I-Bil)：0.1〜0.8 mg/dL

❶ビリルビン(Bil)とは？

ビリルビンは肝臓や胆管の機能を示す指標です．

第2章　リスク管理のためのメディカルチェックリスト

❷数値を確認する意義

　肝臓は体に取り入れた栄養素のつくり替え（糖代謝，蛋白代謝，脂肪代謝），血糖の調整，解毒，胆汁の生成，免疫機能を担っています．治療目的の薬物投与も体にとっては毒です．肝機能に負担になってしまうと肝臓が担っている諸機能も低下し，蛋白質や血糖の調整が行えずに骨格筋量の減少や低血糖発作などがおこりやすくなり，全身状態に影響します．

❸異常値の意味，原因

1) 異常高値

　肝機能の低下によって肝臓内の胆汁の流れが悪くなると，ビリルビンが血液中に漏れ出して値が高くなります．また溶血性貧血にみられるように赤血球の破壊が異常に進むと，肝臓の処理機能が間に合わずに血中のビリルビン値が上昇します．ビリルビン値の上昇は黄疸として体表に現れます（表2-35）．黄疸には溶血性貧血による溶血性黄疸，急性肝炎や慢性肝炎，肝硬変などにみられる肝細胞性黄疸，原発性胆汁性肝硬変や胆石症などにみられる閉塞性黄疸があります．

2) 異常低値

　理学療法での臨床的意義はありません．

❹現場で注意すべき変化

　黄疸がみられるときには肝機能が低下している可能性と胆汁のうっ滞による皮膚瘙痒症を伴うことがあります．痒みによる夜間の就眠障害が重なると自律神経失調を招きやすくなり，運動時の動悸や血圧の低下，転倒などのリスクが高まります．

　肝機能の悪化を予防するためには服薬内容や飲酒量（年数，1回あたりの飲酒量）などを確認して，改善できる内容は生活指導をします．重症心不全がある場合には，うっ血肝が増悪しないように心不全の悪化に注意しましょう．

表2-35　黄疸に影響する血中ビリルビン濃度

1.0 mg/dL 以下	正常
2.0 mg/dL	黄疸はみられない
2.0～3.0 mg/dL	眼球結膜や皮膚が顕著に黄染する

AST(GOT)，ALT(GPT)

📋 基準値

- AST(GOT)：10～35 IU/L
- ALT(GPT)：5～40 IU/L

❶AST/GOT，ALT/GPT とは？

　肝機能を示す指標です．**AST(アスパラギン酸アミノ基転移酵素)は肝臓，心筋，骨格筋に多く含まれている逸脱酵素であり，ALT(アラニンアミノ基転移酵素)は肝臓のみに存在する逸脱酵素**です．

❷数値を確認する意義

　肝臓の機能は解毒と代謝(糖，蛋白，脂肪)，胆汁の生成です．肝臓への血流分配量は安静時には 20～25％ですが，激しい運動時には 3～5％ と極めて減少します．**肝臓に機能低下がある場合には，運動がさらなる負担を招くため肝機能の回復を優先させます**．手術前後などは急性に肝機能が変動しやすく，「今，理学療法を実施すべきときなのか安静を保たなければならないときなのか」を肝機能から判断します．また肝機能が低下すると肝臓に貯蔵されているグリコーゲンを有効にエネルギーとして使用できなくなるほか，蛋白合成能力を低下させます．

❸異常値の意味，原因

1)異常高値

　肝臓は沈黙の臓器といわれ，肝機能障害がおきたときには肝機能はとても低下しています．抗菌薬や解熱鎮痛薬，抗癌薬などの薬剤が大量に投与されると薬剤性肝障害がおこり，ALT は上昇します．**ALT は肝障害のときにだけ上昇しますが，AST は心筋梗塞や骨格筋障害でも上昇する特徴があります**．手術では骨格筋にも侵襲が加わるため AST も上昇します．ALT が正常値で AST のみ高値の場合には，肝臓以外の臓器障害が考えられます(表 2-36)．

第2章　リスク管理のためのメディカルチェックリスト

表 2-36　AST，ALT の値と代表的な疾患

	疾患の代表	理学療法でのリスク管理
基準値下限以下	絶対的安静中の患者 人工透析中の患者	医師の指示に従う
基準値	健康	理学療法実施
基準値〜200 IU/L	（ALT＞AST） 慢性肝炎，急性肝炎，肝硬変，脂肪肝，薬剤性肝障害	前日と比較して急に値が上昇した場合は，理学療法の実施を医師に確認する． 高値が続くなかでは理学療法は中止して医師に理学療法の実施を確認する．
	（ALT＜AST） 心筋梗塞，筋疾患	
201〜500 IU/L	（ALT＞AST） 慢性肝炎，急性肝炎，アルコール性肝炎	
	（ALT＜AST） 心筋梗塞，筋ジストロフィー	
500 IU/以上	（ALT＞AST） 急性肝炎，劇症肝炎，ショック	
	（ALT＜AST） 筋肉壊死	

2）異常低値

理学療法での臨床的意義はありません．

❹現場で注意すべき変化

急性期では前日からの変化を観察して，**急に 100 IU/L 以上の 3 桁に ALT が上昇する場合には肝臓に何らかの深刻な異常がある可能性があり，理学療法は中止して医師に確認**しましょう．

クレアチンキナーゼ（CK）

☑ 基準値

- クレアチンキナーゼ（CK）：男性 60〜270 IU/L，女性 40〜150 IU/L

❶クレアチンキナーゼ（CK）とは？

クレアチンキナーゼ（creatine kinase；CK）は骨格筋の損傷の程度を示す指標です．クレアチンキナーゼは筋肉内に多く含まれている酵素で，骨格筋や心

筋が障害されると血液中に流出してくる逸脱酵素です．特に**心筋梗塞では心筋に含まれる CK-MB が急上昇**します．

❷数値を確認する意義

　激しい運動や外傷，手術，筋炎などで筋線維が損傷するとクレアチンキナーゼが上昇するため，骨格筋の損傷の程度がわかります．健康な人でも生理的変動幅は大きく，骨格筋運動により数千 IU/L まで上昇します．クレアチンキナーゼの上昇はマラソンのような全身の骨格筋を動員する運動よりも部分的に強い筋収縮をおこす運動のほうが高値を示します．トレーニングによって疲労が蓄積するとクレアチンキナーゼは高値のまま持続することから，疲労のコントロール指標にもされています．常に 1,000 IU/L 以上を示す場合には骨格筋の損傷が大きいと考えられ，激しい筋肉痛や運動障害を伴う場合には休養が必要です．

　心筋梗塞ではクレアチンキナーゼの最高値が 1,500 IU/L 以下は小梗塞，1,500〜3,000 IU/L は中梗塞とされ，それぞれ 10 日間，14 日間のクリニカルパスが適用されます．3,000 IU/L 以上は大きな梗塞であり，1,500 IU/L と比べて心筋へのダメージが大きく心不全になりやすいです．

❸異常値の意味，原因

1)異常高値

　骨格筋や心筋の損傷，横紋筋融解症や筋ジストロフィー症，多発筋炎などの筋疾患で上昇します．

2)異常低値

　理学療法での臨床的意義はあまりありません．

❹現場で注意すべき変化

　全身的な筋の変性疾患の場合だけではなく局所の筋組織の外傷，虚血，炎症の場合でもクレアチンキナーゼの値が上昇するため，その変化を確認することが大切です．**高値の場合には安静にして筋の疲労を予防するとともに，日常生活動作で筋に負担がかからないように工夫をしましょう**．

　高齢者の場合は骨格筋量が少ないことから病的な上昇が見逃されやすく，日頃からの様子や訴えを見逃さないことも大切です．

第2章　リスク管理のためのメディカルチェックリスト

　血液中のコレステロールの値を下げるスタチンを服用している患者が，体の痛みを訴えた場合には副作用として横紋筋融解症を発症している可能性もあります．

尿素窒素(BUN)，クレアチニン(Cr)，糸球体濾過量(GFR)

📋 基準値

- 尿素窒素(BUN)：9〜21 mg/dL
- クレアチニン(Cr)：男性 0.65〜1.09 mg/dL，女性 0.46〜0.82 mg/dL
- 糸球体濾過量(GFR)：90 mL/min/1.73 m^2 以上

❶BUN，Cr，GFR とは？

　尿素窒素(blood urea nitrogen；BUN)，**クレアチニン**(creatinine；Cr)，および**糸球体濾過量**(glomerular filtration rate；GFR)は**腎機能の指標**として用いられます．**腎機能が低下すると，BUN と Cr は上昇し，GFR は低下**します．

　BUN は，血液中の尿素に含まれている窒素の量を測定したものです．**Cr は，筋収縮のエネルギー源であるクレアチンの最終的な代謝産物**です．**Cr は筋肉量が多いと値が高くなる**ため，男性のほうが女性よりも値が高く，高齢者や小児では低値を示します．**GFR は，血中にある物質の腎臓での排泄能力を表します**．臨床現場では，GFR の算出に推算式(**表2-31**，p.71 参照)が頻用されます．この式で得た GFR は，推算(estimated)の頭文字の e を用いて，**eGFR (estimated GFR)とよびます**．**eGFR＜60 mL/min/1.73 m^2 の状態が 3 か月以上持続すると，慢性腎臓病(chronic kidney disease；CKD)と判断**されます．

　尿素や Cr といった代謝産物は，糸球体で濾過されて尿中へ排泄されます．**図2-13** には正常な腎小体での濾過の模式図と CKD 患者での所見を示します．

　BUN は，蛋白質の摂取量や蛋白異化の亢進，あるいは脱水(水分制限や下痢)，心不全，出血による尿細管での再吸収の増加といった腎外性因子に強く影響されるため，腎機能障害がなくても上昇することがあります．一方，Cr は腎外性因子の影響をほとんど受けないため，BUN を Cr で除した値である**BUN/Cr は，腎機能低下に与える腎外性因子の影響を推定するための指標**とし

85

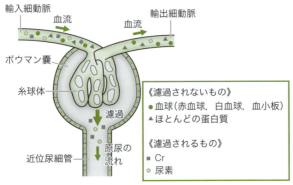

図 2-13 濾過の模式図と慢性腎臓病患者での所見

て用いられます．

❷数値を確認する意義

　適切な負荷での運動療法は，その効果を得ながら腎機能を低下させないことが報告されています．一方，中等度を超えた高強度での運動は一時的にGFRを著しく低下させ，かつ安全性に関するエビデンスが不足しているため，CKD患者には適さないと考えられています．よって，**理学療法の期間中には腎機能の変化を適宜確認**し，適切な負荷で理学療法を行えているかについて判断する必要があります．

　集中治療領域では，多臓器不全の症状の1つとして急激な腎機能の低下（急性腎障害）を生じることがあります．急性腎障害の原因である疾患の病態が不安定なときには，理学療法を行うことで主病態の回復を妨げることがあってはなりません．この病期には，離床によって得られる身体的な利益と急変や腎障害のさらなる悪化などの不利益を天秤にかけて，理学療法の実施を検討する必要があります．

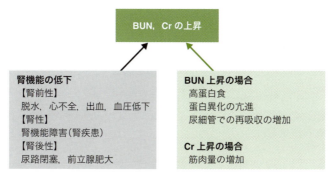

図 2-14 BUN と Cr を上昇させる要因

❸異常値の意味，原因

1) 異常高値

BUN と Cr の高値は，腎機能障害を表しています．これらの値の上昇は，図2-14 のようにさまざまな要因から影響を受けます．

2) 異常低値

eGFR の低値は，腎機能障害を表しています．また，BUN と Cr の低下は，循環血漿量や GFR の増加(容量負荷，妊娠，尿崩症，糖尿病の初期)，尿素産生の低下(蛋白異化の低下，低蛋白食，肝不全)，および筋肉量の減少(筋ジストロフィー，多発性筋炎，筋萎縮性側索硬化症，長期臥床)などを意味しています．

❹現場で注意すべき変化

腎機能の変化は，**慢性変化と急性変化に分けて捉えましょう．**

慢性変化を追うときには，eGFR の値が最もよい指標となります(図 2-15)．理学療法を開始する時点で eGFR が低値である患者や腎障害の原因となる疾患(糖尿病や高血圧など)のコントロールが不良な患者に理学療法を行う際には，eGFR 低下のリスクが高いことから，特に注意を払う必要性があります．**病態の悪化がないうえで eGFR が急に低下するようであれば，運動の負荷が強すぎる可能性が考えられる**ため，負荷を再検討する必要があります．

急性変化の把握には，Cr や BUN/Cr の値を参照しましょう．Cr の急激な上昇や尿量の低下は急性腎障害の定義であり，その変化にいち早く気づくことが重要です．BUN/Cr は，急性腎障害に対する腎外性因子の影響を推定する際に

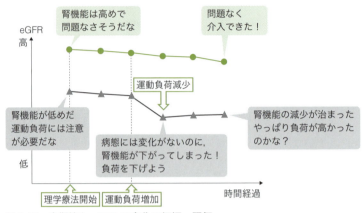

図2-15 定期的な eGFR の変化の把握・評価

役立ちます．急性腎障害の場合，敗血症や出血によるショックや心不全増悪などによる腎機能低下(腎前性，BUN/Cr＞10)，および腎臓自体の障害による腎機能低下(腎性，BUN/Cr＜10)のどちらであっても医学的治療を優先すべき状態といえます．

電解質〔ナトリウム(Na)，カリウム(K)，塩素(Cl)〕

基準値

- ナトリウム(Na)：135〜145 mEq/L
- カリウム(K)：3.5〜5.0 mEq/L
- 塩素(Cl)：98〜108 mEq/L

❶電解質(Na，K，Cl)とは？

成人では，人体の約50〜60％が電解質(イオン)や栄養素を含む水分である体液で構成されています．電解質は人体の細胞内外で一定の割合を保っており，**ナトリウム(Na)とカリウム(K)は代表的な陽イオン，塩素(Cl：クロール)は代表的な陰イオンとして体内に存在**しています(図2-16)．

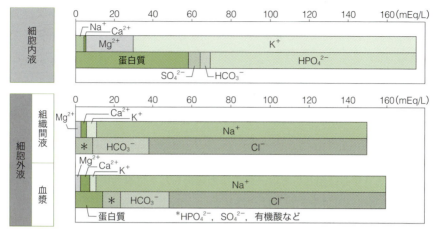

図 2-16　細胞内液と細胞外液の電解質の構成割合

❷数値を確認する意義

電解質異常を生じることで，意識障害，筋肉の異常や心機能の異常などといった重篤な病態を生じる危険性が高くなるため，注意を払う必要があります．

1) Na の異常

細胞の浸透圧の異常を引きおこし，低 Na 血症では細胞外液の浸透圧低下に伴う脳浮腫，高 Na 血症では細胞外液の浸透圧上昇に伴う脳細胞の萎縮を生じることによって神経症状を生じさせます．そのため，**Na に異常がある患者に対して理学療法を行うときには，神経症状の出現に注意を払う必要があります**．

2) K の異常

細胞膜の興奮性の異常を引きおこし，筋力低下，弛緩性麻痺，および不整脈といった重症な状態の原因となります．そのため，**K に異常がある患者については，急変のリスクが高いことをあらかじめ念頭に置いて，特に注意を払ってモニタリングする必要があります**．

❸異常値の意味，原因

1) 異常高値

Na や Cl の高値には，水の摂取不足もしくは排泄過剰がかかわっています．高 Na 血症の具体的な原因としては，下痢・嘔吐，発汗，熱傷などによる腎臓以外からの水の排泄過剰，尿崩症や利尿薬の内服による腎臓からの水の排泄過

剰があげられます．Cl は，代謝性アシドーシスや呼吸性アルカローシスなどの酸塩基平衡異常によっても増加します．食塩の過剰摂取でもこれらの値は上昇します．

K の高値には，腎不全や急激な塩分制限による K の排泄量低下，ならびに熱傷や代謝性アシドーシスなどによる細胞内 K の血液への流出が関与します．**生野菜や果物などの食物から K を過剰摂取することによっても，K の値は上昇します．**

2）異常低値

Na が低下する理由としては，水の排泄障害もしくは過剰摂取，ならびに Na の摂取不足もしくは喪失があげられます． 低 Na 血症にはさまざまな要因が関わっていますが，**理学療法を行ううえで特に重要といえるのは，心不全や肝不全に伴う循環血漿量の減少，および腎不全に伴う腎機能低下によって生じる水の排泄障害です．** Cl は，代謝性アルカローシスや呼吸性アシドーシスなどでも減少します．

K の低値は，下痢・嘔吐や利尿薬の内服による K の排泄量増加，ならびにアルカローシスなどによる細胞内への K の移行が関与します．また，飢餓による K の摂取不足がかなり長期にわたると低 K 血症を生じることがあります．

❹現場で注意すべき変化

Na や Cl に異常を認める際には，意識レベルの変化を観察することが重要となります．意識障害や痙攣などを生じているような場合には，いち早く医学的治療が必要となるからです．浮腫や脱水などの症状，そしていつもよりもボーっとしているなどのちょっとした患者の変化にも敏感に気付くようにしましょう．

K に異常を呈している患者に理学療法を行ううえでは，心電図の変化が最も重要となります．電解質異常が心筋細胞の脱分極や再分極に影響を与えることによって，心電図の波形が変化します（図2-17）．特に高 K 血症では，心室細動などの致死的な不整脈へ移行することがあるため，緊急性が高い状態といえます．

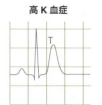
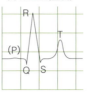
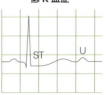

●テント状 T 波
（高いピーク）

●P 波平坦化
●PR 間隔の延長
●QRS 幅の増大

●ST 下降
　（平坦な T 波）
●著明な U 波
●QT 間隔の延長

図 2-17　K が異常値の場合の心電図所見

C 反応性蛋白（CRP）

基準値
- C 反応性蛋白（CRP）：0.1〜0.2 mg/dL 未満

❶ CRP とは？

　C 反応性蛋白（C-reactive protein；CRP）は血漿蛋白から肝臓で合成される**炎症の指標**です．炎症の指標にはほかに白血球数（WBC，p.98 参照）もあり併用して検査されますが，両指標には異なる性質があります．**体内に炎症が始まると 2〜3 時間で WBC が上昇し始め，4〜6 時間後に CRP が上昇し始めます**．CRP 値は適切な治療がされても 2〜3 日後まで上昇し続ける可能性があります．

❷ 数値を確認する意義

　急性炎症の臨床所見は発赤，腫脹，熱感，疼痛の四徴候と機能障害ですが，これらの臨床所見と併せて炎症の活動時期を WBC と CRP から，炎症の程度を主に CRP から把握できます．

❸異常値の意味，原因

1)異常高値

　CRPが0.2 mg/dL以上の高値を示す場合には，局所や全身の炎症が強いことを意味します．その原因には病原微生物による感染や炎症性疾患のほかに，外傷や手術による侵襲，熱傷や梗塞による組織の変性壊死，腫瘍も考えられ，それらの程度が強いほどCRPは上昇します(表2-37)．

2)異常低値

　上昇していたCRPの低下は炎症が落ち着いてきたことを意味します．正常範囲内であれば全身に目立つ炎症もなく，基準値よりも低値であればいっそう健康な状態であると考えられます．

❹現場で注意すべき変化

　炎症が極めて強くなると全身性炎症反応症候群(systemic inflammatory response syndrome；SIRS)による多臓器障害が生じます．SIRSは表2-38に該当するときに診断されます[4]．理学療法士は炎症が強くなっていることを体温，脈拍数，呼吸数からも観察して医師の指示を仰ぐことが重要です．

表2-37　CRP値と炎症の程度

CRP(mg/dL)		炎症の程度	治療方針	疾患例
高値	10.0≦	著明な炎症	要検査	敗血症など重症感染症，白血病など血液系悪性腫瘍，細菌性心内膜炎，急性膵炎，血管炎症候群など
	2.0〜10.0	しっかりとした炎症		多くの感染症，外傷，外科手術後，心筋梗塞，悪性腫瘍，関節リウマチ，血管炎症候群など
	0.2〜2.0	微細な炎症		喫煙，ウイルスなどによる軽症感染症，慢性肝炎，関節リウマチ(発症初期，軽症例)，感染症など炎症回復期など
低値	0〜0.2		経過観察	高齢者，軽度のウイルス感染，線維筋筋肉痛，橋本病など

表2-38　SIRSの診断基準

下記①〜④の2項目以上が該当するとSIRSと診断される．

①体温>38℃　あるいは　<36℃
②心拍数>90/min
③呼吸数>20/min　または　$PaCO_2$<32 mmHg
④末梢血白血球数>12,000/μL　または　<4,000/μL　あるいは未熟型白血球>10%

$PaCO_2$：動脈血二酸化炭素分圧．

第 2 章　リスク管理のためのメディカルチェックリスト

脂質指標

📋 基準値

- 総コレステロール：120〜219 mg/dL
- 低比重リポ蛋白コレステロール(LDL-C)：70〜120 mg/dL
- 高比重リポ蛋白コレステロール(HDL-C)：40〜80 mg/dL
- トリグリセライド(中性脂肪)：30〜150 mg/dL

❶脂質指標とは？

　総コレステロール(total cholesterol)，低比重リポ蛋白コレステロール(low density lipoprotein-cholesterol；LDL-C)，高比重リポ蛋白コレステロール(high density lipoprotein-cholesterol；HDL-C)，トリグリセライド(triglyceride，中性脂肪)は脂質の指標です．脂質は人体においてエネルギー代謝などの生命維持に重要な役割を果たす一方で，**動脈硬化と強い関連をもつ**ことが知られています．

　総コレステロールは血清中で蛋白質と結合し，リポ蛋白として存在します．リポ蛋白(カイロミクロン，超低比重リポ蛋白，中間比重リポ蛋白，LDL，HDL)のなかでも**LDL-C と HDL-C は，動脈硬化との関連が強いため特に重要**です．総コレステロールから HDL-C を減じたものを non-HDL-C と呼びます．

　トリグリセライドの値は食事摂取の影響を受けます．また，トリグリセライドはエネルギー源として使われて余ったぶんは肝臓や脂肪組織に貯蔵されるため，**過剰なトリグリセライドは肥満やメタボリックシンドロームの原因**となります．

❷数値を確認する意義

　LDL-C，non-HDL-C，トリグリセライドの異常高値，ならびに HDL-C の異常低値の総称として，脂質異常症という用語が用いられています．脂質異常症は自覚症状がほとんどなく，それらの数値自体が理学療法を行ううえで直接の危険因子とはなりません．しかし，**脂質異常症を放置すると動脈硬化が徐々に進行して，心筋梗塞や脳梗塞といった重大な合併症につながってしまう**た

め，動脈硬化の進行予防や退縮を目標として脂質異常症に対する医学的治療が行われます．

再発予防（二次予防）のためには，脂質指標の管理目標値[5]（表2-34，p.76を参照）を把握して，**疾患管理を指導することも理学療法士の重要な役割の1つで**す．食事療法や薬物療法の必要性に加えて，運動療法を行うことでHDL-Cの上昇が促され，再発予防につながることを理解しておく必要があります．

❸異常値の意味，原因

1）異常高値

総コレステロール，LDL-C，トリグリセライドの高値は，栄養過多（肥満，脂肪肝，甲状腺機能低下症）やアルブミンの喪失（ネフローゼ症候群）といった状態を表しています．原発性（遺伝子異常，家族歴）や二次性（糖尿病，アルコール摂取）といった原因もあります．

2）異常低値

HDL-Cの低値の原因として原発性（遺伝子異常）や二次性（肥満，運動不足，喫煙，糖尿病，甲状腺機能亢進症）が考えられます．また，総コレステロールの低値は，低栄養や肝硬変などによる肝機能障害を示唆しています．

❹現場で注意すべき変化

脂質異常症のなかでも，特に低HDL-C血症と高LDL-C血症は動脈硬化の強力な危険因子として知られており，治療の基本は食事療法と運動療法とされています（図2-18）．理学療法の経過のなかでは，HDL-C，LDL-C，non-HDL-C，およびトリグリセライドの数値を確認して，治療の効果が現れているかを確認しましょう．これらの生活習慣の是正を図ったうえでも脂質の指標に十分な改善がみられない場合には，薬物療法を併用することになります．

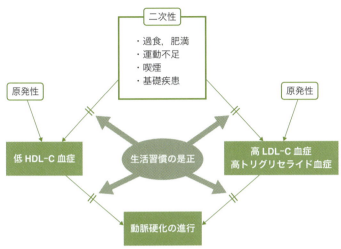

図 2-18　脂質異常症に影響する要因と生活習慣是正の効果

血糖（BS），糖化ヘモグロビン（HbA1c）

> **基準値**
> - 血糖（BS）：70〜109 mg/dL（空腹時血糖）
> - 糖化ヘモグロビン（HbA1c）：4.6〜6.2％（国際標準値，NGSP 値）

❶ BS, HbA1c とは？

　血糖（blood sugar；BS）と糖化ヘモグロビン（HbA1c）は，糖代謝の指標として用いられます．**BS はその時点での血糖値，HbA1c は長期の血糖コントロールを表しており，その値のもつ意味合いは異なります．**

　BS として測定されるのは体内の主な糖質であるブドウ糖（グルコース）です．ブドウ糖は小腸の粘膜から吸収され，肝臓に運ばれてグリコーゲンへの合成や分解が行われます．BS の値は，血糖を下げるホルモンと血糖を上げるホルモンによって狭い範囲に保たれています（図 2-19）．しかし，その調節機能がうまく働かなくなることで，低血糖や高血糖を生じてしまいます．また，**ブドウ糖負荷によってインスリンの反応を調べる検査として，経口ブドウ糖負荷試**

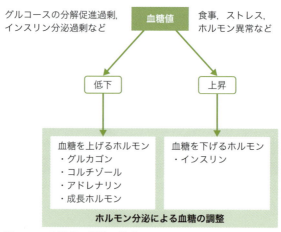

図 2-19　血糖値の調整に働くホルモン

験(oral glucose tolerance test；OGTT)があります．OGTT は，空腹時にブドウ糖を経口的に投与し，その後 60 分と 120 分に採血をして BS を測定することで糖代謝を評価する方法です．

　高血糖の状態が長期間続くと，血液中の余分なブドウ糖は赤血球の蛋白質であるヘモグロビンと結合し，これが HbA1c と呼ばれます．赤血球の寿命はおよそ 120 日であることから，**HbA1c はその寿命の半分くらいにあたる過去 1〜2 か月の平均血糖値を反映する**ため，長期的な血糖コントロールのよい指標となります．

❷数値を確認する意義

　高血糖が持続すると，血管性の合併症を生じます．糖尿病の合併症として，**糖尿病網膜症，糖尿病腎症，および糖尿病神経障害が広く知られており，糖尿病の三大合併症**と呼ばれます．また，**糖尿病は冠動脈疾患や脳血管疾患，および末梢動脈疾患といった合併症に対する強い危険因子**であり，合併症を予防するためには HbA1c 7.0％未満が目標値とされています[6](図 2-8，p.67 を参照)．理学療法士は，運動療法が血糖コントロールを良好なものとし，合併症や再発の予防につながることを理解する必要があります．

　一方，運動を行うことでブドウ糖はエネルギーとして用いられるため，**運動に伴う低血糖を生じることがあります**．特にインスリンを使用している患者で

はその傾向が強いため，運動療法の前後で BS を測定して低血糖のリスクを把握しておくこと，運動が過負荷になっていないかに注意を払うことが極めて重要となります．

❸異常値の意味，原因

1)異常高値

BS の高値は，糖尿病を疑う所見となります．ただし，BS は食物の摂取状況で値が変動するため，早朝の空腹時採血が原則です．OGTT における負荷後 2 時間値の基準値は 140 mg/dL 未満ですが，糖尿病患者では血糖の正常化が遅れることを利用して，200 mg/dL 以上が糖尿病の診断の 1 つの基準として用いられています[6]．HbA1c の高値は，高血糖の状態が長期間持続していたことを示唆します．

2)異常低値

BS の低値は，低血糖を表しています．食事量が少なすぎることや過剰に運動したこと，糖尿病患者では経口血糖降下薬やインスリン製剤の不適切な使用（使用量が多い，注射のタイミングが悪い）が主な原因となります．HbA1c はヘモグロビンであるため，赤血球の寿命が短縮するような病態ではその値が低下します．大量出血，溶血，貧血，悪性新生物，および肝硬変などの影響が推察されます．

❹現場で注意すべき変化

理学療法を行ううえで緊急度が高いのは，高血糖よりも低血糖です．血中のブドウ糖は重要なエネルギー源であり，特に脳や神経組織のブドウ糖への依存度は高いため，低血糖の際には神経症状が出現しやすくなります．そのため，低血糖の症状を知って，ブドウ糖などを携行し，症状出現時に摂取するなどの対策を練っておくことが大切といえます（図 2-20）．特に，インスリンを使用している，または低血糖をおこしやすい患者が，食事前や食事量の少なかったときに運動を行う場合には，低血糖に注意が必要です．

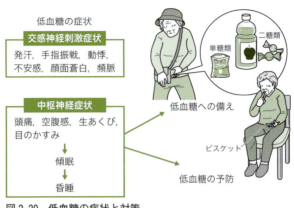

図 2-20 低血糖の症状と対策

白血球数(WBC), 赤血球数(RBC)

> **基準値**
> - 白血球数(WBC):4,000〜8,000/μL
> - 赤血球数(RBC):男性 4.20〜5.70×10^6/μL, 女性 3.80〜5.00×10^6/μL

❶白血球数(WBC), 赤血球数(RBC)とは?

　白血球数(white blood cell count;WBC)は炎症を, 赤血球数(red blood cell count;RBC)は貧血の状態を示す指標です. 白血球および赤血球は骨髄にある造血幹細胞から分化して血液細胞になります. WBC, RBC は単位あたりの個数を測定しています(検査測定結果により単位の表記が異なりますが 1 μL = 1.0 mm^3 です).

　白血球は感染防御, 異物処理, 抗体産生の役割を担い, 炎症がおこったのち早期に WBC は上昇する特徴があります. 赤血球はその大部分を占めるヘモグロビン(Hb, 血色素)の働きによる酸素の運搬を主な役割としますが, ほかに炭酸ガスの運搬や pH を調整する役割もあります. **RBC が低下すると貧血になり, 息切れがみられます**.

第 2 章　リスク管理のためのメディカルチェックリスト

❷数値を確認する意義

　WBC を知ることは，「C 反応性蛋白（CRP）」の項（p.91 参照）でも述べたとおり，炎症の時期と程度を把握するためです．**急性炎症の臨床所見は発赤，腫脹，熱感，疼痛の四徴候と機能障害**とされており，その炎症時期や程度をWBC や CRP から把握します．炎症による腫脹は，損傷細胞から遊離される血管透過性亢進因子によって細胞膜の透過性が亢進し，アルブミンが血管外に漏出します．その結果，血漿成分も多量に血管外のアルブミンに引きつけられて漏出してしまい浮腫が生じます．

　RBC を知ることで，次項に述べる「ヘモグロビン（Hb）」（p.100 参照）と関連して主に酸素の運搬が十分にできる状態か知ることができます．

❸異常値の意味，原因

1）異常高値

　WBC の上昇は細胞への侵襲の程度が強いことを意味します（**表 2-39**）[7]．

　前述の C 反応性蛋白（CRP）は炎症が進むことで上昇する指標ですが，WBCはちょっとした健康状態の変化でも反応します（～9,000/μL）．そのため，WBC10,000/μL 程度が感染症発症の目安になります．

　RBC の上昇は発汗，嘔吐，下痢，熱傷などによる循環血液量の減少によって相対的に赤血球が増える場合と，白血球の増殖と同様に造血幹細胞の分裂異常のほか，腎臓で生成されるエリスロポエチンの異常産生やエリスロポエチン腫瘍の働きで高値になります．エリスロポエチンは赤血球の産生を促すホルモンです．

2）異常低値

　白血球は炎症早期に上昇する指標のため WBC が低下してきても必ずしも炎症が落ちついてきたとはいえません．WBC と CRP がともに低下してきた場合には，健康状態は安定してきたことになります．WBC が低値を示していると

表 2-39　白血球数（WBC）と高頻度にみられる疾患

値（個/μL）	高頻度にみられる疾患
＞11,000	感染症，各種白血病による白血球の分裂異常，心筋梗塞
＞100,000	leukostasis：主に小児白血病による白血球増多症の重症合併症の１つ

［稲葉亨，抱章子：白血球数，白血球分画．三橋知明（監修）：臨床検査ガイド．pp.508-511，文光堂，2015 より］

99

きには，白血病による造血幹細胞の分裂異常があります．

RBC の低下は貧血を意味し，循環血液量の単位容量あたりの赤血球が少なくなっている状態です．その原因には赤血球の産生障害や赤血球の崩壊亢進や出血があります．

❹現場で注意すべき変化

赤血球数増加症では血球密度が増加するために血液粘稠度が高まります．末梢血管抵抗が増加して血圧の上昇と末梢循環時間の延長による末梢性チアノーゼがおこりやすくなります．運動療法前の全身状態を把握するための問診では，脱水や下痢などの循環血液量の減少にかかわる体調の変化を続けて認めた場合には，血圧やチアノーゼを確認します．RBC が減少する貧血では赤血球による血管抵抗が減少するため血圧が低下しやすくなります．息切れやめまいに気をつけるだけではなく，体位変換後の血圧低下も注意しましょう．

ヘモグロビン(Hb)

📋 基準値

- ヘモグロビン(Hb)：成人男性 14〜18 g/dL，成人女性 12〜16 g/dL

❶ヘモグロビン(Hb)とは？

ヘモグロビン(hemoglobin；Hb)は貧血の指標です．ヘモグロビンは肺から取り入れた酸素を体内の組織に運搬する役割を担います．ヘモグロビンは鉄を含むヘムと蛋白質から構成されていて，赤いため血色素とも呼ばれています．

❷数値を確認する意義

Hb が低下しているときは貧血の状態であり，活動する筋に十分に酸素が届かず安静時や運動時の息切れをもたらします．動作の継続にはエネルギー源である ATP(アデノシン三リン酸)が必要であり，ATP は食事からとった栄養素と酸素を使って骨格筋にあるミトコンドリアで主に合成されています(図 2-21)．ヘモグロビンが少ないと十分な酸素をミトコンドリアまで届けられず，酸素を

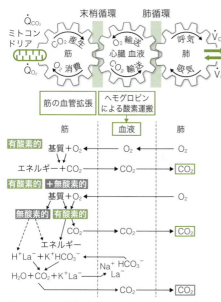

図 2-21　有酸素的運動と有酸素的および無酸素的運動時のガス交換

表 2-40　酸素飽和度と症状

PaO₂ (mmHg)	SpO₂ (%)	症状
100	98	正常
90	97	
80	95	
70	93	
60	90	SpO₂ 90%以下で各臓器に低酸素血症が生じ始め、85%以下で生命の危険が生じ始める.
50	85	
40	75	
30	57	〔正確に測定できない場合〕 ・末梢循環血液量の減少 ・過度の交感神経の緊張 ・血圧低下時 ・指先の変形
20	35	
10	13	

使わない方法(無酸素性代謝)でATPを合成するため,二酸化炭素の排出量が増えて息切れをおこします.酸素と結合した動脈血中のヘモグロビンの割合(%)は酸素飽和度(SaO_2)から知ることができます.**採血以外で酸素飽和度を測定する方法には,経皮的にパルスオキシメータを使う方法**があります.そのときの値を経皮的(percutaneous)動脈血酸素飽和度といい,「SpO_2(%)」と表します(表2-40).

❸異常値の意味,原因

1)異常高値

　脱水症は血液が濃縮されている状態であり,相対的多血症となりヘモグロビンは上昇します.赤血球増加症でも異常に赤血球数が増えるためHbは上昇します.

2)異常低値

　赤血球数やヘモグロビンが異常に減少した状態が貧血です(表2-41).貧血が進行する速さは,赤血球は約120日の寿命で1〜2%/日ずつ産生されているこ

表 2-41　Hb 値からみる貧血の目安

ヘモグロビン(g/dL)	貧血の目安
8〜12	軽度貧血
6〜8	中等度貧血
≦6	重度貧血

とから，赤血球の産生障害があると1〜2%/日ずつゆるやかに進行します．一方，貧血が急激に進行する場合には手術による出血や赤血球の寿命が短縮する溶血発作があります．体内に貯蔵されている鉄の需要量の亢進や喪失があると，ヘモグロビンを十分に合成することができなくなり鉄欠乏性貧血を発症します．慢性腎不全では赤血球の産生障害によってヘモグロビンの合成もできないため低値になります．**全身炎症がある場合も，ヘモグロビンは蛋白質から合成されているためアルブミンと同様に低値になりやすいです．そのほか高齢者も生理的にヘモグロビンが減少してきます．**

❹現場で注意すべき変化

運動療法前にすでに息切れや動悸がある場合には運動療法を行わないほうがよい場合もあります．貧血があるときには息切れだけでなく顔面蒼白や倦怠感の程度，眼瞼結膜の色〔ビリルビン(Bil)，p.80 参照〕も観察して，運動療法の実施を確認します．Hb の値が上昇しているときには赤血球の増加から血管内抵抗が増大して血液は流れにくい状態になるため血圧の上昇やめまいに注意します．

第2章　リスク管理のためのメディカルチェックリスト

Dダイマー，PT(INR)

📋 基準値

- Dダイマー：1 μg/mL 未満
- PT(INR)
  - ：PT凝固時間　11〜13秒，(INR)0.9〜1.1
  - ：大動脈弁置換：二葉弁と Medtronic Hall 弁：PT(INR)　2.0〜2.5
  - ：機械弁：PT(INR)　2.0〜3.0
  - ：僧帽弁置換：PT(INR)　2.0〜3.0

❶Dダイマー，PT(INR)とは？

Dダイマーは身体のどこかにある血栓の存在を確認する指標です．

PT(INR)はプロトロンビン時間を利用したワーファリンの薬効を測定する指標です．プロトロンビン時間(PT)は血液が凝固するまでの時間であり，止血を担う凝固因子の活性を測定しています．PTは検査薬剤などの影響を受けるため国際標準比〔international normalized ratio；PT(INR)〕に換算して施設間で統一した指標にしています．**ワーファリンは用量依存性の薬でありPT(INR)を指標にして2.0〜3.0でコントロールされます．プロトロンビン時間，PT(INR)が延長すると出血しやすい状態です．**

❷数値を確認する意義

Dダイマーが高くなるほど血栓ができている可能性があります．事前にその程度を把握することでリスク管理ができます．**特に手術や長期の臥床，下肢の骨折後のギプス固定などによって静脈の血流が低下すると**，深部静脈血栓症を発症する可能性が高くなります．安易な歩行練習や下肢運動は下腿の小静脈にできた血栓を肺に飛ばしてしまい肺塞栓症になる可能性もあります．

PT(INR)が検査されている患者はワーファリンを服用しています．ワーファリンの効きの程度によって出血しやすい状態であるか，または血栓ができやすい状態であるかがわかります．

103

❸異常値の意味，原因

1)異常高値

　Dダイマーの高値は血栓に対する感度が高いことを意味します．動脈血栓症には心筋梗塞，脳梗塞，四肢の虚血，心房細動があり，静脈血栓症には深部静脈血栓症や肺塞栓症があります．

2)異常低値

　Dダイマーの低値は血栓の存在を否定することにつながります．

❹現場で注意すべき変化

　術後や安静による臥床時間が長くDダイマーが高い患者の下肢運動や離床，歩行を実施するときには，血栓をできやすくする脱水がないことを確認します．また抗凝固薬の効きの程度を確認することや下大静脈にフィルターが挿入されていることを確認します．Dダイマーが高い場合には**安静時には下肢の腫脹の程度や下腿にチアノーゼが生じていないか，運動中には息苦しさや吸気時の胸痛の出現**，失神に注意しましょう．

ヒト脳性ナトリウム利尿ペプチド(BNP)

> 📅 **基準値**
>
> ● ヒト脳性ナトリウム利尿ペプチド(BNP)：18.4 pg/mL 以下
> 　＊100 pg/mL 以上なら心原性の可能性が高い

❶ヒト脳性ナトリウム利尿ペプチド(BNP)とは？

　BNPは長期にわたる心臓への負担により上昇する指標であり，心臓への負担と心不全の重症度を把握する重要な指標です．BNPは心室の伸展刺激(左室拡張末期圧)によって分泌が亢進し，血中濃度が上昇します．心不全と心室の伸展刺激の関係は，心臓が何らかの理由でポンプ機能を失った場合には心臓の容積を大きくして(拡大)，低いポンプ機能であっても何とか血液を送り出そうとして働きます(心不全の代償機転)．このとき交感神経とレニン-アンギオテンシン-アルドステロン系(renin-angiotensin-aldosterone system；RAA系)の働

きで腎臓からナトリウムや水の再吸収を増やして体に水をためこませて循環血液量を増やします．その結果，心室に伸展刺激が加わります．

❷数値を確認する意義

BNP は心不全の重症度を表していて，BNP が高いほど New York Heart Association（NYHA）心機能分類の度数も高くなります（図2-22，表2-8，p.34 参照）[8]．心不全の増悪は運動療法の運動強度が強すぎたり，疲労の蓄積，塩分制限や水分制限がコントロールされていなかったりすると生じます．BNP の変化をみていくと心不全の状態の変化を把握することができます．

❸異常値の意味，原因

1）異常高値

BNP が 50 pg/mL を超えると心筋へのストレスがあります．心大血管疾患リハビリテーション料の算定基準では **BNP が 80 pg/mL 以上では心臓リハビリテーションの対象**になります．200〜400 pg/mL は中等度の心不全であり，**200 pg/mL 以上では入院して 200 pg/mL 未満になるようにコントロール**されます．**BNP 600 pg/mL を超えると重症心不全**とされています[9]．

2）異常低値

BNP が正常値または正常値以下であれば，心不全ではないことがわかります．理学療法での臨床的意義は多くありません．

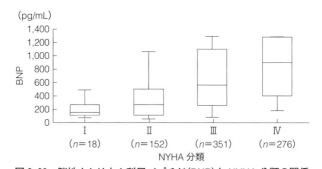

図 2-22　脳性ナトリウム利尿ペプチド（BNP）と NYHA 分類の関係

［Maisel AS, et al：Rapid Measurement of B-Type Natriuretic Peptide in the Emergency Diagnosis of Heart Failure. N Engl J Med, 347：161-167, 2002 より一部改変］

❹現場で注意すべき変化

　安定した心不全(少なくとも過去1週間に心不全の自覚症状である呼吸困難や易疲労性がない，また身体所見である浮腫，肺うっ血などの増悪がない慢性心不全)では適切な運動療法を実施することで運動耐容能の増加や予後関連因子を改善することができます．その場合にも**BNPの急激な上昇がないことを確認します**が，毎回の運動療法にあわせて採血はされません．そのため，心不全の主な症状である労作時の息切れや易疲労感の増強，下腿のむくみ，食欲不振，腹部膨満感，体重増加などの変化をみていくことが重要です．

📄 引用・参考文献

本章の文献は左のQRコードを読み取るか，下記URLよりご覧いただけます(HTML方式)

http://www.igaku-shoin.co.jp/prd/03623/2-2.html

コンテンツは予告なしに変更・修正したり，また配信を停止する場合もございます．ご了承ください．

第3章

見逃せない！
リスクになり得る
高齢者の特徴的症状

リスクになり得る高齢者の特徴的症状①
年齢・性別

❶注意すべきポイント

①加齢，性別により特徴的な諸症状があることをおさえましょう
②主疾患や既往疾患にとらわれると，(個人差はあるにせよ)加齢や性別によっておきやすい諸症状を見逃してしまうことがあります

高齢者の諸症状の特徴には，以下のようなものがあげられます．
1) 個人差が大きい
2) 恒常性機構が破綻しやすい
3) 多病性かつ非定型性
4) 慢性化しやすい
5) 合併症を併発しやすい
6) 薬物による副作用が出現しやすい
7) 精神・神経症状が出現しやすい
8) 環境や社会的な側面に症状が左右されやすい

さらに，多病性のうちの1つの疾患が急性増悪すると，その他の疾患の状態も不安定になりやすくなる点も特徴です．

❷評価の実際

❶年齢に注目した高齢者の諸症状

難聴などの「**生理的な老化**」から引きおこされる症状と，疾患や外傷に「**病的な老化**」が加わり引きおこされる症状に大別することができます．「病的な老化」による諸症状は，図3-1に示すとおり年齢にかかわらず一定の割合で発症する**急性疾患関連**の諸症状と，前期高齢者から徐々に増加する**慢性疾患関連**

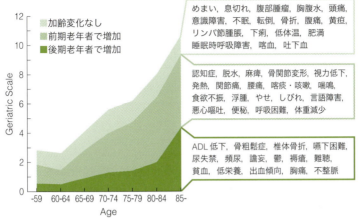

図 3-1　3つの老年症候群
[鳥羽研二：施設介護の問題点．日老医誌, 34：981-986, 1997 より]

の諸症状，さらに後期高齢者から増加して日常生活動作に影響を及ぼす廃用症候群関連があります．これらは老年症候群と総称され高齢者に特徴的な病的な状態(geriatric condition)であり[1]，医療や看護，介護が同時に必要な症状や症候です．

2 性別に注目した高齢者の諸症状

　性別が関係する高齢者の諸症状として生活習慣病があり，発症には性ホルモンが関係しています．男性の生活習慣病の発症率は女性よりも高く，血中のテストステロンが加齢により1年あたり1%程度減少していく結果，内臓脂肪が蓄積しやすい，骨格筋量の減少や骨量が低下しやすい，抑うつや認知機能が低下しやすいなどの特徴があります．

　一方，女性は閉経後に動脈硬化による高血圧や心臓の拡張障害が男性よりも発現しやすく，エストロゲンの減少が影響しています．その他糖代謝の抑制により脂質代謝異常や骨粗鬆症が助長されます．

> 📋 **ポイント**
>
> 高齢者の再発予防には現病歴の確認は必須であり，入院に至った症状の発現を繰り返さないよう，年齢と性別も参考にした症状の予防が重要です．

❸運動時の注意点

疾患特有のリスク管理も重要ですが，それ以前に**加齢が治療や運動にもたらす影響や症状に注意**します．動脈硬化は血圧上昇にも影響しますが，心臓の拡張能低下により運動強度の増加に伴う適切な心拍出量の増加が得られにくく，息切れが生じやすくなります．

リスクになり得る高齢者の特徴的症状②
認知機能低下

❶注意すべきポイント

①認知機能が低下した患者の理解力を支援し，新たなリスクを招かない管理を目指しましょう
②認知機能低下の程度から虚弱（フレイル，frailty）を予防する管理を行いましょう

高齢者の認知機能の低下は，脳神経系の加齢変化によりもたらされます．日常生活や社会生活に支障をきたすほどの認知機能障害は比較的理解・対応されやすいのですが，**認知症の診断基準には該当しない軽微な認知機能低下である軽度認知障害（mild cognitive impairment；MCI）**は，運動指導や生活指導の際に理解力不足による新たなリスクにつながります．また患者本人に加えて家族に認知機能の低下がみられる場合もあり，対応がより難しくなります．

第3章　見逃せない！　リスクになり得る高齢者の特徴的症状

❷評価の実際

　MCI と年齢相応の認知機能の低下を判別することは容易ではありません．患者や家族に運動や生活習慣のアドバイスを行った直後や次の理学療法時に，**伝えた内容をどの程度理解しているかを確認**します．記銘・学習障害や言語障害，見当識障害，行動・遂行障害，計画性・判断障害は認知機能の低下が進まなければ表出されにくいものです．MCI の評価方法は **MoCA-J（日本語版 Montreal cognitive assessment）** で行うことができ，25 点以下で MCI のスクリーニングが可能です[2]．

> 📅 **ポイント**
>
> 　表情，会話の内容から日頃との違い，同年齢との違いを観察します．**社会・生活環境の側面も認知機能には影響する**ため包括的（身体的機能，精神・心理的，社会・環境的側面）な情報収集を心がけます．

❸運動・生活指導の注意点

　MCI 高齢者を対象にした研究に，**運動と認知課題を同時に実施（二重課題）すると MMSE の点数の改善**や言語流暢性の向上，脳萎縮に対する維持・向上がみられたことが報告されています[3,4]．また，MCI 高齢者では遂行すべき課題が重なると運動理解が低下していることも推察されることから，そのような場面では指示内容を明確にしてリスクを管理します．さらに認知機能の低下は活動性も低下させることから，虚弱（フレイル，frailty）の予防のためにも認知機能の評価は重要です[5]．

111

リスクになり得る高齢者の特徴的症状③
抑うつ

❶注意すべきポイント

①抑うつは認知機能の低下につながります
②抑うつによる身体活動量の低下に注意しましょう

　高齢者の精神疾患の代表は抑うつと認知症です．「抑うつ」は一定期間，気力が低下する，気分が憂うつになる，興味がなくなる，喜びがなくなる，食欲が低下する，集中力・処理能力が低下する，睡眠障害などの症状が続いている状態です．「抑うつ」でありながら強いストレスにより一過性に脳血流が減少し，抑うつ症状よりも認知機能の低下が表出される病態を「**仮性認知症（pseudo dementia）**」と呼びます[6]．

❷評価の実際

　MCIでは不安感（39％），無関心（39％），過敏症（29％）などの症状の合併がみられるときがあります[7]．**患者が日常生活で加齢に伴う心身機能に不安を感じると健康喪失感が出現**します．また，**社会や家庭での役割を感じられなくなると社会的喪失感を感じ，収入の減少に不安を感じると経済的喪失感**につながります．特に**大切な人を失うと人間関係などの喪失感**を感じます．患者との会話でこれらの喪失感や「気分がのらない」「何もやりたくない」「億劫だ（興味の減退）」「頭が悪くなった」「すぐに忘れる（身体症状）」「生きていても仕方がない（自殺念慮）」といった訴えが聞かれた場合には「抑うつ」を推察します．
　老年期うつ病の評価尺度には**老年期うつ病評価尺度（geriatric depression scale 15：GDS15）**があり，10点以上では「うつ状態」，5点以上では「うつ傾向」とされています．

❸運動・生活指導の注意点

　神経伝達物質であるセロトニンが不足すると精神的に不安定になりやすくなるほか、「抑うつ」により身体活動量も減少しやすくなります．十分な休息と適度な運動、バランスのとれた食事を心がける必要があります．薬物療法中の場合は抗うつ薬による口渇、便秘が出現しやすくなるほか、**起立性低血圧による転倒に注意します．食欲の低下から急激な体重減少がある場合は、衰弱しないように栄養状態や脱水状態の経時的な確認が必要**です．不安・焦燥感が強い日や自殺の危険性がある場合には、他職種と連携することが特に重要です．日常の対応は、叱咤激励は避け傾聴することが最も重要です．

リスクになり得る高齢者の特徴的症状④
せん妄

❶注意すべきポイント

①せん妄による症状と過鎮静による廃用を避けることが大切です
②せん妄を予防する環境を整え、発症を予防しましょう

　せん妄（delirium）は疾患や薬物、環境の変化から、**意識混濁と意識変容、健忘と見当識障害、精神運動異常、睡眠・覚醒障害が日内変動を伴って生じている状態**です．せん妄は病期にかかわらず発症しやすく、**「過活動型」「低活動型」「混合型」**に分けられます．せん妄は入院環境による睡眠障害によっても引きおこされやすく入院患者の10〜30％、術後患者の約50％、集中治療室管理を要する重症患者の約80％、終末期癌患者の約80％が経験するとされています[8]．

❷評価の実際

　せん妄の誘発原因には心身状態と環境，薬物があります．カルテや処方箋から高齢，男性，脳血管障害やアルツハイマー病などによる脳の脆弱性が原因となる認知症やうつ病，視覚や聴覚障害，脱水や低栄養の有無を確認します．
　せん妄を引きおこしやすい薬物には以下のようなものがあります．
1)抗パーキンソン薬(抗コリン薬)
2)ベンゾジアゼピン系抗不安薬
3)睡眠薬
4)三環系抗うつ薬などの向精神薬
5)ヒスタミン H_2 受容体拮抗薬
6)メキシレチンなどの循環器用薬
7)全身麻酔薬

特に，麻酔薬や鎮痛薬はせん妄を誘発しやすい薬物です．
　睡眠障害は睡眠覚醒リズムの状況から睡眠の**昼夜逆転現象の有無を確認**します．集中治療室など鎮静下で人工呼吸器管理が必要になる場合には，**鎮静の程度を RASS（Richmond agitation-sedation scale）で確認**します．
　軽度の意識障害の程度は，患者に朝起きたときからいままでのことを説明してもらい，**場に沿った表情や感情であること**と，**話の整合性，流暢さなど**を観察します．

> 📋 **ポイント**
>
> 　せん妄の症状として幻覚・錯覚や妄想がある場合以外では，前回やふだんの患者の様子と比較して捉えることも大切です．

❸運動・生活指導の注意点

　せん妄の予防のためには環境を整えます．集中治療室のような特殊環境では，明るい照明や騒音，治療によるストレスに患者は常時さらされています．睡眠障害には睡眠の概日リズム（サーカディアンリズム）を調整するために，照

明の明るさと鎮静(セデーション)の調整を実施します．**過鎮静下では嚥下障害や腸管麻痺，転倒，パーキンソニズムの出現に注意**します．嚥下障害や腸管運動の低下は，活動に必要なエネルギー摂取の制限につながります．また腸管運動の低下は悪心，嘔吐，腹痛，腹部膨満感などの消化器症状も誘発し，理学療法の進行に影響を及ぼします[9]．過活動型のせん妄では，興奮状態が体外ルートの自己抜去や自傷行為，他者への暴力や転倒につながりやすいため注意が必要です．

リスクになり得る高齢者の特徴的症状⑤
骨粗鬆症

❶注意すべきポイント

①転倒による骨折の背景として多くに骨粗鬆症がみられます
②骨粗鬆症の進行を予防して骨折予防のリスク管理を行いましょう

「骨折・転倒」は高齢者が要支援や要介護状態になる原因の1つです．要支援者のなかで骨折・転倒が原因である高齢者は15.2％を占めています[10]．転倒による転倒恐怖感は日常生活での身体活動量を減少させてフレイル(frailty：虚弱)や老年症候群の発症を招きやすくします．

骨粗鬆症は高齢者の骨折と密接に関連しあい，その**病態は骨の脆弱性**にあります．**「骨強度」は「骨密度」と「骨質」**から成り立ち，骨強度の70％を骨密度が説明し，30％を骨質(骨の微細構造や骨代謝回転，骨組織の石灰化度)が説明します[11]．骨粗鬆症には閉経後などによる原発性骨粗鬆症と，内分泌機能や栄養，消化器疾患，薬物，不動などによる続発性骨粗鬆症があります．

❷評価の実際

　原発性骨粗鬆症の予防と治療の開始基準にとりいれられている**骨折リスクの評価ツール(fracture risk assessment tool ; FRAX)**では[11]，骨折につながる因子として，①年齢(70 歳以上で急増する)[12]，②性，③体重，④身長，⑤骨折歴，⑥両親の大腿骨近位部骨折歴，⑦現在の喫煙状況，⑧ステロイド薬の使用，⑨関節リウマチの有無，⑩続発性骨粗鬆症につながる原因疾患の有無，⑪アルコール 1 日 3 単位以上摂取，⑫大腿骨近位部骨密度，の合計 12 個があげられています．

　骨が脆弱化している可能性の確認は，カルテや処方箋から急性腰背痛や脊椎の累積的変形を伴う椎体骨折，大腿骨近位部骨折，橈骨遠位端骨折や上腕骨近位部骨折の既往を確認します．

　理学療法評価から円背や脊柱後側弯の状態を確認するほか，骨折はないものの慢性的な腰背部痛を認めた場合には骨が脆弱化している可能性があります．

> 📋 **ポイント**
>
> 　姿勢評価や骨折の既往から骨粗鬆症を推察するのみならず，生活習慣全般から骨が脆弱化している可能性を推察します．

❸運動・生活指導の注意点

　骨粗鬆症は日常の食生活や運動習慣に影響されます．運動習慣では歩行速度や握力を向上させることも重要であり，骨格筋は骨をはじめとするさまざまな器官に多彩な作用を及ぼします．特に骨代謝には骨格筋から産生されるマイオカインの作用が必要です[13]．**骨粗鬆症発症のリスクは骨格筋量が低下すると 3 倍になるほか，サルコペニアである女性では骨密度が低下する**ことも報告されています[14]．転倒に注意しながら積極的な運動を進めることは骨粗鬆症発症のリスク管理として必須です．

第3章 見逃せない！ リスクになり得る高齢者の特徴的症状

リスクになり得る高齢者の特徴的症状⑥
尿失禁

❶注意すべきポイント

①尿失禁によるQOLの低下予防を心がけましょう
②高齢者は脱水，発熱，疼痛などにより排尿量やトイレ動作能力が変化しやすいので注意しましょう

　尿失禁は高齢者に精神的な苦痛を与え，日常生活での活動性低下や日常生活範囲を狭める症状であり，個人のQOLを脅かします．その頻度は在宅高齢者では5〜10％，施設入所者では30〜80％にみられ，在宅高齢者であっても80歳以上では20％がオムツを利用していると報告があります[15, 16]．

　尿失禁には下部尿路の解剖学的・生理学的機能の低下による排尿機能と生活習慣や動作能力が影響します[17]．生活習慣としては糖尿病がある高齢者では多尿になりやすいほか，高血圧やうっ血性心不全，腎機能障害があると夜間多尿となり睡眠障害が出現しやすくなります．睡眠障害は眠りが浅いために目が覚めるごとに排尿が気になりトイレに行く回数が増えます．尿失禁にはトイレ移乗やズボンの上げ下げ動作を含むトイレ動作能力の低下や遷延が影響します．これらには認知機能低下や意思伝達能力の低下も影響するほか，トイレまでの距離も影響します．

❷評価の実際

　患者との会話のなかで「出かける機会が減少している」「遠出はしない」などがあった場合や尿臭さを感じた場合には，**デリケートな問題であるため十分な配慮をしたうえで，排尿に関して生活上に支障が生じていないかを確認**します．
　尿失禁には以下のような種類があります．

117

- **切迫性尿失禁**(過活動膀胱)：我慢できない尿意を急に自覚(尿意切迫感)してトイレにたどりつく前に尿が漏れ出てしまうもの
- **腹圧性尿失禁**：咳やくしゃみ，運動時に腹圧がかかると尿が漏れ出てしまうもの
- **溢流性尿失禁**：尿路閉塞や排尿筋の収縮不全により尿が排尿できないと，膀胱が尿で充満して抵抗の弱い尿道から漏れ出してしまうもの
- **機能性尿失禁**：運動機能や認知機能の低下が関与するもの
- **神経性排尿障害**(神経因性膀胱)：神経が障害を受けた結果，尿の排出機能と蓄尿機能の両者またはいずれかに障害をきたしたもの

　生活習慣の評価は利尿薬の服薬の有無，飲水量と排尿量・回数の確認，居室からトイレまでの距離，使用しているオムツや尿パッドの種類を確認します．高齢者の多飲には「血管のつまり」を意識しすぎるあまり，血液の粘性を下げるために不必要に水分を飲む場合もあります．血液の粘性が上がっている場合には，医師から降圧薬や脂質降下薬，抗凝固薬が処方されていますので，会話のなかで血管のつまりを意識した水分の多飲による頻尿や尿失禁を疑う場合には，水分量の把握が必要です．

> ☑ **ポイント**
>
> 　尿失禁がもたらす日常生活への支障をはじめに把握することが大切です．

❸運動・生活指導の注意点

　高齢者の排尿量は体調による影響を受けやすく，食欲不振に伴う脱水や発熱，心・腎機能の状態による影響も受けます．さらに疼痛が増悪している場合には，トイレ動作能力も変化します．そのため，全身状態を前回や近日の状況と比べて確認しましょう．

　運動前には排尿を促します．事前の排尿は腹圧による尿失禁の予防になるほか，運動療法などに集中しやすい環境をつくるために大切です．

第3章 見逃せない！ リスクになり得る高齢者の特徴的症状

リスクになり得る高齢者の特徴的症状⑦
便秘

❶注意すべきポイント

①高齢者の便秘の原因を確認し，健康状態の悪化を防ぎましょう
②便秘による健康状態の悪化，集中力の欠如が影響する転倒予防のリスク管理を行いましょう

　正常な排便とは適切な量と硬さを保ち，適切な回数と場所で排泄できることです．日本人の適切な排便量は平均 200 g/日であり，硬さの目安はブリストル便性状スケール（表3-1）でレベル3～5です．適切な回数は1日に3回の排便から週に3回です[18]．排便に必要な諸機能は，①胃や結腸反射によりもたらされる腸の蠕動運動，②直腸肛門反射，③排便可能な状態であるかを脳が判断する便保持と便意の調整，④排便動作，⑤排便です．

表3-1　ブリストル便性状スケール

レベル1		兎糞状便
レベル2		硬便
レベル3		やや硬便
レベル4		普通便
レベル5		やや軟便
レベル6		泥状便
レベル7		水様便

特に，④排便動作では排便姿勢も重要であり，体幹を前傾させて肛門直腸角を緩やかにし，いきみによる腹腔内圧の上昇と肛門管を開くために恥骨直腸筋や外肛門括約筋を弛緩させる必要があります．

❷評価の実際

　高齢者の便秘の原因には，**加齢による食事量の減少，水分摂取量の減少，日常生活での活動量や運動量の減少**があります．そのほか，手術による緊張やストレス，器質的な疾患の増加，咳止め薬やカルシウム拮抗薬，抗うつ薬をはじめとした薬の副作用(腸の蠕動運動の低下)が原因となります．**多剤を服用している高齢者に便秘は多くみられます**．環境的変化や精神的・心理的要因，認知症，抑うつ状態，睡眠障害，自律神経系の乱れなどが関係します．

　高齢者に多くみられる便秘は機能性便秘です．機能性便秘は腸管の機能低下(弛緩性，痙攣性，直腸性)により引きおこされます．機能性便秘は以下の2つに分類されます．

- **大腸通過遅延型便秘**：便が長時間大腸に停滞することで排便回数が減少したもの
- **便排出型便秘**：便が直腸まできているものの肛門からうまく排泄できないもの

　便排出型便秘は，要因として腹筋の筋力低下や直腸知覚低下，直腸収縮量低下，骨盤底筋臓器脱などが関係します．

> 📋 **ポイント**
>
> 　患者からお腹周りをさすりながら「お腹が重い」「便が今日も出なくて気になる」などの発言が多くきかれた場合には排便状況を確認します．

❸運動・生活指導の注意点

　残便感や腹部膨満感による不快感は集中力の低下のほか，食事量の減少，睡眠障害による自律神経活動の乱れにつながるため，転倒などの注意が必要です．

　排便障害の治療は主に食事，生活習慣，排便習慣の指導や薬物療法であり多

第3章　見逃せない！　リスクになり得る高齢者の特徴的症状

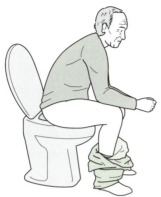

図 3-2　理想的な排便姿勢

職種連携が必須です．日常の生活指導では1日の生活リズム(食事時間，睡眠時間)を整えることや適度な運動をすすめます．**排便のタイミングは朝食後が最適**であり，就寝中の副交感神経の働きにより下部結腸に運ばれた糞便が，朝食により誘発された胃結腸反射により直腸に下降し排便につながります[19]．

排便姿勢は，日本人は便器に腰掛けただけでは肛門直腸角が直線化しにくいため和式トイレにしゃがんだときの姿勢やロダンの「考える人」のように膝に肘をつけるほどの前傾姿勢が理想です(図3-2)[20]．

リスクになり得る高齢者の特徴的症状⑧
低栄養・食欲不振

❶注意すべきポイント

①低栄養・食欲不振は免疫不全，易感染性につながるため全身のリスク管理を行いましょう
②低栄養・食欲不振は骨格筋量低下による転倒につながるので注意！

高齢者では「やせ」の生命予後が悪く[21]**，ADL 障害は BMI 値 24 (kg/m^2) 以下に発症が多い**ことが報告されています[22]．高齢者の体重維持は重要であり，体重減少の原因には加齢・老化や疾患による影響，食欲不振，脱水，消化管吸

121

収不良，蛋白質合成不全，サルコペニア，廃用，代謝過剰亢進，神経性拒食症，認知機能の低下などがあります．特に**フレイル（frailty：虚弱）は栄養障害，疲労感，活動量低下，身体能力低下，筋力低下から診断されるように，低栄養・食欲不振は高齢者の身体に多大な影響をもたらします**．カヘキシア（疾患が影響している骨格筋量の減少を伴う複雑な代謝症候群）による悪液質では原疾患の治療が重要です．

❷評価の実際

高齢者の食欲不振は以下のような原因で引きおこされます．

1) 多剤服用（投与）
2) 誤嚥性肺炎による発熱
3) 腸管運動の低下
4) 便秘
5) 認知機能の低下など

諸症状を食事量と併せて確認します．その際，**アルブミン値は感染や手術などの炎症による血管透過性の亢進や肝障害があると低値を示すため，栄養状態を直接は反映しない**ことに注意します．

患者の様子から「やせ」であることのほか，**気力や活力がない，易疲労性がある場合には低栄養や食欲不振が続いている可能性**があります．体格指数（body mass index；BMI）や体重の変化（理想体重比，平常時体重比，体重減少率を求める）を食事量と合わせて確認します．栄養評価法は包括的に状態を捉える SGA（subjective global assessment）や MNA（mini-nutritional assessment）がありますが，立位保持能力の低下や関節拘縮により正確な身長測定ができない患者や，車椅子用の体重計がない場合に体重測定ができない場合もあります．

> 📋 **ポイント**
>
> 高齢者の低栄養は全身状態と環境因子の側面から評価しましょう．

❸運動・生活指導の注意点

　栄養と骨格筋代謝，運動内容を考慮した理学療法はサルコペニアの発症を予防します[23]．1日に必要な蛋白質摂取量は日本人男性 60 g/日，女性 50 g/日ですが，**運動を併用しなければ筋細胞内で蛋白同化を誘導するシグナルが発生されず骨格筋萎縮は進行します**[23]．

　運動プログラムは易疲労に注意しながら骨格筋を刺激して骨格筋量を維持するためのレジスタンス運動と[23]，筋代謝能力を維持するために嫌気性代謝閾値（anaerobic threshold；AT）以下の有酸素トレーニングを行います．運動によるエネルギー出納の把握は異化の亢進を予防するためにも重要です．

　摂食した食物のすべてについて，腸管での吸収状況を把握することは困難ですが，管理栄養士と連携をとりながら運動で消費するエネルギーに相応するエネルギーは摂取できるように環境を整えることも必要です．

> 📅 **ポイント**
>
> 運動中のエネルギー消費量(kcal)
> ＝1.05×体重(kg)×代謝当量(METs)×運動時間(時間)

リスクになり得る高齢者の特徴的症状⑨
褥瘡

❶注意すべきポイント

①褥瘡は全身状態と密接に関係するため全身状態の管理が必要です
②起居動作時やベッド上体位交換時には皮膚への刺激を最小限にし，褥瘡の悪化を予防しましょう

　褥瘡は廃用症候群関連の疾患であり，**日本人では「やせ」「病的骨突出」があると褥瘡を発症しやすい**とされます[24]．褥瘡の病態は，身体に加わった外力

表 3-2　軟部組織に対する外力の種類と因子

圧迫に関係する因子	・過度な骨突出(代表的な部位は仙骨部, 　大転子,踵部,尾骨部) ・活動性の低下 ・関節拘縮 ・知覚や認知の低下 ・浮腫
耐久性に関係する因子	・湿潤 ・摩擦の増加 ・ずれの増加

(圧迫,摩擦,ずれ力)が骨と皮膚表層の軟部組織の血流を一定時間減少させ,その結果,軟部組織に低酸素や阻血が生じてしまい,不可逆的な阻血性障害により細胞が壊死します[25]。「外力」には軟部組織の「圧迫」に関係する因子と,軟部組織の「耐久性」に関与する因子があります(表 3-2).尿や便失禁や発熱 38.0℃以上にみられる発汗などは皮膚を不衛生にして褥瘡の引き金になります.内的因子には加齢,低栄養や血圧の低下があり血圧が 80 mmHg 以下になると適切な循環が得られにくくなり,褥瘡を誘発しやすくなります.体調が不安定で治療のために安静が指示されることがある場合も褥瘡が発症する可能性があります.

❷評価の実際

褥瘡の有無や褥瘡を誘発しやすい要因の評価には,褥瘡の代表的なアセスメントスケールであるブレーデンスケール(Braden scale)の 6 項目〔①栄養状態,②活動性(臥床〜歩行可能),③可動性(体動できない〜自由に体動できる),④知覚の認知,⑤湿潤,⑥摩擦とずれ〕が参考になります.褥瘡の発生には低栄養や炎症,低蛋白による腎機能低下,感染症による全身のエネルギー消耗も影響することから血液検査データ(アルブミン値やヘモグロビン値,腎機能,炎症所見)をカルテから確認します.動作能力や身体観察として体位変換能力が極めて低下している場合や過度な骨突出がある場合には,圧迫を受けている皮膚がないか確認します.同時に身体に触れたときに汗や排泄物による湿潤や皮膚の汚染がないかも確認します.

第3章　見逃せない！　リスクになり得る高齢者の特徴的症状

> 📋 **ポイント**
> 褥瘡発生の可能性を多面的に捉えることが大切です．

❸運動・生活指導の注意点

　起居動作時やベッド上体位交換時には皮膚への刺激を最小限にして褥瘡の悪化を予防します．体位変換した直後は背中を寝具から一度離して，背部皮膚にかかっている皮膚のずれを解放させることにも注意します．除圧のための体位変換やポジショニングを介護者などに指導する場合には，**体位変換の間隔は標準2時間間隔として，上部体幹への圧や頭部骨突出部への圧集中を避けるために頭側挙上はできる限り30度以内にします**．また背部や臀部の湿潤の確認と，寝具と身体が接するシーツなどのしわもできる限り取り除くことも助言します．褥瘡の予防には栄養管理は必須ですから，しっかりと摂食できるように運動が全身状態にもたらすプラス，マイナスの影響を考えながら褥瘡発生部位の皮膚も考慮した運動処方を進めます．

リスクになり得る高齢者の特徴的症状⑩
嚥下困難

❶注意すべきポイント

①嚥下困難による誤嚥性肺炎を防ぐリスク管理を行いましょう
②全身状態を管理して嚥下困難を防ぎましょう

　肺炎は高齢者の死亡原因の第3位であり，とりわけ85歳以上では性別にかかわらず死亡率が急増します．**誤嚥性肺炎は高齢者が発症しやすい肺炎の1つ**であり，食物や液体の飲みこみ時に誤って気管に入りこんでしまう嚥下反射

125

表 3-3　咳反射が低下する原因

器質的原因	・口腔内の問題：口腔内乾燥，歯牙損失，歯槽膿漏，舌炎や口内炎など ・咽頭の問題：咽頭炎，咽頭収縮筋の筋力低下，嚥下時の喉頭挙上不十分など ・食道の問題：上部食道括約筋の機能不全，食道変形や狭窄，食道炎，頸椎の変形に伴う動きの不良など
機能的原因	・脳血管障害 ・加齢による咽頭機能の変化

の低下と，食物や液体，唾液や嘔吐物などが誤って気管に入りこんでしまったときに喀出できない咳反射の低下が関係します．その原因は大きく器質的原因と機能的原因があります(表 3-3)[26]．

❷評価の実際

嚥下機能の低下には脳血管障害などに伴う機能的原因のほか全身状態も影響します．発熱や痰の量，呼吸数や呼吸困難の有無，経口摂取量を確認します．血液検査所見からは炎症の状態やアルブミン値を確認します．全身状態を確認する場合は明らかな症状がない場合でも，**食欲減退は全身状態が不調なときの目安**にもなります．経口摂取量や摂取効率が低下している場合には，低栄養や脱水による体力の低下や免疫機能の低下により感染しやすくなります．循環血液量が減っている場合や呼吸機能が低下している場合ならびに発熱時には頻脈傾向になりますので脈拍数も 1 つの目安になります．

> 📋 **ポイント**
>
> 「食欲減退」は認知機能の低下や抑うつにも影響を受けます．認知機能の低下は食事時に注意散漫になりやすく誤嚥につながるため認知機能の評価は必要です．

❸日常生活の注意点

嚥下機能が低下している場合，食事後や夜間に誤嚥をおこしやすいため，

ベッドがギャッチアップされているか確認します．飲みこんだ食物の逆流防止には**ギャッチアップ30〜60度の仰臥位姿勢が重力を利用した食塊移送を容易にする摂食姿勢**として勧められています[27]．食事は生命を維持するための基本的行為であることから，食事に伴う疲労の程度も評価して生活スケジュールを立案する視点も重要になります．

リスクになり得る高齢者の特徴的症状⑪
転倒

❶注意すべきポイント

①転倒により生じやすい重篤な外傷について知っておきましょう
②直接的な外傷だけが転倒のリスクではありません！

　習慣的に転倒を繰り返している高齢者は，まず，**転倒による外傷に注意が必要**です．特に注意すべき外傷は骨折，硬膜外血腫，硬膜下血腫です．また，階段など高低差がある環境での転落にも注意が必要です．転落による外傷は脳損傷を伴う頭部外傷など生命にかかわるものが多いため，積極的に回避すべきです．
　間接的・中長期的なリスクとして，**転倒恐怖感や自己効力感（self-efficacy）の低下がもたらす活動性の低下**が懸念されます．「転んでケガをしてしまうと寝たきりになってしまうから」として，**意識的に生活範囲を限定してしまう高齢者は珍しくありません**．そうした意識的な活動制限は身体機能をさらに低下させる悪循環をきたします．いったん悪循環に陥ってしまうと復帰が難しいことも多いため，予防的な対応が重要です．

❷評価の実際

　高齢者の骨折で特に多いのは，大腿骨頸部骨折，胸腰椎の圧迫骨折，橈骨遠

位端骨折，上腕骨近位端骨折です．いずれのケースも**後方もしくは後側方への転倒で骨折しやすいことから，後方へのバランス能力をよく評価しておく必要**があります．姿勢や身体機能から静的バランス(支持基底面内での重心線の位置や安定性限界)を評価することはもちろんのこと，後退や振り返りといった応用動作における動的バランスの評価も重要です．振り返りの評価は Berg balance scale が有用です．外乱刺激に対する立ち直りや後方へのステップも評価しておきたいポイントです．

転倒歴があるからといって一概に活動を制限すると，廃用症候群を助長して ADL を低下させてしまいます．転倒による悪循環から脱出するためには，転倒を適切に管理して活動を維持する必要があります．転倒管理のポイントは「転倒してもケガをさせない」ことです．そのために，**外部からの衝撃に対する耐衝撃性を評価**しておく必要があります．高齢の女性などで骨粗鬆症が進行しているケースでは，耐衝撃性が低く，外部からの衝撃に対して著しく脆弱ですので活動を制限すべきでしょう．全身性の炎症疾患(関節リウマチなど)でステロイド薬を服用しているケースも同様です．一方，肥満体型のケースでは，関節周囲の筋や皮下脂肪が耐衝撃性を高めてくれるため，積極的に活動を促すほうがよいかもしれません．対象者の生活スタイルや生活環境によっても活動を促すか否かの判断は異なりますので，包括的な視点で評価を進めることを心がけましょう．

> 📋 **ポイント**
>
> 　後方へのバランス能力を評価し，骨の折れやすさについても確認しましょう．

❸運動・生活指導の注意点

歩行に付き添う際は，対象者がバランスを崩した際にできる限り転倒させない距離と位置(患側もしくは劣位側で半歩後ろに付き従う)を心がけましょう．

バランス能力に不安を残す方が一人きりで歩く練習をする場合には，十分に環境を整えましょう．**不意にバランスを崩した際，とっさに何かにつかまることのできる設備が必要**です．リハ室であれば平行棒，地域在住高齢者であれば

第3章　見逃せない！ リスクになり得る高齢者の特徴的症状

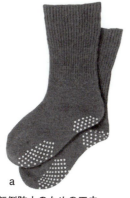
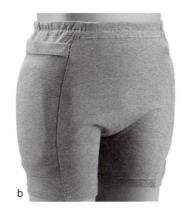

図3-3　転倒防止のための工夫
a：靴下は，履きやすさへの配慮や浮腫への対策として下腿部を締め付けないよう口ゴムのない製品が増えている．
b：ヒッププロテクターは，一般的な下着に大転子部を保護するパッドが加えてある．これらの製品の多くは下着メーカーの製品であり，通常の下着と同じように利用できる．
［写真提供：日本エンゼル株式会社］

手すりの設置や家具の配置などが具体策となります．

屋内では床と履物の相性にも注意が必要です．靴下を履いていると，畳，板の間，絨毯のいずれであっても滑りやすくなります．厚手のものであれば，足底からの感覚入力はさらに低下します．**滑り止めの工夫**がされており，足のサイズに適合したものを着用するよう指導しましょう(図3-3a)．ルームシューズの着用も有効です．

耐衝撃性が低い場合には**ヒッププロテクター**の着用を推奨します(図3-3b)．ストレッチ素材で着脱しにくいことが多く，更衣にサポートが必要ですが，対象者の転倒恐怖感を和らげることに大きな効果があるでしょう．

> 📋 **ポイント**
>
> 転ばせない，または，ケガをさせないための最大限の配慮をしましょう．

リスクになり得る高齢者の特徴的症状⑫
視力低下

❶注意すべきポイント

①夜間・早朝の転倒に注意しましょう
②規則正しい生活の第一歩は朝日にあり！

　視力が低下して環境を適切に把握できず，滑ったりつまずいたりすることで**転倒がおこります**．段差を踏み外すことも珍しくありません．また，視力低下をきたすと，網膜が受け取る光刺激が減少し，光量が少なくうす暗い環境での状況判断能力が低下します．そのため，**足元が暗くなる夜間や早朝には転倒が発生しやすくなります**．

　網膜が受け取る光刺激の減少は，概日リズム（いわゆる体内時計）の乱れにもつながります．人間の概日リズムは，太陽光などの光刺激により調整されているため，視力低下による光刺激の減少によって乱れてしまいます．**概日リズムの乱れから睡眠障害に陥り日中の活動が制限されてしまうことも視力低下がもつリスク**と考えられます．

❷評価の実際

　一般的に視力低下というと「ピント調節機能」の低下をイメージする方が多いと思います．高齢者では「老眼（遠視）」が，このピント調節機能の低下に相当します．しかし，老年期に低下する視力はこれだけではありません．**白内障や緑内障，糖尿病性網膜症，加齢黄斑変性症といった疾患由来の特徴的な視力低下**はもちろんのこと，健常であっても**加齢に伴って周辺視野の狭窄，動体視力の低下，明暗順応の遅延**など，さまざまな形で視力が低下します．文字や映像の見えにくさだけでなく，視覚についての聞き取り調査を十分に行わなくて

第3章　見逃せない！　リスクになり得る高齢者の特徴的症状

はいけません．**自室，リビング(リハ室)，屋外などの環境ごと，日中，夜間などの光量ごとに分けて，人物や環境の「認識のしやすさ」を確認**しておきましょう．

> 🗓 **ポイント**
>
> 高齢者の視力低下は老眼だけではありません！

❸運動・生活指導の注意点

　視力低下を訴える高齢者の運動時には，**環境を明るくしましょう**．白色系の照明で十分な光量を確保することで，交感神経系を賦活する効果も期待できます．

　階段や段差など，障害物への対応を練習する際は，目測を誤って踏み外すことを防ぐために，障害物に目印となるテープを貼りましょう．**コントラストを高めることが視認性を上げることにつながります**ので，障害物の色が濃い場合には白や黄色など淡色のテープを，薄い場合には黒など濃色のテープを貼るといいでしょう．こうした配慮は，普段よく使うトレーニングマシンや手すりなどの福祉用具にも応用できます．環境に慣れないうちは，付き添うセラピストが周囲の状況についてよく声をかけることも重要な配慮です．

> 🗓 **ポイント**
>
> 明るい環境とメリハリのきいた色使いがリスク回避のポイントです．

リスクになり得る高齢者の特徴的症状⑬
多剤併用

❶注意すべきポイント

①服薬が多剤であるほどリスクは高く複雑になります
②服薬管理の煩雑さもリスクの1つです

　複数の慢性疾患を合併することの多い高齢者は多剤を併用していることが一般的であり，65歳以上で平均6剤以上，75歳以上になると平均10剤以上も併用している場合があります[28]．**併用する薬剤が6つ以上になると有害作用の発現率は10％以上にも上る**とされており[29]，多剤であるほどリスクは高まります．発現する有害作用は服用している薬剤によってさまざまであり，多岐にわたりますが，**リハビリテーションの場面で特に問題になるのは「ふらつき」と「転倒」**です．夜間に服用した精神安定薬（抗不安薬）や睡眠導入剤の影響が翌朝に残ってしまい，午前中の活動が制限されてしまうことも臨床場面ではよくみられます．

　多剤が処方されることで服薬管理も煩雑になります．認知機能の低下した後期高齢者は，これを一人きりで管理することが難しく，他者の支援を必要とします．介護者も高齢である場合には，煩雑な服薬管理は介護負担感を強めますので，専門家の適切な介入が求められます．

❷評価の実際

　処方薬に関する情報と高齢者本人の主観的な訴え，バイタルサインなどの客観的な所見を総合的に判断します．薬剤効果が増強されることで高齢者に発現しやすい有害作用を**表3-4**にまとめました．服薬に関するその他の情報（服薬の回数やタイミング，時間帯など）や自覚症状，他覚所見を組み合わせて状況

第3章　見逃せない！ リスクになり得る高齢者の特徴的症状

表3-4　高齢者において薬剤効果が増強されることによって発現しやすい有害作用

医薬品	有害作用
降圧薬	低血圧 ※α_2アドレナリン受容体作動薬などの中枢移行性降圧薬は中枢作用をもつため，眠気，嗜眠，抑うつなどの鎮静作用にも留意する．
利尿薬	脱水
糖尿病薬	低血糖
抗凝固薬	出血
NSAIDs	消化器症状
抗うつ薬	便秘，口渇，排尿障害など
抗精神病薬	興奮，せん妄
抗不安薬 睡眠導入薬	眠気，嗜眠，認知機能低下など

NSAIDs（nonsteroidal antiinflammatory drugs）：非ステロイド性抗炎症薬

を判断し，運動機能への影響を考えます．医師や看護師，薬剤師など，他職種との連携も重要です．**在宅生活を送る高齢者の場合には，自己判断で服薬を調整していないかどうかも確認**しましょう．

> 📋 **ポイント**
>
> 代表的な薬剤の有害作用を把握しておきましょう．

❸運動・生活指導の注意点

多剤併用による「ふらつき」の原因は，低血圧や低血糖，脱水，眠気，嗜眠などさまざまですが，主観的には「手足に力が入らない」と訴えられることが多いようです．そのため，歩行時のふらつきのみならず，立ち上がれない，起き上がれない，といった抗重力動作能力の低下として顕在化してくることも少なくありません．いずれにせよ，多剤併用の高齢者がこうした脱力感を訴える場合には，普段の運動能力を発揮できない状態にあることは間違いありません．転倒などのアクシデントがおこりやすい状況であることを鑑みて，運動の内容や環境設定を調整すべきです．また，運動する時間帯を薬効の少ない時間に変更することでも解決できることがあります．根本的な解決には薬剤処方の調節が必要ですので，医師や看護師，薬剤師など，他職種への情報提供も重要

133

です.

> 📋 **ポイント**
>
> 薬剤による強制的な脱力感に注意しましょう.

リスクになり得る高齢者の特徴的症状⑭
貧血

❶注意すべきポイント

①貧血で倒れてしまうことは稀です
②高齢者では慢性的な貧血に注意が必要です

　貧血の症状というと「めまい」の印象が強いと思います.貧血によるめまいや失神は出血などにより短時間で急激に貧血が進行する場合におこります.高齢者でも消化管から出血をおこしている場合などにみられる症状ですが,それほど頻繁におこることではありません.**高齢者ではむしろ,慢性的な貧血に注意が必要**です.慢性貧血では**動悸や息切れ,疲れやすい,倦怠感などの症状**をきたします.また,**健忘や胸痛,食思不振などの症状**を訴えることもあります.

❷評価の実際

　活動性の低下した高齢者は,負担の少ない動作を中心に日常生活を送っているため,貧血の症状(動悸,息切れ,倦怠感など)に気がつかない可能性があります.生活のスケジュールや活動量(活動の内容と活動時間,頻度)について調査しておきましょう.活動は食事と密接に関係します.活動量が減少して食欲が減退することで鉄欠乏性貧血につながる可能性もあります.摂食量(摂取カロリー量)や食事内容(鉄の摂取量は十分か)にも留意しましょう.可能であれ

ば，赤血球やヘモグロビンといった血液検査値を参照することももちろん重要です．呼吸循環系の疾患などの内部障害による症状との鑑別も必要ですので，既往歴や合併症といった医学情報の把握にも努めましょう．

> **ポイント**
> 食事の内容と医学情報に気を配りましょう．

❸運動・生活指導の注意点

　貧血が原因で胸部症状や易疲労がある場合には，オーバーワークを避けるようにします．翌日まで強い疲労が残る場合には過負荷の可能性がありますので運動負荷量(強度もしくは持続時間)を調整してください．

　一方，安静を強いることは貧血を助長しますので推奨されません．3〜4 METs程度の低負荷な運動を習慣化することで食欲を増進し，バランスのよい食事を望んで食べられる状態を目指しましょう．

> **ポイント**
> 翌日に残る疲労はオーバーワークのサイン！

リスクになり得る高齢者の特徴的症状⑮
難聴

❶注意すべきポイント

①指示や説明が十分に伝わらないことがあります
②難聴によるコミュニケーションの問題が人間関係を変化させることも

　難聴を呈する高齢者に理学療法を施行する際のリスクには，指示や説明が入

135

力されにくいことによる誤用症候群や危険行為などがあります．また，**難聴によって他者との意思の疎通が妨げられることによって，対象者には多大なストレスがかかります**．そうしたストレスを避けるため，他者との交流を拒むことは認知機能の低下や抑うつなどの精神心理障害につながる危険性があります．社会的交流の減少は身体的な虚弱につながるため積極的に回避すべきです．

❷評価の実際

難聴による聴覚からの言語理解の低下は，認知機能低下として誤解されることがよくあります．騒がしい環境や気ぜわしい状況において，**難聴者ははっきりと言語を認識できていなくてもニュアンスだけを受け取って返答していること**が少なくありません．これに対し，**大きな声で呼びかけることは必ずしも有効ではありません**．静かな環境を設定し，ゆっくりと落ち着いたトーンで話しかけましょう．騒がしい環境と比較して理解が向上するようであれば，それは認知機能の低下ではなく聴覚機能の低下が原因かもしれません．書面での検査と比較することも有用です．

また，耳垢にも注意が必要です．外耳孔の管理が長期間滞ることで，耳垢が外耳孔を塞いでしまい聴覚機能を著しく低下させることがあります（耳垢栓塞）．もしもこうしたことが疑われる場合には，耳鼻科受診が必要です．

> 📋 **ポイント**
>
> 聞こえ方は環境により変化することを理解しておきましょう．また耳垢塞栓などの問題がないかのチェックも忘れずに！

❸運動・生活指導の注意点

運動学習を進める際には，口頭でのフィードバックは入力されにくいため，ジェスチャーを意識した表出を心がけましょう．人工股関節置換術後の脱臼姿位に関する指導など，禁止行為に関する指導は，口頭で済まさずに，書面で対応する必要があります．日常生活動作においては，介護を担当する家族にも難

聴への理解が求められます．教育的な介入を励行しましょう．

> **ポイント**
> 難聴に対する周囲の理解が重要です．

リスクになり得る高齢者の特徴的症状⑯
冷え

❶注意すべきポイント

①冷えの背景には末梢循環不全が潜んでいることがあります
②糖尿病患者の冷えには特に注意が必要！

「冷え」の大多数は手足などの末梢部に自覚される**末梢冷感**であり，そのほとんどは血行不良，すなわち末梢循環不全によるものです．この**末梢循環不全の背景には，心不全や閉塞性動脈硬化症（arteriosclerosis obliterans；ASO）といった循環器系の異常が潜んでいる**ことが多く，特に糖尿病性のASOは冠動脈疾患や脳血管疾患といった別の重篤な動脈疾患につながる可能性が高いため注意が必要です．重篤な場合には壊死・切断にまで至ることもあります．

❷評価の実際

　冷えを訴えるような血行不良は，ASOなどの診断が下るような重度の血行障害と比較するとごく軽症の状態であり，骨格筋量の減少による基礎代謝の低下や生活習慣の乱れによる自律神経機能の低下により冷えを生じていることがほとんどです．まずは，生活のリズムや活動量，食事の内容などについて一般的な調査を行いましょう．
　一方，**歩行などの運動に伴って腓腹部の疲労，倦怠感，疼痛，攣縮（いわゆ**

表 3-5 Fontaine による閉塞性動脈硬化症の重症度分類

重症度		症状	医学的な治療方針
I	軽症	無症候	禁煙を含む生活指導 フットケア
IIa		軽度の跛行	上記に追加して 薬物療法・運動療法
IIb		中〜重度の跛行	上記に追加して 外科的治療（血行再建術）
III		安静時疼痛	積極的な外科的治療（血行再建術） 血管新生療法
IV	重症	虚血性潰瘍・壊疽	創部の処置

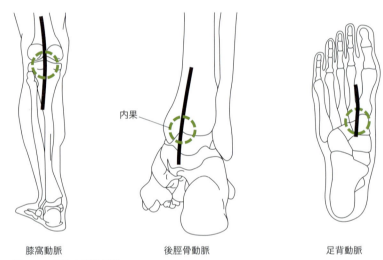

膝窩動脈　　　　後脛骨動脈　　　　足背動脈

図 3-4　下肢の脈診部位

る「こむら返り」）と，それによる間欠性跛行がみられる場合には ASO の進行を疑います（表 3-5）．ただし，冷えなどの感覚障害や間欠性跛行は脊柱管狭窄症でもみられる症状ですので鑑別に留意しましょう．糖尿病患者で ASO が疑われる場合には，万が一にも壊死や切断といった重篤なリスクに至らないよう，下肢の脈拍を定期的に確認しましょう（図 3-4）．上腕動脈で測定した収縮期血圧に対する後脛骨動脈で測定した収縮期血圧の比である**足関節上腕血圧比（ankle-brachial pressure index；ABI）は閉塞性動脈硬化症のよい指標**となります（表 3-6）．

第3章　見逃せない！ リスクになり得る高齢者の特徴的症状

表 3-6　足関節上腕血圧比（ABI）

・測定肢位：いずれも背臥位	・結果の解釈
・マンシェットを巻く位置	1.3 以上：評価不能
A．腓腹部（最大膨隆部よりもやや遠位）	1.0～1.3：正常
B．上腕部（ほぼ最大膨隆部）	1.0 未満：末梢循環不全の疑いがある
・聴診器を当てる位置	0.9 未満：動脈閉塞の疑いがある
A．内果のやや近位で腓骨の後面	0.8 未満：動脈閉塞の可能性が高い
B．肘窩の内側	0.8～0.5：動脈閉塞が 1 か所以上ある
・計算式	0.5 未満：動脈閉塞が複数か所ある

$$ABI = \frac{A.\ 後脛骨動脈の収縮期血圧}{B.\ 上腕動脈の収縮期血圧}$$

📋 ポイント

　まずは生活リズムや活動量，食事内容などを調査．ASO に特徴的な症状があれば，ABI などでチェックしましょう！

❸運動・生活指導の注意点

　末梢の血行不良には，前処置としての温熱療法や運動療法が有効です．ただし，**ASO が進行し，局所の循環不全が重篤である場合には，全身的な血液需要の増加が局所の循環不全を増悪させる危険性があるため，ホットパックや極超短波治療，高負荷での運動療法は禁忌**となるため注意してください．運動療法は，中等度の負荷量（3～5 METs）の運動を習慣的に継続することが有効とされています．運動中に下肢に痛みや倦怠感を訴える場合には休憩をはさみ，症状が改善され次第運動を再開することを繰り返します．運動時間は 30 分間以上を目標とし，週 3 回以上の頻度で継続することが望ましいとされています．

📋 ポイント

　温め過ぎに注意．血行改善のために低負荷高頻度の運動を！

139

リスクになり得る高齢者の特徴的症状⑰
しびれ

❶注意すべきポイント

①しびれの原因は脳卒中，腰部脊柱管狭窄症，帯状疱疹などさまざま
②糖尿病患者のしびれには特に注意が必要です

　しびれという表現は，異常感覚のみならず感覚鈍麻や運動麻痺などさまざまな病態を包括しています．それゆえに原因もさまざまですが，いずれにせよ感覚をつかさどる末梢神経が何らかの影響を受けている状態であることは間違いありません．特に注意が必要なのは糖尿病性の末梢神経障害によるしびれです．これは**「手袋靴下型」と呼ばれる四肢末梢の異常感覚**であり，感覚鈍麻を伴うことが多いのが特徴です．そのため，**手足が傷ついてしまっても気にならず，創を放置してしまう**ことが多々あります．すると，糖尿病は免疫機能を低下させるため，**創部から容易に細菌感染を引きおこしてしまいます．ひとたび感染がおきると創は難治性**となり，最悪の場合には組織の壊死に至って切断を余儀なくされてしまうこともあります．

❷評価の実際

　糖尿病以外にも，脳卒中などの中枢神経疾患や腰部脊柱管狭窄症，ヘルペスウイルスの感染（帯状疱疹）などでしびれを訴えることがあります．圧迫骨折の既往がある場合には腰部脊柱管狭窄症による末梢神経障害に留意しましょう．
　また，**感覚鈍麻の程度と部位を把握しておくことも重要**です．詳細な感覚検査を励行しましょう．

第3章 見逃せない！ リスクになり得る高齢者の特徴的症状

> 📋 **ポイント**
> まず，しびれの原因を明らかにすることが大切です．

❸運動・生活指導の注意点

　原因のいかんにかかわらず，**しびれが生じている部位に傷がないかどうかをこまめに確認する必要**があります．運動前後での確認を励行しましょう．糖尿病性の感覚異常があり，足部などの刺激されやすい部位に傷をつくってしまった場合には，**徹底した創の管理が必要**です．鶏眼（いわゆる魚の目）が落ちたあとなど，足底に創がある場合には，創部を刺激しないよう免荷して，創治癒の遅延を避ける必要があります．

> 📋 **ポイント**
> 創の管理は徹底的に！

リスクになり得る高齢者の特徴的症状⑱
関節痛

❶注意すべきポイント

①高齢のため手術適応とならない症例には注意が必要です
②関節に構造的な問題がある場合，安易な運動療法は関節痛を悪化させる原因になります

　関節痛は変形性関節症，偽痛風，関節リウマチなどでおこります．なかでも変形性関節症は，関節を構成する組織の経年劣化によりおこることから，加齢変化の一種と捉えることもでき，高齢者の関節痛を考えるうえで必須の病態です．**特に注意すべきなのは，高齢を理由に保存的な加療を余儀なくされている**

141

ケースです．関節の機能的な問題には運動療法が有効ですが，構造的な問題を抱えた症例に対して一概に運動を勧めてしまうと，関節痛の症状を増悪させてしまいます．

❷評価の実際

　医療機関など設備の整っている環境であれば，画像検査で関節の状態を確認しましょう．画像が参照できない環境であっても，問診(現病歴：関節痛の経過，関節に負担のかかる生活習慣，既往歴：過去の外傷や手術の既往，など)や炎症所見，肥満の状況，関節アライメント，関節周囲の軟部組織の状態(整形外科的テスト)，関節運動の質，関節周囲の筋力などを丁寧に評価することで関節の状態をある程度把握することは可能です．

　下肢・体幹の関節痛を訴えている場合には，起立や歩行といった抗重力動作や日常生活動作(activity of daily living；ADL)の評価も重要です．患部に負担がかかっていないか，逃避的な代償動作を無理なく行えるだけの身体機能を有しているかどうかを評価します．

> 🗹 **ポイント**
>
> 　まず，関節の状態を把握しましょう．また，下肢・体幹の関節痛がある場合には関節に負荷がかかる動作になっていないかを確認しましょう．

❸運動・生活指導の注意点

　関節痛を訴える症例では，痛みによる逃避的な力みによって患部以外の関節を固定してしまい，運動連鎖が破綻してしまっていることが多くみられます．落ち着いた環境で，安楽な姿勢をとり，不要な筋緊張を抑制することが運動の前処置として求められます．

　構造的な問題は不可逆的な変化ですので，外科的な治療を選択できない変形性関節症では関節の温存に努める必要があります．運動時も痛みを出さないことが基本となります．**等尺性収縮などの関節負担が少ない運動様式から開始し，**

開放性運動連鎖（open kinetic chain；OKC）での運動，閉鎖性運動連鎖（closed kinetic chain；CKC）での運動，抗重力位での患部への荷重というように段階的に運動様式を変化させていきましょう．運動様式によっては痛みを生じることもあると思いますが，まずは負荷量で調整し，それでも痛みが出る場合に運動様式を1つ手前の段階に戻します．

運動の一番の目的は，筋力増強による関節の保護ではなく，**痛みを出さずに関節を動かす方法を学習することです**．関節保護のための軟性装具（いわゆるサポーター）や，免荷を目的とした歩行補助具なども積極的に取り入れていきましょう．

ADLの指導では，関節保護のための代償動作を個別に検討します．環境調整により解決できることも多いため，包括的な視点をもって，対象者との十分な対話を心がけましょう．

> **ポイント**
>
> まずはリラックスした状態で運動を始めましょう．関節に構造的な問題がある場合には，関節の温存に努める必要があります．痛みを生じずに関節を動かす方法を考えていきましょう．筋力増強による関節の保護は主目的ではありません．

リスクになり得る高齢者の特徴的症状⑲
サルコペニア

❶注意すべきポイント

①サルコペニアそのものよりも加速因子に注意が必要です
②加速因子を放置すると，死亡リスクの上昇につながります

サルコペニアとは1989年に米国で提唱された概念で，国内で認知されはじめた頃は「加齢性骨格筋減少症」と訳されていました．この日本語訳に示され

るとおり，サルコペニアとは加齢によって生じるものです．したがって，高齢者であれば誰しもがサルコペニアであると考えるべきであり，高齢者の筋量や筋力の低下に対して神経質になりすぎる必要はありません．注意すべきは二次性のサルコペニアです．これは，低活動，低栄養，消耗性の疾患のいずれか（もしくは複数）がサルコペニアを加速させている状態です．これを放置するとサルコペニアはとめどなく進行し，合併症の増加や疾病の治癒遅延といった重篤なリスクにつながり，やがては死亡リスクを増加させると報告されています．

❷評価の実際

　2010年に欧州関連学会のコンセンサスが発表されて以降，サルコペニアは単に骨格筋量の減少を表すものではなく，筋力低下や動作能力低下を包括した概念として定着しています．したがって，サルコペニアの評価にあたっては，筋量のみならず，筋力や歩行速度といった動作能力の評価も重要です．日本人は欧米人とは体格が異なりますので，評価にあたってはサルコペニアの「アジア基準」を用いるとよいでしょう（図3-5）．

　筋量の評価にあたってはサルコペニア肥満（sarcopenic-obesity）に注意が必要です．サルコペニア肥満とは，一見すると体型は標準的であり体重が保たれて

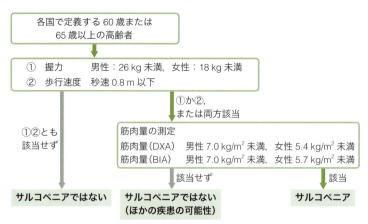

図3-5　サルコペニアのアジア基準
　　　DXA：二重エネルギーX線吸収測定法，BIA：生体電気インピーダンス法

いても，体脂肪率が大きく，骨格筋が相対的に少ない状態をいいます．サルコペニア肥満を見逃さないためには，筋量のみならず，体脂肪の状態なども含めて体組成を総合的に評価する必要があります．

　食事の内容や生活リズムなどを調査し，低栄養や低活動がないかを評価します．消費カロリーが摂取カロリーを上回っている場合は，サルコペニアが負のスパイラルに陥っていると判断し，食事や活動に対して積極的に介入すべきです．

> **☑ ポイント**
>
> 　評価では，筋量だけでなく筋力・動作能力もしっかりと確認しましょう．また，サルコペニア肥満に注意し，体組成を総合的に評価できるようになりましょう．食事や活動など，背景因子の評価も重要なポイントです．

❸運動・生活指導の注意点

　高齢期にも筋量の増加は可能であるというエビデンスはありますが，そのためには高負荷で高頻度の運動が求められるため，環境や対象者の状態によっては現実的でないこともあります．筋量の増加よりも，まずは筋力やパフォーマンスの向上を目指して運動に取り組んでもらうとよいでしょう．したがって，開放性運動連鎖（OKC）よりも，**閉鎖性運動連鎖（CKC）での運動が効果的**です．

　運動を処方にあたっては，その運動の負荷量を定量的に把握しておく必要があります．運動をすることで消費カロリーがどれだけ増加するのか，摂取カロリーとのバランスは保たれているかどうかといった点に留意し，**必要に応じて補助的な栄養摂取を促しましょう**．在宅高齢者など，生活に制限のない者を対象として補助的な栄養摂取を促す場合には，導入として間食を勧めることも有用です．

> **☑ ポイント**
>
> 　予防には CKC での運動が効果的．必要に応じて栄養指導も行いましょう．

リスクになり得る高齢者の特徴的症状⑳
フレイル

❶注意すべきポイント

①どんな機能レベルでもフレイルになりえます
②身体機能だけでなく認知面，社会参加にも目をむけましょう

　フレイルは「要介護状態の一歩手前の状態」と誤解されることもありますが，正しくは**「不健康イベントが生じた時に著明な機能低下をきたしやすい状態」**であり，**フレイル（frailty：虚弱）の対義語にはrobust（頑健）が**あてられます．この定義は，対象の機能レベルとは別の視点で述べられたものであり，たとえばすでに要介護状態に陥ってしまった集団であっても，これをさらにfrailtyな群（不健康なイベントが生じた際に大きく機能が低下してしまう）とrobustな群（不健康なイベントが生じても少ししか機能が低下しない）に分けることが可能である，というのがフレイルの正しい概念です．

　以上のような概念に基づいて考えると，フレイルな高齢者の有するリスクとは，フレイルな状態を継続することであるといえます(図3-6)．フレイルは「可逆的な状態である」とも定義されていますので，機能レベルのいかんにかかわらず，robustな状態を目指してトレーニングに励むことが重要です．

❷評価の実際

　フレイルには，まだ統一された評価基準が存在しませんが，地域在住高齢者のフレイル検出には，厚労省が提供している「基本チェックリスト」が広く用いられています．この基本チェックリストは，従来からフレイルの構成因子であるとされてきた**体重減少（低栄養），主観的疲労感（抑うつ），日常生活活動量の減少，歩行速度（身体能力）の低下，握力（筋力）の低下**だけでなく，認知機能

146

第3章　見逃せない！　リスクになり得る高齢者の特徴的症状

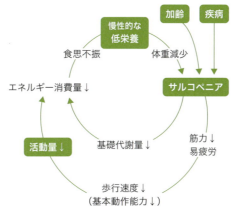

図3-6　フレイルサイクル
[Fried L. P et al：Frailty in Older Adults Evidence for a Phenotype. J Gerontology, 56：M146-157, 2001]

や社会的交流にも触れています．このように，近年フレイルの概念は，一般的にイメージしやすい身体的なフレイルのほかにも，社会的フレイルや認知的フレイルといった領域に広がりをみせています．

　有疾患者や要介護者のフレイルを評価することは，今日においても先進的な知見であり，これについて具体的な方策を示すことはできませんが，地域在住高齢者を例にとって考えると，社会的交流や認知機能なども含めて幅広い領域から多くの情報を収集し，包括的な視点でフレイルな状態にあるかどうかを判断する必要がありそうです．

> **ポイント**
> 身体機能だけでなく認知面や社会参加にも目を向けて評価を行いましょう．

❸運動・生活指導の注意点

　処方した運動を，セラピストなしで主体的に継続してもらうためには，対象者のレベルに合わせた無理のない負荷量設定はもちろんのこと，ともに運動に取り組んでくれる仲間づくりが重要です．地域在住高齢者であれば，地域包括ケアシステムの活用が仲間づくりのきっかけになるかもしれません．医療機関

や介護施設であれば，リハ室という公共の場を活用して他者と共同で取り組む運動を提案してみてはどうでしょう．

トレーニングの成果を活動や参加に応用することも重要です．これを成し得るためには，**運動開始当初からの具体的な目標設定が必要**です．「屋外を転ばずに歩く」といった漠然とした目標ではなく，「囲碁教室に通う」などの具体的な行為をゴールとして設定しましょう．家庭も1つの社会ですので，機能の低い対象者であれば，家族とのかかわり方を少しでも変えてみることを目標にするといいかもしれません．

> 📅 **ポイント**
>
> 運動を習慣化するカギは"仲間づくり"にあります．仲間と共同で取り組む運動プログラムなどを提案していきましょう．また，トレーニングの成果を実生活に応用していくことも大切な視点です．

📖 **引用・参考文献**
本章の文献は左のQRコードを読み取るか，下記URLよりご覧いただけます（HTML方式）

http://www.igaku-shoin.co.jp/prd/03623/3.html

コンテンツは予告なしに変更・修正したり，また配信を停止する場合もございます．ご了承ください．

第4章
廃用症候群のリスク管理

廃用症候群

⚠リスク管理　ここに注目！

1. **易疲労性や運動耐容能の低下に注意する**
2. **栄養状態に注意する**

　廃用症候群とは，身体の不活動状態により生じる二次的障害であり，不動や低運動，臥床に起因する全身の諸症状の総称です．その要因には内的(一次的)要因と外的(二次的)要因があります．

- **内的(一次的)要因**：麻痺や抑うつなど罹患している疾患に付随した身体症状，精神症状により不動の状態が続く場合
- **外的(二次的)要因**：ギプス固定など外的環境が身体活動を制限しているために不動の状態が続く場合

　廃用症候群の症候は筋骨格系，循環・呼吸器系，内分泌・代謝系，精神神経系など各臓器の症状として多岐に現れ，**日常生活自立度を低下させ，最終的に寝たきりへ進行することが問題視されています**．予備力の少ない高齢者では，短期間の安静臥床でも廃用症候群を認めやすく，特に高齢者では不要な安静臥床を避け，早期に理学療法を実施し，離床をすすめることが重要ですが，**理学療法を行ううえで易疲労性や運動耐容能の低下，栄養状態に注意しなければなりません**．

> 廃用症候群に対しては，易疲労性や運動耐容能の低下，栄養状態に注意しながら理学療法を進めましょう

　廃用症候群では筋萎縮や筋力低下，運動耐容能低下が生じます．廃用症候群では不動による筋蛋白質の合成低下，分解亢進により，筋萎縮や筋力低下が生じ，特に姿勢保持や歩行に関連する抗重力筋に顕著に認められます．そのため，わずかな動作でも患者にとっては大きな筋力を発揮する必要性があります．また，不動は循環機能である酸素運搬機能にも影響し，運動耐容能の低下

や易疲労性が生じます．そのため，理学療法を進めるうえで運動耐容能の低下や易疲労性には十分注意しながら進めなければなりません．

さらに，**高齢者では栄養障害を認めることが多く，特に廃用症候群の患者では 91％に低栄養を認める**ことが報告されています[1]．廃用症候群では筋萎縮や筋力低下を認めることが多く筋力増強運動が有効ですが，**筋力増強運動が十分な効果を発揮するためには適切な栄養状態が必要**です．低栄養の状態では効果が得られず，逆に栄養状態が悪化し，筋萎縮や筋力低下が進んでしまうことがあるため，理学療法を行ううえで栄養状態を把握しておくことが必要です．

❶処方箋・カルテのなかの知っておくべき「リスク」

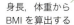

身長，体重から
BMI を算出する

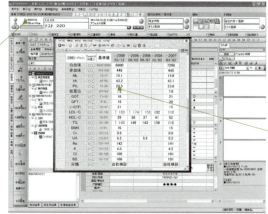

血液データからヘモグロビン，アルブミン，総蛋白を読み取る

> **リスク** BMI，血液データ
> カルテから患者の BMI，血液データなどを読み取り，廃用症候群のリスクを把握しましょう

　廃用症候群の理学療法におけるリスク管理として，まず BMI（body mass index）をカルテから読み取ります．廃用症候群の患者では，廃用症候群でない患者に比べ BMI が小さく，さらに正常に比べ肥満であるほう（BMI が 30～34.9）が日常生活動作の改善が大きく，低体重では改善が小さくなることが報告され

ています[2]．そのため，BMIから日常生活動作の改善の程度を予測しておくことが必要です．

　また，カルテから血液データ，特にヘモグロビン，アルブミン*，総蛋白の数値を読み取ります．ヘモグロビンは血中の酸素運搬能を示し，総蛋白は血液中の蛋白質の量を示します．アルブミンは血清総蛋白の67％を占める蛋白質で，いずれも栄養状態の指標となります．**廃用症候群の患者では廃用症候群でない患者に比べヘモグロビン，アルブミン，総蛋白が低く，廃用症候群の程度が重いほどアルブミン，総蛋白が低くなる**ことが報告されていますので[3]，血液データからあらかじめ廃用症候群の程度を推測しておくことが必要です．

*アルブミンは栄養状態以外にも，炎症や肝機能障害などで低値を示すことから，最近では適切な栄養指標とはいえないともいわれていますので，アルブミン値は参考値として参照しましょう．

❷患者とのファーストコンタクトで気づくべき「ポイント」

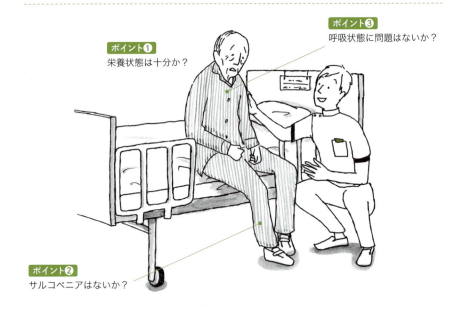

ポイント❶　栄養状態は十分か？
ポイント❷　サルコペニアはないか？
ポイント❸　呼吸状態に問題はないか？

第4章　廃用症候群のリスク管理

表4-1　主観的包括的評価の評価項目（SGA）

病歴	身体検査
・年齢，性別 ・身長，体重，体重の変化（過去6か月間，過去2週間） ・食物摂取状況の変化（期間，食形態） ・消化器症状 　（悪心，嘔吐，下痢，食欲不振の2週間以上の継続） ・日常生活活動状況（期間，日常生活動作，歩行状況） ・疾患と栄養必要量との関係 　（代謝ストレスなし，軽度，中等度，高度）	・皮下脂肪の損失状態（上腕三頭筋，胸部） ・筋肉の損失状態（大腿四頭筋，三角筋） ・浮腫（内外果，仙骨部） ・腹水

ポイント❶　栄養状態は十分か？

　廃用症候群の患者では低栄養を認めることが非常に多く，カルテから血液データを読み取り栄養状態を把握し，ファーストコンタクトで栄養状態をスクリーニングする必要があります．栄養状態のスクリーニングには主観的包括的評価（subjective global assessment；SGA）がよく用いられます．SGAは年齢や性別，身長や体重と体重の変化，食物摂取状況の変化などの病歴と，皮下脂肪や筋肉の損失状態など簡単な身体検査から栄養状態が「良好」「中等度栄養不良」「高度栄養不良」を主観的に判定し（表4-1），栄養不良を認める場合に詳細な栄養評価を行うものです．SGAは特別な検査を必要とせず，患者と対面することで評価可能な項目で構成されていることから広く使われている評価ですが，主観的な評価であるため十分な経験を積むことが必要です．後述するように理学療法実施時には，食事摂取量減少と体重減少を最低限確認するべきと考えられますので，**食事摂取量が減少していないか，体重が減少していないかをファーストコンタクトで聴取**するべきでしょう．

ポイント❷　サルコペニアはないか？

　廃用症候群の患者では廃用症候群となる前から加齢や疾患により筋量が減少し，筋力低下が生じるサルコペニアを認めていた可能性が少なくありません．そのため，ファーストコンタクトでサルコペニアのスクリーニングを行います．サルコペニアの有無は歩行速度や握力の計測，筋量の計測によって定義されますが，下腿周径や大腿周径を計測することによりサルコペニアのスクリー

153

ニングが可能であることが報告されており，簡易であることからファーストコンタクトにおいてスクリーニングを行うことが望ましいと考えられます．特に，**下腿最大膨隆部の周径が 33 cm を下回ることでサルコペニアが疑われること**や[4]，**女性では大腿中央部分の周径が 37 cm を下回ることでサルコペニアが疑われること**が[5]報告されていますので，この指標をもとにスクリーニングを行ってください．しかし，臥床期間が長い場合などは浮腫により下腿のボリュームが過大に評価されることがありますので，下腿だけでなく大腿部など，全身の筋ボリュームの評価も行うようにしましょう．

ポイント❸ 呼吸状態に問題はないか？

廃用症候群では不動による**呼吸筋の筋力低下，胸郭の可動域制限が生じ，1回換気量，分時換気量，肺活量の低下**が生じます．呼吸機能は日常生活動作レベルとも大きく関連しますので，ファーストコンタクト時の体動に伴う呼吸数などの呼吸状態の変化にも注意してください．

❸理学療法評価から予見すべきこと

評価❶ 易疲労性の評価を行う
脈拍数，自覚的運動強度などから疲労の程度を把握しましょう

廃用症候群に対する理学療法では運動療法や日常生活動作の指導を行うことが多くありますが，運動耐容能の低下や易疲労性がみられることが少なくありません．廃用症候群では疲労が強くなることで全身状態が悪化し，さらに臥床が続いてしまう悪循環に陥ることがあるため，**脈拍数や自覚的運動強度などを評価し，疲労の程度に注意しながら理学療法を行う必要**があります．自覚的運動強度とは，運動時の主観的負担度を数字で表すもので，代表的なものにBorg scale があります．Borg scale は 15 段階の尺度で構成され，患者の主観的な運動のきつさを指数で示してもらうことで運動強度を評価します．Borg scale では選んだ指数を 10 倍するとおよその心拍数に相当するといわれていま

Borg scale		修正 Borg scale	
20			
19	非常にきつい		
18			
17	かなりきつい	10	非常に強い
16		9	
15	きつい	8	
14		7	かなり強い
13	ややきつい	6	
12		5	強い
11	楽である	4	やや強い
10		3	適度
9	かなり楽である	2	弱い
8		1	かなり弱い
7	非常に楽である	0.5	とても弱い
6		0	

VAS（visual analogue scale）

きつさはない ─────────── 非常にきつい

図 4-1　自覚的運動強度の評価法

すが，比率尺度化した修正 Borg scale も活用されています（図4-1）．また，Borg scale 以外に VAS（visual analogue scale）も用いられます．VAS を用いた評価では 10 cm の横線を紙面上に準備し，左端を自覚的運動強度がないもの，右端を自覚的運動強度が最大であるものとして，自覚的運動強度を線上に患者自身に示してもらいます（図4-1）．いずれの評価においても，疲労が強くなりすぎないように注意しながら理学療法を進めます．

> **評価❷ 栄養状態を評価する**
> 評価表を使って転倒のリスクを把握しましょう

　先述した主観的包括的評価により栄養状態をスクリーニングし，栄養状態が不良であれば詳細な評価として，簡易栄養状態評価法（mini nutritional assessment short form）などによる評価を行うことになります．簡易栄養状態評価法では以下の 6 項目から栄養状態を判断します[5]．
1) 過去 3 か月間の食欲不振，消化器系の問題，咀嚼，嚥下困難などによる食事量減少
2) 過去 3 か月間の体重減少

3）自力歩行能力
4）過去3か月間の精神的ストレスや急性疾患の有無
5）神経・精神的問題の有無
6）BMI

　実際には理学療法士だけで栄養評価を行うのではなく，管理栄養士などほかの医療職スタッフと連携をとって評価することが多いと思われますが，**特に食事摂取量減少と体重減少は多くの栄養評価法に含まれている項目であり，理学療法実施時に最低限確認するべき項目として推奨されています**[6]．

❹運動療法および日常生活指導時の注意点

> **注意点**
> 廃用症候群の回復には廃用に陥っていた期間よりも長い期間が必要です

　廃用症候群は不動や低運動，臥床に起因しますが，廃用症候群の要因を長期臥床による不動と一様に捉えるのは適切ではなく，不動の原因となったものに注目する必要があります．その原因はさまざまで，生活環境や家屋環境，人的介助や物的介助の有無などにも注目すべきで，運動機能や日常生活動作レベルを向上させることだけでなく，場合によっては環境の改善や社会的サービスの導入なども検討するべきでしょう．また，廃用症候群では目に見える筋骨格系の症状を捉えやすくなりますが，加齢性変化や内部疾患など各臓器の状態も踏まえたうえで，日常生活全体を見直していく必要があります．

　また，廃用症候群の原因となる誤用症候群にも十分注意しなければいけません．特に，廃用症候群の理学療法では不適切な補助具などの選択による誤用症候群に注意が必要で，不適切な杖やサイズが合っていない車椅子の使用，不要なエアマットなどの使用により臥床が続かないよう，気をつけなければなりません．

　廃用症候群の回復には不要な安静臥床を避け，早期に理学療法を実施し，離床をすすめることが重要ですが，廃用症候群の患者のほとんどに低栄養を認めるため，積極的な理学療法によって筋萎縮や低栄養状態を進めてしまうことが

あります．そのため，管理栄養士などほかの医療職スタッフと連携しながら栄養状態の管理を行い，**早期の離床を図りながらも，廃用症候群の回復には廃用に陥っていた期間の数倍の期間が必要であることを認識し，焦らずに進めていくことが重要**です．

❺リスク発生に対する予防策

> **予防策**
> 廃用症候群の程度に合わせ，運動療法だけでなく日常生活動作を運動として捉えましょう

　廃用症候群の患者では筋萎縮や筋力低下を認めるため，筋力増強運動などの運動療法が有効となります．しかし，廃用症候群の程度によっては受容可能な運動強度が異なり，運動療法を導入することで疲労が強くなったり，筋萎縮や低栄養状態が進んでしまうこともあります．そのため，これらのリスクを予防するためには常に筋力増強運動のような運動療法を第一に選択するのではなく，**日常生活動作や移動など，生活における活動を促すことで総活動量を増加させ，廃用症候群を回復させていく**ことも考えてください．たとえば，1万歩歩いた場合の内側広筋におけるトレーニング効果に相当するトレーニングを考えた場合，臥床時のStraight Leg Raise（膝伸展位挙上）では1,223回ものトレーニングが必要となることが報告されています．このことは単なるトレーニングではなく，いかに生活活動を増やすことが重要かを示しており，廃用症候群における理学療法においても生活活動をうまく活用して廃用症候群の回復を目指してください．

引用・参考文献
本章の文献は左のQRコードを読み取るか，下記URLよりご覧いただけます（HTML方式）
http://www.igaku-shoin.co.jp/prd/03623/4.html
コンテンツは予告なしに変更・修正したり，また配信を停止する場合もございます．ご了承ください．

第5章

中枢神経疾患のリスク管理

第5章-1
脳卒中の病態と治療方針

> ⚠️ **リスク管理　ここに注目！**
> 1. 脳卒中発症のリスクを知る
> 2. 脳梗塞，脳出血，くも膜下出血の病態の違いを理解する
> 3. 病態の違いにもとづく治療方針，リハビリテーションを理解する

　脳卒中のリハビリテーションでは，脳卒中発症の要因・病型に対する知識，医学的管理と治療（手術・薬剤）に対する知識など，**「知識」を身につけることが最大のリスク管理**になります．脳卒中は急性期，回復期，維持期で医学的な治療・管理に大きな違いがあります．特に急性期では，脳梗塞と脳出血，くも膜下出血ではその治療に関して違いがあります．ここでは，それぞれの病態に応じた治療方針を理解しリスク管理につなげます．

❶脳卒中発症のリスクを知ろう

　まず，脳卒中の基本的なリスクを理解しておきましょう．

リスク❶ 高血圧
血圧が高いほど，脳卒中の発症率が高くなることに注意しましょう！

　脳出血と脳梗塞に共通する最大の危険因子が"高血圧"です[1,2]．**高血圧により，細い血管がダメージを受け，小さな瘤（microanurysm と呼ばれる微小動脈瘤）ができます**．小さな瘤で血管が破綻すれば脳出血になります．脳出血では被殻出血，視床出血で脳出血全体の 50％以上を占めています．被殻出血であればレンズ核線条体動脈が，視床出血であれば後視床穿通動脈や視床膝状体動脈が高血圧により破綻して出血をおこします．
　一方，高血圧により生じた瘤では，血流が滞り血のかたまり（微小血栓）がで

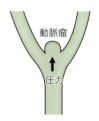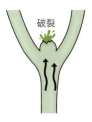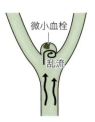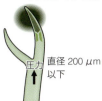

図 5-1　高血圧による血管の変化

きやすくなります．その血栓は血流に乗って運ばれ細い血管で詰まることがあります．また**高血圧は細い血管壁（穿通枝末梢部 200 μm 以下の血管）の変性（リポヒアリン変性）をおこし，小さな梗塞をおこすこともあります（ラクナ梗塞）**（図 5-1）[3]．

リスク❷　糖尿病
糖尿病は脳梗塞の独立した危険因子．発症リスクが 2～3 倍高まります

　糖尿病は高血糖，遊離脂肪酸の過剰，インスリン抵抗性を介して酸化ストレスの増大や終末糖化産物（advanced glycation end products；AGEs）産生の増加がおこり，**血管内皮細胞機能を傷害して血管収縮，炎症，血栓を誘発することで動脈硬化の原因**となります（図 5-2）．

　糖尿病はアテローム血栓性脳梗塞，心原性脳塞栓症，ラクナ梗塞いずれの病型に対しても危険因子となります．また，糖尿病患者の脳出血発症リスクは 1.56 倍であり，糖尿病が脳出血発症の危険因子となります[4]．糖尿病患者に脳出血を発症した場合は皮質下出血よりも深部出血をきたす患者が多い傾向にあります[5]．

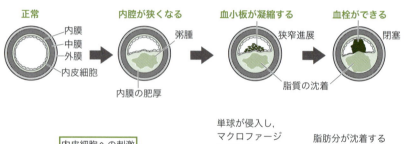

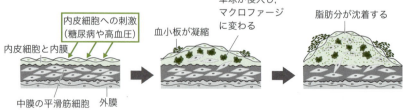

図 5-2　血管のアテローム変性

リスク❸ 脂質異常症
高コレステロール血症は脳梗塞の危険因子！

　わが国における久山町研究では，**高 LDL（low-density lipoprotein cholesterol）血症がアテローム血栓性脳梗塞とラクナ梗塞の発症リスクを高める**ことが報告されています（図 5-3）[6]．脳梗塞のなかでも心原性脳塞栓症では，脂質異常の関与は少ないとされ，脂質異常の関与は脳梗塞病型ごとに異なるとされています．一方，低コレステロール血症は栄養状態不良を反映し，それが脳出血のリスクとなります[7]．

リスク❹ 心房細動
心房細動が脳梗塞の危険因子であることをおさえよう！

　非弁膜症性心房細動（nonvalvular atrial fibrillation；NVAF）は脳梗塞の危険因子となります．NVAF 患者の脳梗塞発症率は平均 5%/年であり，心房細動のない人の 2〜7 倍高い値となっています．また，発症後 7 日以内に入院した脳梗塞患者の 20.8% に心房細動を合併していたとの報告もあります．心房細動があ

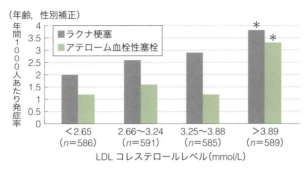

図 5-3　久山町研究での LDL コレステロール値と脳梗塞発症率

[Imamura T, et al：LDL cholesterol and the development of stroke subtypes and coronary heart disease in a general Japanese population：the Hisayama study. Stroke, 40(2)：382-388, 2009 より]

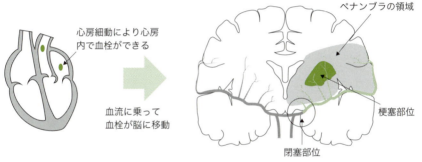

図 5-4　心原性脳塞栓症の発症メカニズム

ると，心房内の血流が乱れて滞るため，心房内に血のかたまり（血栓）ができやすくなります．心房内でできた血栓が血流にのって脳に運ばれ，脳の血管が詰まると，脳梗塞（心原性脳塞栓症）をおこします（図 5-4）[8, 9]．

❷脳梗塞の病態と治療方針を把握しよう

> **脳梗塞❶ 病態の理解**
> 脳梗塞にも種類があり，その病態とリスクの違いに注意しましょう！

1)脳梗塞の種類を理解しよう

　脳梗塞とは，脳の血管が詰まって血液が流れなくなり，酸素とブドウ糖が供給されなくなるために脳組織が死んでしまう病気です．

　血管が詰まる原因によって，**アテローム血栓性脳梗塞(28.8%)，心原性脳塞栓症(27.7%)，ラクナ梗塞(31.2%)に大別**されます．脳梗塞はこれらの原因で脳への血流が阻害され脳の不可逆的な変化をおこすものです(表 5-1)．

表 5-1　脳梗塞の病型と発生機序

	アテローム血栓性塞栓	心原性脳塞栓症	ラクナ梗塞
病型	太い血管／アテローム／血栓(血小板が主体)／破れ込んだアテローム	太い血管／赤血球とフィブリン(凝固蛋白)	細い血管／厚くなった血管壁
発症機序	アテローム硬化によって狭窄した血管に血栓が形成され閉塞する場合と，頸動脈などのアテローム硬化部にできた血栓が一部剥がれて脳動脈に詰まる場合がある．	心房細動(AF)により左心房内に血栓形成され，その血栓が脳内の動脈を閉塞する．AF以外にも弁膜症や不整脈などが血栓の誘因となる．	高血圧が続くことにより穿通枝末梢部付近で血管壁の変性(リポヒアリン変性)がおこり，血管が閉塞する場合と，穿通枝近位部に微小アテロームが形成され，血管が閉塞する場合がある．
症状	脳梗塞の部位により，運動麻痺，感覚麻痺，高次脳機能症状，失調症状など多彩な症状を呈する．	梗塞の部位領域により運動麻痺，感覚麻痺，高次脳機能障害，失調症状など多彩な症状を呈する．再開通後に出血性梗塞をおこしやすい．	障害される部位が限局されるため，その部位により純粋運動性不全片麻痺，純粋感覚麻痺，運動失調性不全片麻痺，構音障害-手不器用症候群，感覚運動性麻痺の5型がある．多発性の場合には，パーキンソニズムを呈する．

2)脳血流の自動調節が破綻

> **平均血圧の算出法**
>
> 平均血圧＝拡張期血圧＋脈圧*/3
> ＊脈圧＝収縮期血圧－拡張期血圧

　脳卒中において高血圧は最大の発症リスク因子です．正常時の脳循環において，脳血流は平均血圧が 60～160 mmHg の範囲であれば一定になるように調節されています．**脳梗塞患者，特に主幹動脈に狭窄を有する患者は，脳血流自動調節能下限域が右方に偏位**します(図5-5)[10]．しかも急性期においては血圧の変動≒脳血流量の変動になりやすくなっています．また，脳血流自動調節障害の期間も，傷害部位などにより違いがあります(表5-2)[11]．

　一方，脳出血の場合は小～中等大の脳内出血では脳血流自動調節能は保たれており，降圧に伴う危険は少なく，降圧治療の有用性を示されています[12]．そのため脳出血の多くは，急性期治療として血圧を一定レベルまで下げる場合が多くなります．しかし，高血圧患者の脳血流自動調節能は右方偏位しているため，血圧を下げすぎると脳血流が不足する可能性があります．そのため，血圧の大きな変動は脳血流量を変化させ，病態や予後に影響する可能性があることを理解しておきましょう．

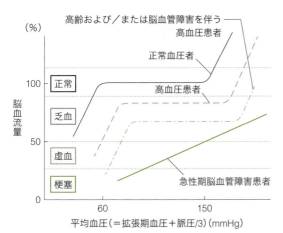

図 5-5　脳血流自動調節能
[黒田淳哉, 井林雪郎：脳卒中予防における厳格な血圧管理の重要性―EBM と脳血流自動調節能の観点から. 血管医学, 7(2)：161-168, 2006 より]

表 5-2　脳梗塞における脳循環自動調節の障害期間

脳血管障害のタイプ	自動調節の障害期間
脳梗塞 ・主幹動脈領域 ・分枝領域 ・ラクナ梗塞	 30～40 日 2 週間 4 日
TIA	半日
脳幹部梗塞	時に 100 日以上に及ぶ

[海老原進一郎, ほか：脳卒中の脳循環動態. クリニカ, 7：426-433, 1980]

3) 急性期の脳梗塞ではペナンブラが存在

　脳梗塞では，血流が途絶え，神経細胞は急速にその機能を停止します．局所の脳虚血による高度の虚血部位（不可逆的）とその周辺に存在する虚血の程度がやや低い部位があります．この低い部位には神経機能が抑制されているが神経細胞死には至っていない領域があり，この領域を"ペナンブラ"と呼びます（図5-6a）．ペナンブラは，血流低下が持続すると梗塞に陥りますが，血流回復や脳保護療法など適切な治療が行われると，神経機能が回復し梗塞から免れます．したがって，**急性期脳梗塞治療においてはペナンブラを回復することが機能予後の改善のために重要**となり，脳血流を維持するためにも血圧管理をはじめとした初期治療が重要になります．

4) 再開通すると出血をおこしやすい（出血性梗塞）

　脳血管の閉塞によって**閉塞部位以降の血管は脆弱になります．その状況で閉塞した血管が再開通すると，脆弱だった部位が破綻し出血するものと考えられています（出血性梗塞）**（図5-6b）．出血性梗塞の大部分は塞栓性梗塞によって生じます．出血性梗塞の好発時期は，脳梗塞発症後1～2日後，あるいは2週間後の二峰性です．出現頻度は塞栓症と血栓症に分けて検討すると，脳塞栓症の50～70％が出血性梗塞に移行するのに対して，脳血栓症は3～20％とされています．一般に，脳塞栓症の経過中に頭部MRIで出血性梗塞と診断される例は40％程度とされていますが，症候が悪化して臨床的に診断されるのは5～10％程度です．現在，塞栓症の頻度が増加していること，心房細動に対する抗凝固療法が広く普及すること，血栓溶解療法により血管再開通の頻度が増加することから，今後出血性梗塞の頻度は増加すると予想されています[13]．

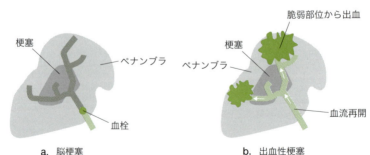

図5-6　出血性梗塞の発生機序

出血性梗塞の特徴

出血性梗塞への移行頻度
- 脳塞栓症では 50〜70％が移行
- 脳血栓症では 3〜20％が移行

症状の変化
- 症状の悪化は 5〜10％程度
- 多くはもとの責任病巣内の障害

好発時期
- 発症後 1〜2 日後と 2 週間後の二峰性

脳梗塞② 治療方針
病態の違いによる治療方針の違いを理解しましょう！

　脳梗塞急性期の医学的治療は各病型により異なります（表5-3）[14]．そのため，治療におけるリスクを把握するために，治療内容，使用薬剤，管理方法を把握しておきましょう．

1）脳梗塞患者の血圧はやや高めに管理されていることがある

　脳梗塞患者では，脳血流自動調節能下限域が右方に偏位しています[15]（図5-5，p.165）．血圧の低下が病巣周辺の局所血流の低下に直結し，病巣（梗塞巣）の増大をきたす可能性があります．そのため，**脳梗塞急性期には原則として積極的な降圧治療は行われません**[1]．ただし，発症後 4.5 時間以内の組織プラスミノゲン・アクティベータ（recombinant tissue plasminogen activator；rt-PA，アルテプラーゼ）の静脈内投与による血栓溶解療法が予定されている患者では，収縮期血圧 185 mmHg 超過，または拡張期血圧 110 mmHg 超過の場合に静脈投与による降圧治療が行われます．また，血管内治療（血栓回収療法など）を予定している患者についても血栓溶解療法同様の血圧管理となります．各病型における急性期の血圧管理の流れを表 5-4 に示しました[16]．

2）血栓溶解療法は発症後 4.5 時間以内に行う

　遺伝子組み換え組織プラスミノゲン・アクティベータ（rt-PA，アルテプラーゼ）の静脈内投与はフィブリンを分解し最終的に血栓を溶解します．rt-PA 静

表 5-3　脳卒中急性期の病型別治療

<table>
<tr><th colspan="2" rowspan="2"></th><th rowspan="2"></th><th colspan="4">発症経過日数</th></tr>
<tr><th>4.5 時間
以内</th><th>4.5 時間〜
2 病日</th><th>2 病日〜
7 病日</th><th>8 病日〜
14 病日</th></tr>
<tr><td rowspan="11">脳梗塞の病型と急性期治療</td><td colspan="2">全病型</td><td colspan="4">急性期リハビリテーション【グレード A】</td></tr>
<tr><td colspan="2"></td><td colspan="4">全病型　脳保護療法　エダラボン　30 mg×2 回/日【グレード B】</td></tr>
<tr><td colspan="2" rowspan="2">ラクナ梗塞</td><td rowspan="2">rt-PA 静注　0.6 mg/Kg
【グレード A】</td><td colspan="3">オザグレルナトリウム点滴静注(800 mg/回×2)
【グレード B】</td></tr>
<tr><td colspan="3">経口抗血小板薬(アスピリン　160〜300 mg/日)
【グレード A】</td></tr>
<tr><td colspan="2" rowspan="4">アテローム血栓性
脳塞栓症</td><td rowspan="2">rt-PA 静注
0.6 mg/Kg
【グレード A】</td><td colspan="2">アルガトロバン静注
(発症 48 時間以内)
(60 mg/日×2 日間＋10 mg/回
×5 日間)【グレード B】</td><td></td></tr>
<tr><td></td><td colspan="2">オザグレルナトリウム点滴静注
(発症 48 時間以降)
(800 mg/回×2)【グレード B】</td></tr>
<tr><td colspan="2">6 時間以内　血管内治療
(機械的血栓回収療法)
(ステントレトリーバーなど)
【グレード A】</td><td colspan="2">アルガトロバン
もしくはオザグレルナトリウム点滴</td></tr>
<tr><td colspan="2" rowspan="2">心原性脳塞栓症</td><td colspan="2">6 時間以内　血管内治療
(機械的血栓回収療法)
(ステントレトリーバーなど)
【グレード A】</td><td colspan="2">ヘパリンナトリウム点滴,
経口抗凝固薬</td></tr>
<tr><td>rt-PA 静注　0.6 mg/Kg
【グレード A】</td><td colspan="2">ヘパリンナトリウム持続点滴静注
(APTT　2〜2.5 倍)
【グレード C1】</td><td>〜7 日以内に
経口抗凝固薬</td></tr>
<tr><td rowspan="7">血圧管理</td><td rowspan="2">血栓溶解療法
予定患者※</td><td>降圧対象</td><td colspan="2">SBP＞185 mmHg
または DBP＞110 mmHg</td><td colspan="2" rowspan="4">降圧対象者
SBP＞220 mmHg または
DBP＞120 mmHg
降圧目標
前値の 85〜90%</td></tr>
<tr><td>降圧目標</td><td colspan="2">血栓溶解療法施行中および施行
後 24 時間は＜180/105 mmHg を
目標</td></tr>
<tr><td rowspan="2">血栓溶解療法を
行わない患者</td><td>降圧対象</td><td colspan="2">SBP＞220 mmHg
または DBP＞120 mmHg</td></tr>
<tr><td>降圧目標</td><td colspan="2">前値の 85〜90%</td></tr>
<tr><td colspan="2">使用薬剤</td><td colspan="2">ニカルジピン，ジルチアゼム,
ニトログリセリンやニトロプル
シドの微量点滴静注</td><td colspan="2">ニカルジピン，ジルチアゼム，ニト
ログリセリンやニトロプルシドの微量
点滴静注，または経口薬(Ca 拮抗薬,
ACE 阻害薬，ARB，利尿薬)</td></tr>
</table>

SBP：収縮期血圧，DBP：拡張期血圧，MBP：平均動脈血圧
※血栓回収法予定患者については，血栓溶解療法に準じる.
[出口健太郎，阿部康二：脳梗塞の治療ガイドライン．岡山医学会雑誌，125(2)：159-162, 2013 より改変]

第5章　中枢神経疾患のリスク管理

表5-4　脳血管障害を合併する高血圧の治療

期間	診断	降圧治療対象	降圧目標	降圧薬
超急性期 (発症24時間以内)	脳梗塞 発症4.5時間 以内	血栓溶解療法予定患者[※1] SBP＞185 mmHg またはDBP＞110 mmHg	血栓溶解療法施行中 および施行後24時間 ＜180/105 mmHg	ニカルジピン，ジルチアゼム，ニトログリセリンやニトロプルシドの微量点滴静注
	脳梗塞 発症24時間 以内	血栓溶解療法を行わない患者 SBP＞220 mmHg またはDBP＞120 mmHg	前値の85～90％	
	脳出血	SBP＞180 mmHg またはMBP＞130 mmHg SBP 150～180 mmHg	前値の80％[※2] SBP：140 mmHg程度	
	くも膜下出血 (破裂脳動脈瘤で 発症から脳動脈瘤 処置まで)	SBP＞160 mmHg	前値の80％[※3]	
急性期 (発症2週 以内)	脳梗塞	SBP＞220 mmHg またはDBP＞120 mmHg	前値の85～90％	ニカルジピン，ジルチアゼム，ニトログリセリンやニトロプルシドの微量点滴静注または経口薬(Ca拮抗薬，ACE阻害薬，ARB，利尿薬)
	脳出血	SBP＞180 mmHg またはMBP＞130 mmHg SBP 150～180 mmHg	前値の80％[※2] SBP：140 mmHg程度	
亜急性期 (発症3～4 週)	脳梗塞	SBP＞220 mmHg またはDBP＞120 mmHg SBP 180～220 mmHgで頸 動脈または脳主幹動脈に 50％以上の狭窄のない患者	前値の85～90％ 前値の85～90％	経口薬(Ca拮抗薬，ACE阻害薬，ARB，利尿薬)
	脳出血	SBP＞180 mmHg MBP＞130 mmHg SBP 150～180 mmHg	前値の80％ SBP：140 mmHg程度	
慢性期 (発症1か月 以後)	脳梗塞	SBP≧140 mmHg	＜140/90 mmHg[※4]	
	脳出血 くも膜下出血	SBP≧140 mmHg	＜140/90 mmHg[※5]	

SBP：収縮期血圧，DBP：拡張期血圧，MBP：平均動脈血圧

※1　血栓回収療法予定患者については，血栓溶解療法に準じる．

※2　重症で頭蓋内圧亢進が予想される症例では血圧低下に伴い脳灌流圧が低下し，症状を悪化させるあるいは急性腎障害を併発する可能性があるので慎重に降圧する．

※3　重症で頭蓋内圧亢進が予想される症例，急性期脳梗塞や脳血管攣縮の併発例では血圧低下に伴い脳灌流圧が低下し症状を悪化させる可能性があるので慎重に降圧する．

※4　降圧は緩徐に行い，両側頸動脈高度狭窄，脳主幹動脈閉塞の場合には，特に下げすぎに注意する．ラクナ梗塞，抗血栓薬併用時の場合は，さらに低いレベル130/80 mmHg未満を目指す．

※5　可能な症例は130/80 mmHg未満を目指す

[日本高血圧学会高血圧治療ガイドライン作成委員会(編)：高血圧治療ガイドライン2014．p59，2014より]

169

注療法は，脳動脈を閉塞させた血栓を溶解し再開通させることで脳組織を救済することを目的とした治療になります．rt-PA 静注療法は，脳梗塞に対して唯一認可された血栓溶解療法であり，発症 4.5 時間以内の脳梗塞のすべての病型に適応があります[17]．しかし治療後 1 週間以内の症候性頭蓋内出血は rt-PA 静注療法によって増加するとされています．症候性頭蓋内出血の発症率は，発症 24〜36 時間後に 1 点以上の NIHSS(national institutes of health stroke scale)の増悪を伴う頭蓋内出血が 3.3〜7.3 ％におこると報告されています[18]．血栓溶解療法実施後の急性期リハビリテーションでは，**症候性頭蓋内出血のリスクを把握して実施する必要**があります．

3)抗凝固療法

　発症 48 時間以内で病変最大径が 1.5 cm を超すような脳梗塞(心原性脳塞栓症を除く)には，選択的トロンビン阻害薬のアルガトロバンが勧められます[1]．しかし抗凝固薬の使用は血栓症を予防する一方，出血もおこしやすくなります．急性期リハビリテーションにおいても，抗凝固療法を実施している場合には出血のリスクを把握しておく必要があります．抗凝固療法中の大出血発症のリスクを予測するスコアは複数ありますが，わが国では **HAS-BLED スコア**(表 5-5)がよく用いられています[19]．HAS-BLED スコアが **3 点以上では大出血のリスク管理が重要**であり，脳卒中急性期のリハビリテーションを行う際に把握しておきたい事項でもあります．

4)急性期抗血小板療法

　『脳卒中ガイドライン 2015』では発症早期(48 時間以内)の脳梗塞患者の治療法として強く勧められています．アスピリン 160〜300 mg/日の経口投与は，発症早期(48 時間以内)に開始した場合の脳梗塞患者の転帰改善に有効とされています[1]．急性期脳梗塞例にはアスピリンとクロピドグレルの併用療法が行

表 5-5　HAS-BLED スコア

H	高血圧[※1]	
A	腎・肝機能障害(各 1 点)[※2]	※1　収縮期血圧＞160 mmHg
S	脳卒中	※2　腎機能障害：慢性透析や腎移植，血清クレアチニン 200
B	出血[※3]	μmol/L(226 mg/dL)以上
L	不安定な国際標準比(INR)[※4]	肝機能異常：慢性肝障害(肝硬変など)または検査値異常(ビリルビン値＞正常上限×2 倍，AST/ALT/ALP＞正常上限×3 倍)
E	高齢者(65 歳より高齢)	※3　過去の出血歴かつ／または出血傾向(出血素因，貧血など)
		※4　不安定な／高値 INR または TTR＜60％
D	薬剤・アルコール(各 1 点)[※5]	※5　抗血小板薬や NSAIDs 併用またはアルコール依存症

[矢坂正弘：脳出血と脳梗塞の既往を有する心房細動症例の抗凝固療法．Cardio-Coagulation, 4(2)：111-116, 2017]

われることがありますが，長期の併用療法は出血のリスクが脳卒中再発予防効果を上回ってしまうことから推奨されません[20]．

5) 開頭外減圧療法

　減圧術(減圧開頭術)とは，脳浮腫が強く脳ヘルニアが差し迫っている場合に，頭蓋骨の一部を外して頭蓋内部の圧力を外に逃がし，脳幹への圧迫を減らすことで救命をはかる方法です(図5-7)[21, 22]．脳梗塞や脳出血に続発する**脳浮腫は発症1日目から出現し，3〜4日で最大**となります．軽症の脳梗塞に関しては，脳浮腫による悪循環の程度が軽く，外科的外減圧術の効果はないとされています．

　一方，半球性の大梗塞では，保存的治療のみでは死亡率が70〜80％と非常に高く[21]，適応を満たせば発症48時間以内に硬膜形成を伴う外減圧術が強く勧められます[1]．開頭外減圧術を実施した場合の急性期リハビリテーションでは，頭蓋骨を外した状態となっているため，**頭部の保護には十分に注意する必要**があります．また，発症48時間以内の外減圧術は，患者の1年後の生存率とmRS(modified Rankin scale)を改善する一方，生存者の多くは要介護状態であったとしています．そのため，**外減圧術施行の有無は患者の予後を把握するうえでも重要**な情報となります．

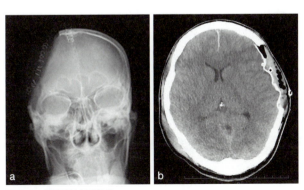

図5-7　開頭外減圧術後
[a：川原信隆：脳梗塞の治療　急性期治療　外科治療．日本臨牀，72(増刊号7)：69-73，2014]
[b：塩見直人，ほか：救命救急センター初療室における緊急減圧開頭術が奏功した重症急性硬膜下血腫の2例．脳神経外科，45(2)：155，2017]

> **📋 開頭外減圧術の管理のポイント**
>
> 外減圧術が行われた場合,以下のことに注意します[23].
> ①外減圧側と反対側に下側肺障害が生じやすい.
> ②肺合併症予防のため,外減圧側への体位変換を積極的に行う.
> ③外減圧側への体位変換は,外減圧部をクッションで浮かし圧迫を避ける.
> ④外減圧側への体位変換では,観察を怠らない.

6) 血管内再開通療法(機械的血栓回収療法,局所線溶療法)

前方循環系の主幹脳動脈(内頸動脈または中大脳動脈 M1 部)閉塞と診断された場合,rt-PA 療法と併せて,発症 6 時間以内に主にステントレトリーバーを用いた血管内再開通療法(機械的血栓回収療法,図 5-8)を開始することが強く勧められています[1].血管内再開通療法によるリハビリテーションへの関連については十分な検討がされていません.しかし,血管内再開通療法後には抗凝固療法が行われていることが予測されますので,出血のリスクを考えながらのリハビリテーションが必要になります.

7) 脳保護療法

フリーラジカルを抑え,梗塞の拡大を防ぎます.『脳卒中ガイドライン 2015』では脳保護作用が期待されるエダラボンは脳梗塞(血栓症・塞栓症)患者の治療法として勧められています.エダラボンの静脈内投与は発症 72 時間以内の患者の転帰改善に有用です.脳梗塞がおこると脳組織を傷害するフリーラジカルが発生し,梗塞巣の拡大がおこります.フリーラジカルは,すぐに抗酸化剤を酸化させるため,抗酸化剤(エダラボン)を先に体内に取り込むことで,フリーラジカルが大量にあっても,脳細胞が傷害されず脳が保護されます[24].

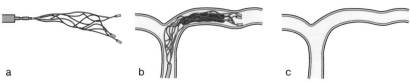

図 5-8 ステントレトリーバー
a:ステントレトリーバー,b:ステントレトリーバーが血管内で血栓を回収,c:血栓回収後

❸脳出血の病態と治療方針を把握しよう

> **脳出血❶ 病態の理解**
> 脳出血には好発部位があります．これらを整理して覚えましょう

　1965年時点では日本の脳卒中死亡率が世界で最も高く，なかでも脳出血の死亡率が非常に高い状況でした．しかし高血圧治療の普及や食生活などの改善で1975年には脳梗塞の死亡率よりも脳出血の死亡率が低くなりました．脳出血の死亡率低下は1980年代まで続きましたが，それ以降は横這いで現在に至っています．

　脳出血は出血部に一致した大脳皮質の巣症状を呈します．痙攣発作を生じることがあり，頭蓋内圧亢進症状として頭痛，嘔吐，意識障害の出現もあります．**脳出血の好発部位とその症状，合併症を知っておくことがリスク管理につながります**(表5-6)．

1) 被殻出血

　脳出血のなかで最も頻度が高く，出血源はレンズ核線条体動脈(別名，脳卒中動脈)外側枝で，出血が大きければ内包を障害するので血腫と反対側の片麻痺が出現します．内包の障害部位，大きさにより，運動，感覚麻痺の程度がさまざまです．また，高次脳機能障害の合併も多くみられます．

2) 視床出血

　出血源は後視床穿通動脈および視床膝状体動脈であり，被殻出血よりも高齢者に多くみられます．出血が内包に進展すると反対側の片麻痺を生じますが，外側部に出血点が多いため**麻痺に比べよく感覚障害が強く**出ます．出血が視床下部や中脳に進展すると重度の意識障害をきたし，予後不良となります．また**血腫が第3脳室に穿破すると水頭症を合併しやすく，意識障害も遷延化して予後不良な例が多くなります**．

3) 皮質下出血

　高血圧性皮質下出血は，高血圧性脳出血の1つであり，高血圧による髄質動脈の動脈硬化が原因としておこります．高血圧性皮質下出血は，ほかの高血圧性脳出血(被殻，視床，脳幹，小脳)と比較し，70歳以上の高齢者に好発し，

表5-6 脳出血の好発部位

診断名 (割合)	脳画像(CT)	好発部位	症状	合併症
被殻出血 (29%)		レンズ核線条体動脈外側枝	・血腫の進展で内包が障害されると反対側の感覚・運動麻痺が出現. ・被殻単独の障害では麻痺は出にくいが筋緊張の異常やパーキンソニズムの可能性 ・優位半球では運動性失語, 感覚性失語, 劣位半球では高次脳機能障害.	出血量が多い場合 ・強い意識障害(半昏睡~昏睡状態) ・瞳孔異常 ・脳ヘルニア
視床出血 (26%)		後視床穿通動脈および視床膝状体動脈	・出血が内包に進展すると片麻痺 ・外側部に出血点が多いため麻痺に比べ感覚障害が強く出やすい. ・出血が視床下部や中脳に進展すると重度の意識障害をきたし, 予後不良.	血腫が第3脳室に穿破すると急性水頭症を合併しやすく, 意識障害も遷延化して予後不良
皮質下出血 (19%)		側頭葉や頭頂葉に多くみられ, 前頭葉, 後頭葉にもおきる	出血部に一致した大脳皮質の巣症状	脳室穿破やくも膜下出血
橋出血 (脳幹) (9%)		脳底動脈の正中穿通動脈	・重症例では発症後急速に昏睡状態, 四肢麻痺などを呈し数時間~数日で死に至る. ・血腫が限局している場合, 四肢および体幹の運動失調, 嚥下障害, 構音障害など重度の障害.	
小脳出血 (8%)		上小脳動脈分枝で, 歯状核部の出血が多い	・強い頭痛, 悪心, 嘔吐, 回転性めまい, 起立歩行不能で発症. ・四肢の麻痺は認めず, 病巣と同側の失調症状, 構音障害, 外転神経麻痺, 末梢性顔面神経麻痺.	第4脳室穿破による急性閉塞性水頭症

[前田眞治:標準理学療法学・作業療法学・言語聴覚障害学別巻 脳画像, p92-95, 医学書院, 2017 より画像を引用改変]

皮質下出血の約50%が高血圧性とされています. 症状はさまざまですが, 頭痛や痙攣発作および出血部位に応じた巣症状をきたします. 一般的に高血圧性脳出血は非高血圧性出血に比べて血腫が大きいことが多く, 脳室穿破やくも膜下出血を合併することもみられます. 症状は出血部に一致した大脳巣症状を呈し, 側頭葉や頭頂葉に多くみられますが, 前頭葉, 後頭葉にもおきます[26]. また, 頭蓋内圧亢進症状を伴うことがあり, 頭痛, 嘔吐, 意識障害が出現することがあります.

表 5-7 橋出血の急性期の臨床症状

意識障害	・意識障害がみられる例の死亡率は極めて高い. ・過去の報告でも,重症意識障害例の転帰は,その 50〜85％が死亡する. ・意識レベルが JCS 1 桁の例では最終的な ADL はほぼ自立可能であるのに対して,2 桁では要介助から死亡,3 桁では寝たきりから死亡の転帰をとる.
異常呼吸	・Cheyne Stokes respiration（チェーン・ストークス呼吸），gasping respiration（あえぎ呼吸），ataxic respiration（失調性呼吸）などと表現されている脳幹出血症例で観察される呼吸パターン異常は,血腫の直接,間接の呼吸中枢への障害を示唆し,予後不良の徴候である.
眼症状	・橋出血では通常 1 mm 以下の瞳孔径を示し,pinpoint pupil と呼ばれる. ・橋下部被蓋の橋傍正中部網様体が損傷されると,眼球は病巣の反対側への水平共同偏視あるいは病側への随意運動障害を認める.
体温	・中枢性高熱は脳幹部の損傷による刺激症候とされ,予後不良の徴候とされる.

［東登志夫：橋出血の病態．日本臨牀，72（増刊号 7）：364-368，2014］

4）脳幹出血（橋出血）

出血源は脳底動脈の正中穿通動脈です．重症例では発症後急速に昏睡状態に陥り，四肢麻痺などを呈し数時間から数日で死亡に至ります．橋出血の急性期の臨床症状を表 5-7 に示します[27]．運動障害の多くは，四肢および体幹の運動失調が強くみられ，嚥下障害，構音障害など重度な障害を呈します．

5）小脳出血

出血源は上小脳動脈分枝で，歯状核部の出血が多くみられます．強い頭痛，悪心，嘔吐，回転性めまい，起立歩行不能で発症しますが，四肢の麻痺は認めません．**病巣と同側の失調症状，構音障害のほか外転神経麻痺，末梢性顔面神経麻痺がみられることもあります**（表 5-8）[28]．発症後意識が保たれている軽症型と，第 4 脳室穿破による急性閉塞性水頭症を伴う劇症型があります．

> **脳出血❷ 治療方針**
> 二次的な脳障害を回避し，早期リハに移行することが基本！

脳出血の場合，出血により脳組織が破壊されるため血腫が占拠している脳組織の治療は困難になります．したがって，**血腫の圧迫や圧迫に起因する脳虚血，脳浮腫，急性水頭症などによる二次的な脳障害を回避し，早期にリハビリテーションに移行することが急性期集中治療の最大の目的になります**．

脳出血に対して行われる治療には，内科的治療と外科的治療があります．脳

表 5-8　小脳出血の出血部位による症状

障害部位	破壊による症状	機序・特徴
小脳半球	運動失調	測定異常，運動分解など
	眼振	注視方向性律動性眼振
	筋緊張低下，腱反射減弱	
	断綴性構音障害・構音障害性失声	傍虫部領域の病変による発声筋の共同運動障害
上部虫部	歩行失調	足の開きの広い歩行，つぎ足歩行障害
下部虫部	体幹失調	上部虫部より失調の程度が強い
	眼振・異常眼球運動	前庭動眼反射における眼球運動範囲の調整障害
上小脳脚・歯状核	企図振戦	歯状核-赤核-オリーブ-小脳のフィードバック回路の障害
	姿勢時振戦	
	動作性ミオクローヌス	
下小脳脚	体幹失調	前葉症状よりも失調の程度が強い
	平衡感覚障害	
	眼球の偏位	

［小笠原ゆかり，嶋村則人，大熊洋揮：小脳出血　小脳出血の病態．日本臨牀，72(増刊号 7)：376-380，2014］

出血の多くは高血圧性によるものであるため，基本的に再出血および出血部位の拡大を抑えることを目的に，血圧は低めに管理されています．そのため，リハビリテーションでは血圧管理がリスク管理上重要になりますが，そのほか基本的な治療内容を理解しておくこともリスクを把握するうえで重要です．以下に脳出血急性期の治療について説明します．

1)内科的治療

●血圧コントロール

脳内出血の多くは高血圧性であり，急性期にはできるだけ早期に収縮期血圧 140 mmHg 未満に降下させ，7 日間維持することを考慮してよいとされています[1]．脳出血超急性期から急性期の血圧管理は，主に ASA(American Heart Association)のガイドラインに準じて行われます[12]．基本的な血圧コントロールについては，表5-4(p.169)に示すとおりです．

●止血剤の投与

『脳卒中ガイドライン 2015』では通常の高血圧性脳出血急性期では，血液凝固系に異常がない場合，血液凝固因子を含めた血液製剤の投与は行わないように勧められています．ただし，高血圧性脳出血であっても，血小板や血液凝固系の異常を合併し出血傾向が認められる症例では病態に応じて血小板，プロトロンビン複合体，新鮮凍結血漿などの血液製剤の投与を考慮してもよいとなっています．また，脳出血急性期に対して血管強化薬，抗プラスミン薬の使用を

第5章　中枢神経疾患のリスク管理

考慮してもよいとなっています.

● 脳浮腫・頭蓋内圧亢進の管理

　脳出血後の血腫周囲脳浮腫に対する抗脳浮腫薬の第一選択は高浸透圧液です. 浸透圧液は血清圧上昇の結果, 組織内の水分を血管内に移行させて脳浮腫を軽減させる作用があるものです. グリセロール溶液とマンニトール溶液が頻用されます. また脳出血の急性期治療では, 血腫周囲脳浮腫に早期に対応して頭蓋内圧上昇を予防するため, 姿勢管理も重要になります. 体位変換は急激な血圧低下に留意しながら, 頸静脈還流の保持のため20〜30度ギャッチアップして姿勢保持します. 頭位は頸静脈循環障害を避けるため正中位で保持します. 頸静脈からのカテーテル留置などは控えます. **急激な頭蓋内圧の亢進がおこると血圧上昇と徐脈(Cushing 現象)がみられる**ことがある[29]ので注意が必要です.

　☑ **脳浮腫・頭蓋内圧亢進時の管理のポイント**

- 抗脳浮腫薬の使用
- ギャッチアップ20〜30度
- Cushing 現象に注意
  頭蓋内圧の急激な亢進 ➡ 末梢血管抵抗上昇 ➡ 血圧上昇 ➡
  心拍出量低下 ➡ 心拍数低下(徐脈)

---

2) 外科的治療

　脳出血に対する手術適応は比較的限られており, 血腫の部位と大きさおよび意識状態により検討します. 原則的に血腫が少量で神経学的症状が軽微あるいは意識レベルが深昏睡の症例に対しては, 外科治療は行われません(**表5-9**)[30].

3) 呼吸の管理

　脳出血急性期では適切な換気により高CO_2血症による頭蓋内圧亢進を予防すべきとされています. 人工呼吸器により呼吸を補助している症例では, 軽度な過換気にて$PaCO_2$を30〜35 mmHgで管理します. $PaCO_2$が低下すると脳血管床の容積が減少し, 脳圧は25〜30%減少するため頭蓋内圧亢進症例では低CO_2での管理が勧められます[1]. しかし, この効果は短期的とされており, 過換気療法後は頭蓋内圧が再び上昇しやすいことに注意が必要です. 脳出血後に急性呼吸窮迫症候群(acute respiratory distress syndrome；ARDS)をきたした症例では1回換気量が8 mL/kgを超えるとARDS増悪および死亡リスクが増加するという報告があります[31].

177

表 5-9　高血圧性脳出血の手術適応

被殻出血	神経学的所見が中等症．血腫量が 31 mL 以上かつ血腫による圧迫が高度なもの．JCS 20〜30 の場合は定位的脳内血腫除去手術
視床出血	急性期血腫除去を勧める根拠はない．脳室内穿破による脳室拡大の強いものは脳室ドレナージ
皮質下出血	脳表から深さが 1 cm 以下のものは開頭血腫除去術
小脳出血	最大径が 3 cm 以上で神経学的症候が増悪している場合，または脳幹を圧迫し水頭症をきたしている場合
脳幹出血	急性期血腫除去を勧める根拠はない．脳室内穿破による脳室拡大の強いものは脳室ドレナージ
成人の脳室内出血	急性水頭症が疑われるものは脳室ドレナージ．

［中溝玲，飯原弘二：脳卒中急性期の外科治療．日本臨牀，72(増刊号 5)，709-713，2014 より］

頭蓋内圧亢進時の呼吸管理のポイント

- $PaCO_2$ を 30〜35 mmHg で管理(効果は短期間)
- 脳圧 25〜30％減少
- 過換気療法後は頭蓋内圧が再び上昇しやすい
- ARDS 症例では 1 回換気量 8 mL/kg を超えるとリスク増大

❹くも膜下出血の病態と治療方針を把握しよう

くも膜下出血❶　病態の理解
脳動脈瘤破裂が原因
脳動脈瘤の好発部位と対応する症状を理解しよう

1) くも膜下出血の病態・症状

　くも膜下出血の多くが脳動脈瘤の破裂です．脳動脈瘤が破裂した場合，急激に頭蓋内圧が亢進し，激しい頭痛や悪心，嘔吐，項部硬直などの髄膜刺激症状が出現します．また頭蓋内圧が上昇して脳灌流が低下することで，意識障害など頭蓋内圧亢進症状が出現します．さらに頭蓋内圧が上昇すると脳幹が圧迫され死亡するケースもあります．

　くも膜下出血の原因となる脳動脈瘤には好発部位があり，内頸動脈部で 38％，前交通動脈部で 36％，中大脳動脈部で 21％，椎骨・脳底動脈部で

第5章　中枢神経疾患のリスク管理

表 5-10　動脈瘤破裂部位の症状

発生部位	症状
内頸動脈-後交通動脈分岐部	動眼神経麻痺（複視，瞳孔散大，眼瞼下垂）
前交通動脈部	記憶障害および人格障害，無動性無言，無為
中大脳動脈	片麻痺，失語，感覚障害，意識障害
椎骨・脳底動脈	意識障害，小脳症状，動眼，外転，滑車，三叉神経障害

［市川幾恵（監）：「意味づけ」「経験知」でわかる病態生理看護過程　ICU 版．日総研出版，
p.76，2014 より一部改変］

表 5-11　くも膜下出血の分類
（Hunt and Hess 分類）

Grade Ⅰ	無症状か，最小限の頭痛および軽度の項部硬直をみる
Grade Ⅱ	中等度から強度の頭痛，項部硬直をみるが，脳神経麻痺以外の神経学的失調はみられない
Grade Ⅲ	傾眠状態，錯乱状態，または軽度の巣症状を示すもの
Grade Ⅳ	昏迷状態で，中等度から重篤な片麻痺があり，早期除脳硬直および自律神経障害を伴うこともある
Grade Ⅴ	深昏睡状態で除脳硬直を示し，瀕死の様相を示すもの

［日本脳卒中学会　脳卒中ガイドライン委員会：脳卒中治療ガイドライン 2015．協和企画，2015］

表 5-12　くも膜下出血の分類
（WFNS 分類）

Grade	GCS score	主要な局所神経症状（失語あるいは片麻痺）
Ⅰ	15	なし
Ⅱ	14〜13	なし
Ⅲ	14〜13	あり
Ⅳ	12〜7	有無は不問
Ⅴ	6〜3	有無は不問

［日本脳卒中学会　脳卒中ガイドライン委員会：脳卒中治療ガイドライン 2015．協和企画，2015］

5.5%とされています[32]．また破裂発生部位により，出やすい症状が異なります（表 5-10）[33]ので把握しておくとよいでしょう．また，くも膜下出血重症度の分類には Hunt and Hess 分類や WFNS 分類が多く使われており（表 5-11，12）[1]．急性期治療では状態を把握するうえで重要ですので理解しておきましょう．

2）脳血管攣縮

脳血管攣縮はくも膜下出血後 4 日〜2 週間で発生する脳主幹動脈の可逆的狭窄です．脳血管攣縮のメカニズムは，くも膜下腔内に血腫が存在し，その血腫からの oxyHb やフリーラジカル，脂質過酸化物などの攣縮誘発因子が脳動脈の中膜平滑筋に作用して持続的な収縮を引きおこすことによります．また，血管内皮細胞が障害され，それが平滑筋収縮を助長する要素となり，血管内腔が狭小化して脳虚血がもたらされるとされています[34]．

脳血管攣縮発生頻度は，開頭手術を実施したくも膜下出血患者では 25.6%（一過性 17.0%，永続性 8.6%），血管内手術を実施したくも膜下出血患者では 20.3%（一過性 11.3%，永続性 9.0%）であるとされています（図 5-9）．脳血管攣

179

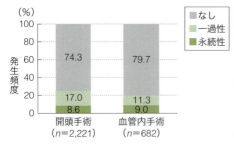

図 5-9 くも膜下出血における脳血管攣縮の発生率
[熊切敦,ほか:脳卒中診療のエビデンス.小林祥泰(編):脳卒中データバンク 2015.p.163,中山書店,2015 より]

縮は,年齢が上がるほど(10歳代,90〜100歳代を除く)頻度が増加するとされています[25].

くも膜下出血❷ 治療方針
積極的な鎮静,鎮痛,降圧療法が治療の基本です

　脳動脈瘤からの再出血は致死的となりますので,その防止が初期治療において最も重要なポイントになります.再出血防止処置が終えるまでの急性期では,血圧管理が極めて重要です.患者の安静を保ち不要な刺激を避け,**積極的な鎮静,鎮痛,降圧療法**を行います.呼吸循環管理,栄養管理も積極的に行い,頭蓋内圧亢進症状がある症例では浸透圧利尿薬などを用いて頭蓋内圧の管理を行います.

1)内科的治療
● 降圧薬による血圧コントロール
　くも膜下出血急性期における血圧管理の目標は,急性期の再出血予防と発症数日後から約2週間程度継続する脳血管攣縮期における遅発性脳虚血の予防です(表 5-4,p.169).くも膜下出血の超急性期では再発予防のためには,十分な降圧が望ましい[34]とされています.くも膜下出血の急性期リハビリテーションでは脳血管攣縮発症のリスクと血圧管理のリスクを把握して介入することが必要となります.

● 脳血管攣縮の予防と治療
　脳血管攣縮が生じると,早期に攣縮を解除しないと脳梗塞に移行することが多く,予防と早期診断,早期治療が極めて重要になります.予防としては貧

第 5 章　中枢神経疾患のリスク管理

血, 脱水, 低アルブミン血症を補正し, 全身の循環状態を改善させることが重要です.

　脳血管攣縮の初期には不眠, 不穏, 頻脈, 頭痛, 血圧上昇, 体温上昇, 尿量増加がみられることが多く, 日々の観察が見逃しを防ぐうえできわめて重要となります. 治療としては, 攣縮血管の灌流領域の血流を改善する目的で triple H 療法を考慮される場合もありますが, 無理に hypervolemia を目指さずに normovolemia で管理し, 心機能を増強させ十分な脳循環を維持しようとする hyperdynamic 療法が行われています[30].

> ☑ **脳血管攣縮期の治療ポイント**
>
> ● 好発時期：72 時間〜2 週間(ピークは 8〜10 日目)
> ● triple H 療法
> 　・Hypertension(人為的高血圧)
> 　・Hypervolemia(循環血漿量増加)
> 　・Hemodilution(血液希釈)

2)外科的治療

　破裂脳動脈瘤では再出血の予防が極めて重要となります. 予防処置として開頭による外科的治療あるいは血管内治療を行います.

●開頭動脈瘤クリッピング術

　開頭クリッピング術は, **脳動脈に発生した動脈瘤に対して, その根元にクリップをかけて血流を遮断することにより, 動脈瘤の破裂を予防する手術**です(図 5-10). 未破裂脳動脈瘤に対しては破裂を予防するため, 破裂した脳動脈瘤に対しては再破裂を防ぐために行う手術です.

　術後合併症は未破裂脳動脈瘤の場合には, 術中に問題のない限り術後の神経症状に異常はありませんが, 術中の髄液流出の影響により頭痛や悪心を一時的に認める場合もあります. 開頭クリッピング術後におこり得る合併症としては, 硬膜外血腫, 硬膜下血腫, 脳挫傷・脳内血腫や脳梗塞などがあります. 特に, 開頭クリッピング術後は術当日〜2 日目にかけては神経症状やバイタルサインの確認がリスク管理上必要です[36].

●血管内治療

　コイル塞栓術は, カテーテル法により血管の中から動脈瘤を閉塞して, 完治させる治療です. 動脈瘤内にプラチナ製の細く軟らかいコイルを詰めていくこ

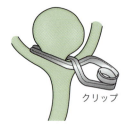
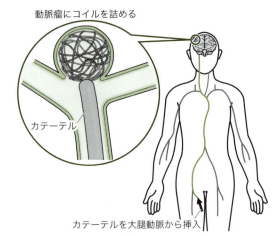

図 5-10 動脈瘤クリッピング術　　図 5-11 動脈瘤コイル塞栓術

とで瘤内を閉塞し血流を遮断します．通常は鼠径部からアプローチし，動脈瘤やその周辺の血管に合わせた形状をつけた細いマイクロカテーテルを瘤内に進めます．コイルは球型に瘤の中で丸まるようにマイクロカテーテルから挿入されます．動脈瘤の20〜30％程度がコイルで充填されれば，すき間が血栓化することで最終的に瘤が閉塞します(図5-11)．合併症として術中破裂がありますが，虚血性合併症のほうが多く，その予防のため術前・術後で抗血小板薬が必要になり，内服の確認や全身性の出血に対する注意も必要となります[37]．

● 脳室ドレナージ

脳室ドレナージは，脳出血や脳腫瘍で，髄液の流れが悪くなって急性閉塞性水頭症になった場合や，くも膜下出血により頭蓋内圧が著明に亢進した場合に行われます．**髄液を排泄して頭蓋内圧をコントロールすることを目的に行われます**．脳室の圧はモンロー孔(脳の真ん中)を"ゼロ"の基準にするので，外耳孔の高さを0 cmとして設定します．通常，脳は10〜15 cmH$_2$Oの圧をもっているので，外耳孔から20 cmの高さに設定すれば髄液は排出されませんが，頭蓋内圧が高くなっていると髄液が排出され圧がコントロールされます(図5-12)[38]．

● 正常圧水頭症の管理

脳血管攣縮の好発時期を過ぎた頃から，正常圧水頭症の発生に注意が必要です．脳室ドレーンや腰椎ドレーンを抜去した後に，"意識障害，見当識障害，

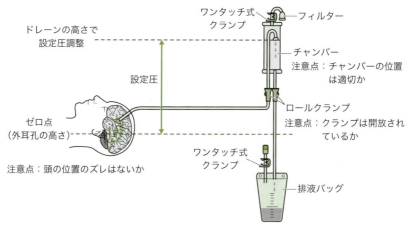

図 5-12 脳室ドレナージの回路と管理の注意点

尿失禁，歩行障害"の症状が出現した場合は正常圧水頭症の発生を疑い頭部 CT を撮像します．脳室の拡大が明らかな場合は，脳室腹腔短絡術や腰椎腹腔短絡術を行います．

3) 脳卒中急性期の合併症

● 肺炎

脳卒中患者を対象 (124 名) にした調査では，**脳卒中急性期における肺炎の合併率は 21% と報告**[39] され，脳卒中の合併症としては重要であり，肺炎の合併は生命予後を悪化させます．急性期の肺炎のほとんどが誤嚥性で，多くは食事中の誤嚥よりも睡眠中の不顕性誤嚥のほうが原因となります．

● 尿路感染症

脳卒中急性期において尿路感染は合併率が高いとされています．発症のリスクとして高齢，女性，重症脳卒中患者，認知症，カテーテル挿入などがあります．尿道カテーテルは理由なく長期留置することは避けたほうがよいとされています[40]．

● 深部静脈血栓症

急性期脳出血患者の約 41% に深部静脈血栓が認められたとの報告があり高率で発生する合併症です[41]．また，深部静脈血栓から肺塞栓による突然死につながる可能性もあるので，深部静脈血栓の早期発見は重要になります．下肢の浮腫や圧痛の有無をよく観察し，疑われる場合には超音波検査を施行し血栓の

部位や性状，血行障害の有無などを確認します．

● 消化管出血

高齢者や重度の脳卒中患者では**ストレスによる消化管出血の合併に注意**が必要とされています．脳卒中に合併した消化管出血の報告のうち，特に台湾の報告では合併頻度が 7.8％と欧米の報告に比べて高く，アジア人における消化管出血の合併頻度の高さが示唆されています[42]．

● 痙攣

脳卒中後の痙攣は発症 2 週間以内のものは再発率が低く，予後には影響しないとされています．特に脳血管障害から 7 日以内におこる発作は急性症候性発作として分類されます．急性疾患であるため死亡率が高く，抗てんかん薬の投与が長期になることは稀で，痙攣発作が続く危険性は低いとされています．一方で，**痙攣の再発は発症 2 週間以降のものに多い**とされ，その場合は抗てんかん薬の導入が考慮されます．

● 低栄養

低栄養は急性期脳卒中患者において 6.1〜62％に認められています[43]．脳卒中発症急性期の低栄養状態は独立した転帰不良因子であると記載されており，**急性期の栄養管理はリハビリテーションを行ううえで重要**になります．急性期脳卒中患者 283 名を対象にした調査では，入院初期には GNRI（geriatric nutritional risk index）が 105 であったものが，急性期治療終了時には GNRI が 93 まで低下し栄養障害のリスクを有するようになったと報告されています[44]．急性期リハビリテーションを実施するうえで栄養状態の確認は必要なものといえます．

> **GNRI 算出式**
>
> 〔1.489×血清 Alb 値(g/L)〕+〔41.7×現体重(kg)/理想体重*(kg)〕
> *理想体重算出式(Lorenz の式)
> 男性：身長(cm)−100−〔(身長(cm)−150)/4〕
> 女性：身長(cm)−100−〔(身長(cm)−150)/2.5〕

引用・参考文献

本章の文献は左の QR コードを読み取るか，下記 URL よりご覧いただけます（HTML 方式）

http://www.igaku-shoin.co.jp/prd/03623/5-1.html

コンテンツは予告なしに変更・修正したり，また配信を停止する場合もございます．ご了承ください．

第5章-2
脳卒中（急性期）

⚠️リスク管理　ここに注目！

1. 発症早期からのリハビリテーションの重要性を理解する
2. 急性期は疾患の治療が優先されるので，きちんと患者情報を把握する
3. 急性期患者が置かれる特有の医療環境を理解する
4. 急変や異常を見逃さない観察眼をもつ

　脳卒中急性期では救命および疾患に対する医学的処置が最優先されます．そのため急性期のリハビリテーションが脳卒中に対する治療および管理の妨げになることは絶対に避けなければなりません．つまり**急性期に行われる脳卒中の治療に対する知識をもつことがリスク管理の始まりになるということです**．また，脳卒中急性期では発症後早期から積極的なリハビリテーションを行うことが強くすすめられているので，**知識だけではなく，実践できる技術を身につけることもリスク管理で重要になります．**

❶処方箋・カルテのなかの知っておくべき「リスク」

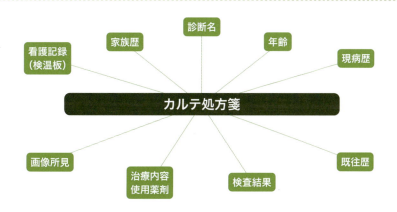

脳卒中急性期のリハビリテーションは，脳卒中ガイドラインで廃用症候群を予防し，早期のADL向上と社会復帰を図るために，**十分なリスク管理のもとにできるだけ発症後早期から積極的なリハビリテーションを行うことが強く勧められています**[1]．急性期は疾患に対する治療が優先されますので，カルテ，看護記録を確認し，その情報を把握することからリスク管理が始まります．そのため，疾患の理解，治療方法，使用薬剤について知識を深めておくことはリスク管理上重要になります．

リスク❶ 診断名
診断名からリスクを予見しておくことが大切！

　わが国における現代の脳卒中患者の内訳は**脳梗塞が75.9％，脳出血が18.5％で残りがくも膜下出血の5.6％**となっています[2]．脳梗塞，脳出血，くも膜下出血の急性期では，伴うリスクに違いがありますので，リハビリテーションにおいても疾患名を確認し，治療の方針を把握しておくことはリスク管理上重要になります．

リスク❷ 使用薬剤
使用薬剤を把握してリスク管理につなげましょう

　脳卒中急性期(脳梗塞，脳出血，くも膜下出血)で使用される薬剤を**表5-13**に示します．各使用薬剤の特徴を把握して急性期リハビリテーションを実施するうえで必要なリスク管理につなげます．使用薬剤における副作用が出血傾向を促すものか，心拍変動に影響するものなのか，血圧変動に影響を及ぼすかなど必ず確認するようにしましょう．

第5章 中枢神経疾患のリスク管理

表 5-13 脳卒中の急性期治療で用いられる薬剤

	薬剤名	機序	副作用・特徴
降圧薬	ニカルジピン (Ca 拮抗薬)	血管に存在する受容体を介してカルシウム(Ca)が流入すると,血管が収縮して末梢血管抵抗が高くなり血圧が上昇.	頭痛や顔のほてり,心筋よりも全身の血管平滑筋に対する作用が強い薬
	ジルチアゼム (Ca 拮抗薬)	カルシウムの流入を阻害し,血管収縮がおこらなくすることで,血管拡張され血圧を下げる.	全身の血管よりも冠動脈に対する作用のほうが強い
	ニトログリセリン	体内で代謝され一酸化窒素(NO)になる.NO は血管壁へ働きかけ,細胞内 Ca イオンを低下させる.結果,血管の平滑筋が弛緩し,血管拡張作用が得られる.	静脈の平滑筋に優先的に作用する
	ニトロプルシド		動脈のほうに比較的強く働きかける
	アンジオテンシンⅡ受容体拮抗薬(ARB)	レニン-アンジオテンシン系という血圧を上げる一連の仕組みの一部を邪魔することで血圧が上がるのを防ぐ(血圧を下げる).	ACE 阻害薬の特徴を併せ持つが空咳の副作用がほとんどない薬
	ACE 阻害薬		空咳(からせき),口の中・のど・まぶたなどの突然の腫れ(血管浮腫),高カリウム血症など
	利尿薬	腎臓に働きかけて尿量を増やし,循環血液量を減らして血圧を下げる.	電解質異常(低 Na 血症,低 K 血症,高 K 血症など),脱水,高尿酸血症(痛風発作の原因),血糖値の上昇(耐糖能障害),脂質異常症など
血栓溶解療法	rt-PA (アルテプラーゼ)	プラスミンには血栓を溶かす作用がある.プラスミンはプラスミノーゲンから生成され,プラスミノーゲン活性化因子が関与する.rt-PA はプラスチミンへの変換を促すことで血栓を溶解.	血栓溶解薬は全身に作用.脳血管だけに作用させることは難しいため,ほかの意図しない場所から出血する危険性がある.
抗血小板療法	アスピリン	COX-1 という酵素を阻害し,血小板血栓の生成に重要な TXA2 の生成を抑制.脳梗塞や心筋梗塞などの発症を防止.	消化管障害,蕁麻疹,発疹,浮腫,めまい,頭痛
	クロピドグレル	血小板凝集の抑制にかかわる cAMP を増加させ,血小板凝集の抑制作用を得て血液を固まりにくくする.	チクロピジンの改良版.副作用が少ない.
	チクロピジン		血栓性血小板減少性紫斑病(TTP),重篤な肝障害,好中球の減少
	シロスタゾール	ホスホジエステラーゼ 3(PDE3)を阻害し,cAMP の濃度を上昇させて,血小板の凝集抑制の作用を強める.血管拡張作用もある.	頭痛・頭重感,発疹,皮疹,蕁麻疹
抗凝固療法	アルガトロバン	血液凝固に関与するトロンビンの活性部位に結合し,フィブリン生成作用,血小板凝集作用,血管収縮作用を阻害,血液の凝固を防ぐ.	皮疹(紅斑性発疹など),かゆみ,蕁麻疹,嘔吐,下痢,頭痛
	ヘパリン	ヘパリンそれ自体には抗凝固活性はない.アンチトロンビンと結合し,抗凝固活性を数千倍に高める.	ヘパリン起因性血小板減少症,重篤な血栓症の原因になり得る
	低分子ヘパリン	アンチトロンビンとは結合できるがトロンビンとは結合せず,その抗凝固活性は主に第Ⅹa 因子を阻害することによる.	血小板減少症,肝機能障害,かゆみ,発熱,発疹
	ダナパロイドナトリウム	アンチトロンビン依存性に抗凝固活性を発揮.主にⅩa を阻止.	出血,発疹
	フォンダパリヌクス	アンチトロンビンに結合し,そのトロンビン阻害作用に影響を及ぼさず,活性化血液凝固第Ⅹ因子(第Ⅹa 因子)阻害作用のみを増強.	出血,肝機能障害,発疹,貧血,凝固障害
	ワルファリン	ビタミン K を阻害して,さまざまな凝固因子を抑制.	血液に対する強力な抗凝固作用があるため,さまざまな出血傾向
脳保護療法	エダラボン	脳梗塞発症時の虚血(血液が足りない状態)や血流再開時には脳細胞を傷害するフリーラジカルが増加する.フリーラジカルは真っ先に抗酸化剤を酸化させるため,抗酸化剤(エダラボン)を先に体内に取り込めば,フリーラジカルが大量でも,細胞が傷害されずに抗酸化剤が身代わりとなる.	発疹,発赤,腫れ,膨疹
	オザグレルナトリウム	トロンボキサン合成酵素を選択的に阻害,トロンボキサン A2 の産生を抑制し,プロスタサイクリンの産生を促進して,両者のバランス異常を改善し,血小板凝集抑制作用を示す.	出血性の副作用(皮下出血など),発疹,蕁麻疹,紅斑,喘息
抗脳浮腫療法	グリセロール	高浸透圧性脱水作用による頭蓋内圧低下作用.	脱水症状
	マンニトール		
止血薬	プロトロンビン複合体	血液凝固第Ⅱ,Ⅶ,Ⅸ,Ⅹ因子を補うことで,迅速な凝固能回復と止血効果を得る.	深部静脈血栓症,四肢静脈血栓症,頭痛,心房血栓症
	血管強化薬 (カルバゾクロム)	血管透過性亢進を抑え,血液の血管外流出を防ぐ.	副作用はほとんどない
	抗プラスミン薬	プラスミンの働きを阻害.フィブリンを溶かす働きを抑えて止血作用を強化.	副作用はほとんどない

リスク❸ 既往歴
既往歴の把握が不十分なことがあります．
隠れた疾患があるかもしれないので観察を怠らないように！

　脳卒中の急性期では，通院歴がある場合には既往歴の確認ができますが，救急搬送された場合には十分な既往歴の聴取はできていないことが多くあります．そのため，脳卒中急性期における理学療法では常に全身状態の変化に目を向けつつ理学療法を行います．**患者の変化について「問題ないだろう」という勝手な判断はせず，必ず医師に確認するようにしましょう．**

リスク❹ 画像所見
画像所見から障害部位を特定することで機能予後を推測しましょう

　責任病巣の確認を行い，今後おこりうる機能的な障害を予測します．**特に急性期では脳の全般的な機能低下により責任病巣による問題が顕在化していないことがあります．**予測にもとづいてリハビリテーションの評価を行うことで障害を見落とすリスクを軽減します．
　たとえば，内包が障害されている状態であっても，前脚，膝部，後脚の部位により出現する障害が変わります．このように脳の機能局在と画像所見を照合し，出現する可能性がある障害を予見することは急性期のリハビリテーションを行ううえで重要になります．

リスク❺ 看護記録
看護記録からリハビリテーション実施のリスクを予測しましょう

　看護記録からは多くの情報が得られますので，リスク管理上必ず確認する必要があります(図5-13)．

1)レベルチェック
　急性期では24時間患者の状態は管理されています．そのため看護記録では経時的に意識レベル，瞳孔の状態(左右差，縮瞳など)，運動機能などを繰り返

第5章 中枢神経疾患のリスク管理

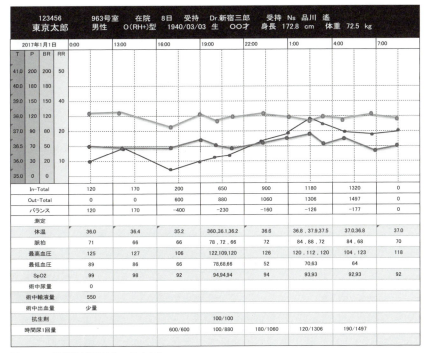

図5-13 検温板(電子カルテから)

し確認していますので，理学療法を実施する際には必ず確認し，状態を把握しておきます．

2)水分管理

急性期には治療および水分，栄養補給を目的として輸液が行われます．脳梗塞ではやや多めの輸液が行われることがあり，浮腫には注意が必要です．また，**水分のin-outバランスが崩れプラスバランスになると循環血液量が増加し体液貯留による浮腫，胸水貯留による呼吸器症状，また心不全を助長する可能性につながります**．そのような状態で運動を行うことはリスクにつながります．確認を十分に行ったうえ理学療法を実施するようにしましょう．

3)血圧

理学療法を行う前に必ず看護記録の検温板を確認しましょう．直前のバイタル測定がいつ行われているか，そのときの血圧，脈拍がどのような状態にあるのか確認し，理学療法開始時の状態と比較することで患者の状態変化を把握し

ましょう．

4) 睡眠状態

　看護記録の中から夜間せん妄や昼夜逆転を確認しましょう．リハビリテーションの実施の可否の判断ともなります．また，来室したときに反応がない場合に，睡眠中なのか意識障害なのか判断するためにも大切です．

> **検温板確認のポイント**
>
> 　In-out のバランスでは，排泄量の減少や輸液量の蓄積を確認していることになります．水分貯留ではプラスバランスとなり，排泄過剰ではマイナスバランスとなります．

リスク❻ 予後予測
適切な予後予測で目標設定を正しく行うことが大切！

　SCU（stroke care unit）の在室期間は短縮されており，入室患者の在室日数は脳梗塞では5.4日，脳出血では9.8日で，全体では6.3日と報告されています[3]．このようななか，回復を見込める患者については，回復期施設への転院が行われますが，回復が見込めないと判断された場合，老健施設や療養型病床への転院，あるいは直接在宅へ移行する患者も少なくないと思います．このように**短時間で転帰先を決めなければならないことは本来リハビリテーションを受け回復が見込めた患者であっても，判断を誤るとリハビリテーションを受けることができなくなる可能性**があることを意味します．このことは患者にとって大きなリスクであり，急性期では短時間に正確な判断が行えるようになる必要があります．

リスク❼ 年齢
多くの場合，高齢者は併存疾患をいくつも抱えています

　脳卒中の好発年齢は60〜70代が中心となります．若年者では年齢のリスクは少ないですが，高齢者になるほど，多くの併存症が隠れていることがありま

第5章　中枢神経疾患のリスク管理

す．そのため，カルテや処方箋で年齢を確認した際に高齢であればそのぶんだ
け併存疾患が隠れていることを念頭に置いた，リスク管理が必要になります．

❷患者とのファーストコンタクトで気づくべき「ポイント」

ポイント❶ ドレーン，カテーテル，ライン管理

　脳卒中の急性期では，モニター監視(心電図，血圧)，排液のためのドレーン
(術後)，輸液や経管栄養，排尿のためのライン(チューブ)類が装着されていま
す．ドレーンではクランプ(締め具)や排液バッグ，ラインは輸液ボトル，経腸
栄養剤バッグ，導尿バッグなどと体内器官に挿入するカテーテルを接続してい
ます(表5-14)．

1)ドレーン・クランプ

　脳室ドレナージは頭蓋内圧の管理で使用され，**流出量と流入量のバランス調
整を行っていますので，高さ管理が厳重に行われます**(p.182 参照)．ベッド上
で頭部の高さを変える場合，設定された高さが変わらないようにドレーンの高
さも変える必要があります．そのため，**ベッド上での端座位を行う場合は，医
師の指示に従ってドレーンを閉鎖する必要**があります．ワンタッチ式のクラン
プや鉗子を使ってドレーンを閉鎖することができます．鉗子を使った場合，鉗
子の重さでドレーンが引っ張られないように注意します．なお，クランプの開
閉はドレーン管理を十分に理解している医師や看護師によって行われます．

2)輸液用ライン

　ラインは，誤った操作による屈曲(折れ)や閉塞に注意します．輸液用のライ
ンは，補強用のテープでループをつくって身体に固定されており，カテーテル
を誤って抜去しないようにされています．しかし，離床時にラインの長さを考
えずに引っ張ってしまうと，カテーテルを誤って抜去する可能性がありますの
で十分に注意しましょう．

　関節可動域練習や離床時にカテーテルの挿入部位が屈曲されることで，閉塞
させてしまうことがあります．そのため，カテーテルの挿入部位を事前に確認
しておきます(図5-14)．また，ラインには，滴下数を確認する小さな筒があ
り，滴下が止まったり，遅くなったりしていないか確認することができます．

191

表 5-14 カテーテル類と注意事項

項目	名称	目的	部位	注意点
排液	脳室ドレーン (ventricular；V-D)	・脳圧測定目的 ・急性水頭症に対する髄液排除 ・頭蓋内圧の減圧	・側脳室の前角	・刺入部の観察(髄液の漏れ) ・排液の逆流 ・ドレーンの高さ管理
	脳槽ドレーン (cistern；C-D)	・くも膜下腔からの血性髄液の排除 ・薬剤の注入	・くも膜下腔	・刺入部の観察(髄液の漏れ) ・排液の逆流 ・ドレーンの高さ管理
	腰椎ドレーン (lumbar；L-D)	・腰椎くも膜下腔から血性髄液の排除 ・頭蓋内圧の減圧	・腰椎くも膜下腔	・刺入部の観察(髄液の漏れ) ・排液の逆流 ・ドレーンの高さ管理 ・ドレーンが細いため閉塞に注意
	硬膜外ドレーン (epidural；E-D)	・血液や浸出液の排除 ※髄液の排出を目的としない	・頭蓋骨と硬膜の間	・刺入部の観察(皮膚発赤,腫脹,浸出液の漏れ) ・凝血のつまり ・ベッド上管理かベッド下で管理
	硬膜下ドレーン (subdural；SD-D)	・血液や排液の排除 ※髄液の排出を目的としない	・硬膜とくも膜の間	・刺入部の観察(皮膚発赤,腫脹,浸出液の漏れ) ・凝血のつまり ・ベッド上管理かベッド下で管理
	皮下ドレーン	・血液や排液の排除	・皮下や筋層	・刺入部の観察(皮膚発赤,腫脹,浸出液の漏れ) ・凝血のつまり ・ベッド上管理かベッド下で管理
輸液 静脈 栄養	末梢挿入中心静脈カテーテル (PICC)	・中心静脈からの薬剤投与 ・中心静脈栄養法(IVH) →高カロリー輸液	・肘正中皮静脈 (肘窩部)	・刺入部の観察(発赤,腫脹,疼痛,出血) ・薬液の血管外漏出に注意
	中心静脈 カテーテル (CVC)	・中心静脈からの薬剤投与 ・中心静脈栄養法(IVH) →高カロリー輸液	・内頸静脈(頸部) ・鎖骨下静脈(胸部) ・尺側皮静脈(上腕部) ・大腿静脈(鼠径部)	・刺入部の観察(発赤,腫脹,疼痛,出血) ・座位での中心静脈カテーテル抜去で,血管内に空気が流入し空気塞栓の危険性(背臥位保持が基本)
測定		・中心静脈圧(CVP) →循環動態の管理,体液量の管理	・内頸静脈(頸部) ・鎖骨下静脈(胸部) ・尺側皮静脈(上腕部) ・大腿静脈(鼠径部)	・刺入部の観察(発赤,腫脹,疼痛,出血) ・体位によって測定値が変動
	動脈ライン (A ライン)	・連続的な血圧や脈拍測定	・橈骨動脈(手部) ・上腕動脈(肘窩内側) ・大腿動脈(鼠径部) ・足背動脈(足背部)	・刺入部の観察(発赤,腫脹,疼痛,出血) ・動脈性から出血をおこすため抜去に注意
経管 栄養	経鼻カテーテル (胃管)	・経腸栄養	・鼻部	・栄養剤の胃食道逆流とその誤嚥 ・鼻翼の潰瘍,鼻中隔の壊死,副鼻腔炎,中耳炎,嗄声,声帯麻痺,食道潰瘍に注意
	胃瘻カテーテル	・経腸栄養	・胃部	・栄養剤の胃食道逆流とその誤嚥
排尿	尿道留置 カテーテル	・排泄	・陰部	・尿路感染 ・カテーテルが引っ張られ尿道口や粘膜が傷つかないよう注意 ・採尿バッグやチューブは,患者の膀胱位置よりも低い位置に調整

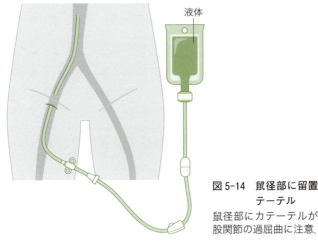

図 5-14 鼠径部に留置されている中心静脈カテーテル

鼠径部にカテーテルが入っている場合には，股関節の過屈曲に注意．

輸液では，筋の収縮で逆流することもありますので，逆流がないか確認します．また，カテーテル挿入部では，出血や腫脹がないか目視します．

3）動脈ライン（A ライン）

動脈ラインは主に連続的な血圧測定に使用され，観血式血圧測定と呼ばれています．挿入部位は主に橈骨動脈，上腕動脈，大腿動脈となります．一般的なマンシェットを巻いて測定する方法は非観血式血圧測定です．自動で定時に測定が行われます．測定時に測定部位を動かさないようにします．

4）栄養ライン

経口摂取ができない場合，経鼻カテーテル（胃管）や胃瘻カテーテルによる経管栄養で管理が行われます．これらカテーテルによる経腸栄養剤の投与で，**胃食道逆流が発生することがあります**．『静脈経腸栄養ガイドライン』では，逆流および誤嚥の防止のため，経管栄養施行中は 30〜45 度程度の上半身挙上が推奨されています[4]．経管栄養の時間帯，上半身挙上をしている時間帯の確認が必要です．通常，経腸栄養剤の投与後，1 時間は上半身挙上の体位が保持されます．

5）尿道留置カテーテル

尿道留置カテーテルでは，尿路感染を引きおこすことがあります．尿の逆流をおこさないように，**患者の膀胱の位置よりも低い位置に固定**し，安易にベッドに採尿バッグを上げないようにします．

急性期では各種のライン，カテーテルに注意して理学療法を行うことになります．知識の不十分な各種のライン，カテーテルについては，事前に医師や看護師からリスク管理のため情報収集しておきます．

ポイント❷ 意識障害から誤嚥と脳卒中再発のリスクを把握しよう

　ベッドサイドでは，**第一に意識レベルを確認**しましょう．意識障害がある場合には，誤嚥の危険性があり，誤嚥性肺炎や不顕性肺炎の合併に留意します．合併予防のための排痰を含めた呼吸理学療法が必要になることがあります．また，重度の意識障害では舌根沈下により，気道が十分に確保されないこともあります．そのため，意識障害がある場合には，呼吸状態の評価，動脈血酸素飽和度(SpO_2)によるモニタリングが必要になる可能性があると考えておきましょう．

　意識障害は，JCS(Japan coma scale)(**表2-2**，p.24)やGCS(Glasgow coma scale)(**表2-3**，p.24)を用いて評価を行いますが，理学療法開始時と終了時に必ず確認を行います．

ポイント❸ 表情を観察し，脳神経障害でおこるリスクを推測しよう

　ファーストコンタクトでは患者の表情を観察します．顔面神経麻痺がある場合には，嚥下障害があるかもしれないと推測するようにしましょう．

　表情の観察では，**患者の視線にも注意**しましょう．視線が常に右を向いており，右側からの声かけにはよく反応し，左側からの声かけには反応が悪い場合があります．このようなときは半側空間無視を疑いましょう．半側空間無視は，日常生活動作(activities of daily living；ADL)を難しくします．特に左側を無視することで，衝突の事故や転倒の危険性が増すことになります．

ポイント❹ 筋緊張と姿勢を把握しよう

　頭蓋内圧亢進による脳障害では，異常筋緊張による特徴的な姿勢を示しま

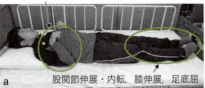 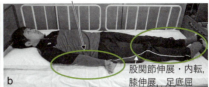

図 5-15 頭蓋内圧亢進に伴う異常姿勢
a：除皮質硬直，b：除脳硬直

す．**大脳皮質の広範な障害で除皮質硬直**（図 5-15a），**上部脳幹障害で除脳硬直（図 5-15b）を示します**．障害が重度で極めて予後が不良となります．

　頭蓋内圧亢進による重度の脳障害である除皮質硬直，除脳硬直を除くと，**脳卒中の急性期では弛緩性麻痺を呈していることが多く，筋緊張は低下**しています．弛緩性麻痺では，筋緊張の低下のため関節拘縮がおこりづらいと考えられます．しかし，**筋緊張は次第に亢進し，関節拘縮がおこりますので筋緊張を目視でよいので観察**するようにします．また，同一姿勢を保持していると関節拘縮が発生しやすくなります．膝窩に枕を入れるなど安楽な姿勢をとることが多く，膝関節の屈曲拘縮の原因となりますので注意が必要です．

❸理学療法評価から予見すべきこと

評価❶ バイタルサイン，神経学的所見
バイタルサイン，神経学的所見で頭蓋内圧亢進を見逃さないように！

　脳卒中の発症 1〜2 週間以内の急性期では，脳出血，脳梗塞に関係なく血圧は高値を示します．この血圧上昇は，血腫や細胞傷害性・血管原性の脳浮腫により頭蓋内圧が亢進し，生体の防御反応として発生していると考えられます．頭蓋内圧亢進の主な原因は，①脳容積の増加（血腫，脳浮腫），②血液量の増加（脳の血管拡張），③髄液量の増加（髄液の産生過剰，脳室内出血による髄液通路の閉塞）によるものです．脳出血による脳浮腫は 2 日目頃から強くなり，ピークとなるのは発症後 1〜2 週です．脳梗塞では発症後 2〜4 日後にピークに

なります．頭蓋内圧が亢進すると，脳実質が圧の高いところから低いところに移動し，移動した部位の脳を損傷することになります．これを脳ヘルニアと呼び，脳ヘルニアをおこすと脳死を引きおこす可能性がありますので，頭蓋内圧亢進の早期発見と治療が大切です．

頭蓋内圧亢進の初期症状は頭痛，嘔吐です．また，発症から，1～2週間は，バイタルサイン(血圧上昇，徐脈)，意識レベル，眼球運動(外転神経麻痺)，瞳孔所見〔瞳孔不同(アニソコリア)，対光反射の減弱〕，運動麻痺の進行，呼吸パターンの異常を評価し，頭蓋内圧亢進状態の変化をみるようにします．血圧は，収縮期血圧の上昇(180 mmHg 以上)と脈圧の増大を示し，脈拍は徐脈(60回/分以下)となり Cushing 現象を呈します(図 5-16)[5]．

頭蓋内圧は医師をはじめ，看護師によるリスク管理も行われています．セラ

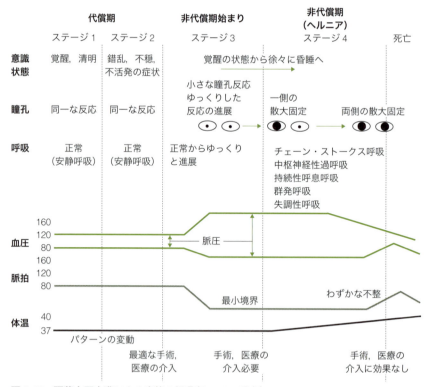

図 5-16 頭蓋内圧亢進による症状の経過（Cushing 現象）
［Beare PG, Myers JL：Principles and Practice of Adult Health Nursing. 3rd ed. Mosby, 1998 より引用］

ピストは，頭蓋内圧亢進症状として，運動麻痺の進行を常に評価し，わずかな運動麻痺の増悪も見逃さないようにします．運動麻痺の増悪がある場合は，すぐに医師へ連絡をします．

頭蓋内圧を低下させるために，頭部を 20〜30 度挙上させた体位をとらせ，頸部を正中位に保持します(p.177 参照)．なお，頭部の挙上が 30 度を超えるようにすると脳の血流が低下してしまうので注意が必要です．急性期では，ベッドによる頭部挙上角度を不用意に変えないように注意し，医師の治療方針を必ず把握しましょう．

評価❷ 呼吸機能
障害部位から呼吸障害を予測し，呼吸器合併症を予防しましょう

脳卒中の呼吸障害は，①神経原性肺水腫，②呼吸中枢の障害，③気道分泌物増加による下側肺障害により生じます．

神経原性肺水腫は高度の意識障害を有する脳卒中で発生することがあります．症状は呼吸困難，チアノーゼ，顔面蒼白，泡沫状の痰，酸素飽和度(SpO_2)の低下です．神経原性肺水腫は上記の状態に伴い十分な換気ができなくなるため，気道の確保や人工呼吸管理が行われ，全身管理が必要となる重篤な合併症です．

呼吸中枢は延髄に位置しており，この部分の障害で呼吸異常が発生します．また，頭蓋内圧亢進でも脳幹部が圧迫を受け呼吸異常が生じます．呼吸中枢の障害では，呼吸パターンの異常や無呼吸がおこります．異常呼吸パターンから脳幹部の障害部を推測することができます(図 5-17)[6]．脳幹部の障害では十分な換気ができなくなりますので，気道の確保や人工呼吸管理が行われます．

臥床が強いられるような場合，気道分泌物が重力によって肺の下側に貯留し，シャント効果により酸素化能が低下します．SpO_2 の低下，呼吸回数が多い，下側肺底区の聴診で肺胞音の減弱や異常呼吸音がある場合には，下側肺障害が生じている可能性があります．下側肺底区の聴診を行い，下側肺障害を予測します．

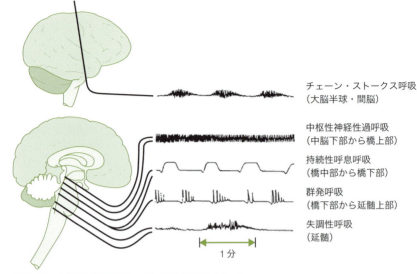

図 5-17 中枢神経の障害レベルと異常呼吸パターン
［Fastest Nurse Insight Engine：Abnormal respiratory patterns with corresponding levels of central nervous system activity より一部改変］

評価❸ 意識レベル
傾眠，昏迷，昏睡などの量的評価だけでなく，質的評価が必要！

　意識障害の評価では，量的な障害と質的な障害の 2 つを観察していくことになります．量的な障害については，JCS や GCS で評価が行われます．一方，質的な障害は，意識変容と考えられる多彩な精神症状を示します．精神症状にはせん妄があり，見当識障害，注意集中困難，錯乱，幻覚，精神運動興奮，不安などの症状があります．**せん妄はリハビリテーションを行ううえで阻害因子**となります．点滴の自己抜去や錯乱した行動による医療事故の原因となりますので，必ず質的な変化であるせん妄の有無を確認するようにしましょう．

　せん妄の評価には，**鎮静スケール（Richmond agitation-sedation scale；RASS）とせん妄評価（confusion assessment method for the ICU；CAM-ICU）**の 2 ステップからなる評価法があるので，必要に応じて使うとよいでしょう．また，簡易的ですが表 5-15 を用いて，せん妄の有無を確認してもよいでしょう[7]．

表 5-15 せん妄の有無の判定基準

1. ライン類の自己抜去
2. 不穏（昼夜問わず）
3. 徘徊
4. 安静を守ることができない
5. 話が通じない
6. 場所，時間，人がわからない
7. 幻聴，幻覚
8. 妄想
9. 何をするかが予測つかず，目を離すことができない

［長谷川真澄：急性期の内科治療を受ける高齢患者のせん妄の発症過程と発症因子の分析．老年看護学，4(1)：36-46，1999 より］

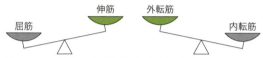

図 5-18　主動筋・拮抗筋関係の筋緊張評価

評価❹ 筋緊張
筋緊張の変化に伴い関節拘縮発生の可能性や関節拘縮がおこる運動方向を推測しましょう

　急性期では，**筋緊張の変化を評価し，関節拘縮発生のリスクを予測する**ことになります．そのため，評価では必ず筋緊張を確認する必要があります．筋緊張は腱反射と他動的に動かしたときの抵抗感で評価する被動性検査を行うことになります．したがって，ベッドサイドに向かうときには，打鍵器が必携となります．腱反射と被動性検査で筋緊張が亢進している場合，関節拘縮がおこりやすくなります．また，筋緊張の亢進している筋の作用方向に関節拘縮の発生が予測されます．

　筋緊張異常による関節拘縮は，主動筋と拮抗筋の関係を診ることがポイントです．たとえば，上腕二頭筋の筋緊張が亢進し，上腕三頭筋が低下していると肘関節の屈曲拘縮が生じやすくなります（図 5-18）．

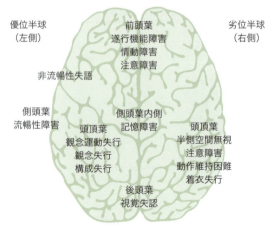

図 5-19　高次脳機能障害と病巣部位

> **評価⑤ 高次脳機能障害**
> 高次脳機能障害は基本動作や ADL の自立を阻害するリスクがあるため，初期から対処する必要があります

　高次脳機能障害を把握すると，離床するにあたり動作への影響や転倒リスクを予測することができます．**高次脳機能障害は，脳損傷の部位により症状が異なりますので，評価で高次脳機能障害の有無と症状を把握する必要があります**（図 5-19）．高次脳機能障害は，優位半球と劣位半球で異なります．急性期では，特に優位半球損傷で生じる失語，劣位半球や前頭葉損傷で生じる注意障害に注意する必要があります．

> **評価⑥ 皮膚の観察**
> 肺血栓塞栓症のリスクを皮膚の観察から予測しましょう

　脳卒中急性期患者では，深部静脈血栓症の評価と予防が重要となります．深部静脈血栓症があると，離床した際に血栓が遊離して肺血栓塞栓症（pulmonary embolism；PE）を引きおこしますので注意が必要です．
　評価では，下肢の皮膚の色調変化と浮腫の有無の観察，および疼痛の有無を

第 5 章　中枢神経疾患のリスク管理

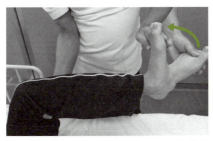

図 5-20　ホーマンズ徴候（Homans sign）のテスト
足部を他動的に背屈させ腓腹筋部の痛みの有無を確認する．

表 5-16　肩関節亜脱臼の発生率と重症度

亜脱臼の程度	3か月	6か月	12か月
なし	35	31	22
軽度	20	15	4
中等度	9	7	5
重度	1	0	1

［Smith RG, et al：Malalignment of the shoulder after stroke. Br Med J (Clin Res Ed), 284(6324)：1224-1226, 1982 より］

　触診と問診で行います．色調変化は赤紫色になっていないか確認をします．下肢を下垂位に保持すると色調変化は顕著となり，挙上で改善します．色調変化と浮腫が下肢全体か下腿部のみに生じているかにより，深部静脈血栓症の生じている部位を推測していきます．次に下腿筋群を触診し硬化と圧痛の有無を確認します．また，足部を他動的に背屈させ腓腹筋部に痛みが出現しないか評価します（ホーマンズ徴候）（図 5-20）．深部静脈血栓症が疑われた場合には，医師へ連絡します．

評価❼　肩関節亜脱臼

弛緩性麻痺では棘上筋の麻痺によって肩関節亜脱臼を呈している場合が多いので注意！

　急性期では弛緩性麻痺を呈しており，肩関節亜脱臼を生じることが考えられます．肩関節の亜脱臼は発症から 3 か月までに発生していることが多いと考えられます（表 5-16）[8]．肩関節亜脱臼は弛緩性麻痺で 18％，痙性麻痺で 58％と報告されています．また，肩関節の痛みは，弛緩性麻痺で 18％，痙性麻痺で 85％とする報告があり，筋緊張の変化と併せて評価が必要となります[9]．
　肩関節亜脱臼は棘上筋の麻痺や肩甲骨の下方回旋および重力によって生じていると考えられますので，棘上筋のみの問題にとらわれず，肩甲骨の位置異常にも注意しておく必要があります（図 5-21）．さらに肩関節亜脱臼は下方への亜脱臼だけでなく，前方への亜脱臼もあります．前方への亜脱臼は大胸筋の筋緊

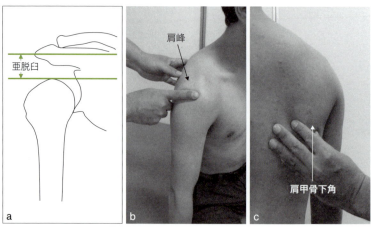

図 5-21　肩関節亜脱臼の評価
a：X線下における肩関節亜脱臼.
b：肩峰下と上腕骨近位端との間を指の幅で亜脱臼の程度を評価.
c：肩甲骨下角の位置を評価することで肩関節亜脱臼を評価.

張亢進により発生しますので注意が必要です．また，肩関節の亜脱臼は，痛みの原因ともなりますので，急性期からリスク管理するようにしましょう．

❹運動療法および日常生活指導時の注意点

> **注意点❶** 離床時期（臥位→端座位）
> 離床の可否を判断し，安全に実施します

　早期離床は深部静脈血栓症，褥瘡，関節拘縮，筋萎縮，沈下性肺炎などを予防できる大きなメリットがあります．特に高齢の脳卒中では，離床のリスクよりも，臥床による合併症のリスクのほうが高いと考えましょう．
　『脳卒中治療ガイドライン2015』では，「リハビリテーション（座位訓練・立位訓練など）は，JCS 1桁で，運動の禁忌となる心疾患や全身合併症がないことを確認した上で，ラクナ梗塞では診断が確定した日より，主幹動脈閉塞および脳出血では神経症候の増悪がないことを確認してから可及的早く開始」とさ

れています[1]．

　AHRQ(Agency for Health care Research and Quality)は医学的，神経学的に可能であれば入院後24〜48時間以内にリハビリテーションを始めることを推奨しています．昏睡，神経学的徴候・症状の進行，くも膜下出血，脳内出血，重度あるいは持続的な起立性低血圧，急性心筋梗塞がある場合にはリハビリテーションの開始を遅らせるとしています[10]．

　一方，『AHA/ASAガイドライン』において，脳卒中発症後24時間以内の"高負荷"のリハビリテーションの実施は，3か月後のアウトカムを低下させる可能性があり推奨しないとしています[11]．

　以上のことからすると，特別なリスクがない限り，24〜48時間以内に寝返りや座位などの軽い運動から早期に開始し，臥床により発生する合併症を予防することが推奨されます．

注意点❷ 離床時の注意点（臥位→端座位）
離床時には血圧管理，ドレーン管理，ライン管理を適切に行いましょう

　急性期では，症状・障害を悪化させないように慎重な血圧管理が行われています．血圧管理の治療方針(血圧管理)を把握しておくことがリスク管理で必要です．離床前・離床時に注意することが病型により異なります(表5-17)ので，医師に事前に確認しておく必要があります．

　離床は，ギャッチアップ座位から開始し，ベッド上の端座位となります(図5-22)．座位訓練の施行基準(表5-18)を参考に進めます[12]．

　脳梗塞の急性期では脳の血流を一定に維持する自動調節能が破綻していますので，**血圧の低下には十分に注意**します．血圧が高めに管理されていますので，急性期では収縮期血圧200 mmHg未満，拡張期血圧120 mmHg未満，意識障害，神経症状の悪化がなく安定していれば実施可能となります．脳梗塞の急性期では血圧が高めに管理されるために，日本リハビリテーション医学会によるリハビリテーションの中止基準(表1-2，p.13)を超えている場合があります．その場合，個別対応となりますので，離床については，医師と相談して進めることになります．

　脳出血の急性期の血圧管理は，「収縮期血圧180 mmHg未満または平均血圧

表 5-17 離床前アセスメントと離床前・後の注意点

診断		離床前アセスメント				離床プログラムの一例		離床前，離床時の注意点
		意識レベル	神経症状	血圧管理	脈拍	〜24時間	24〜48時間	
脳梗塞	ラクナ梗塞	JCS 1桁	進展なし		安静時 120拍/分 以下	神経症状安定していれば座位可能	立位, 歩行可	・神経症状が増悪する場合は離床を遅らせる. ・BAD(branch atheromatous disease)を疑う.
	心原性脳塞栓症			220 mmHg/ 120 mmHg 未満		ベッド上安静	離床開始	・心エコーで心内血栓の有無を確認し, 再発リスクの確認 ・頭蓋内圧亢進所見の有無 ・離床に伴う血圧, 脈拍の大きな変動に注意 ・心不全の症状に注意(顔面蒼白, 息切れ, 頻脈, 血圧低下, 頸静脈怒張, 全身性浮腫)
	rt-PA投与, 血管内手術			180 mmHg/ 105 mmHg 未満		ベッド上安静	rt-PA投与後, 24時間後に離床検討	・rt-PA投与後の症候性頭蓋内出血の恐れ ・頭蓋内出血発生時には頭蓋内圧亢進症状に注意
	アテローム血栓性脳梗塞			220 mmHg/ 120 mmHg 未満		ベッド上安静	離床開始	・離床による血圧低下に注意
脳出血				収縮期血圧 180 mmHg未満 平均血圧 130 mmHg未満		ベッド上安静	離床開始	・CTで血腫の増大, 急性水頭症の確認 ・頭蓋内圧亢進所見の有無 ・頭蓋内圧亢進がある場合, 頭部挙上位としているので注意
くも膜下出血				収縮期血圧 160 mmHg未満		個別に離床時期を検討		・遅発性脳血管攣縮(発症から4日〜2週間) ・循環動態の管理, 体液量の管理 ・頭蓋内圧亢進所見の有無

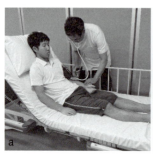
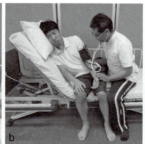
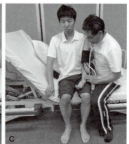

図 5-22 離床(臥位→端座位)の一方法
a：ギャッチアップ，b：ギャッチアップした側臥位から下肢を下垂，c：端座位．
徐々に起こしていき，端座位を取らせる前に下肢を下垂し(b)，大きな血圧低下を抑えながら端座位にする．また，bでは介護量が少なくてすむため，下肢の皮膚の色を観察しやすく，かつ血圧測定も容易である．

第5章 中枢神経疾患のリスク管理

表5-18 座位訓練の施行基準

座位訓練の開始基準
・意識レベルが JCS 1 桁である
・全身状態が安定している
・麻痺などの症状増悪がない

座位訓練の施行基準
・開始前，直後，5 分後，15 分後，30 分後に血圧を測定
・30°，45°，60°，最高位(80°)の 4 段階
　→30 分以上可能となったら次の段階へ
・1 日 2 回施行，安定したら回数を増加
・最高位で 30 分以上可能→車椅子座位訓練開始

座位訓練の中止基準
・血圧の低下
　10 mmHg 以上→5 分後の回復や自覚症状で判断
　30 mmHg 以上→中止
・脈拍の増加
　開始前の 30％以上あるいは 120/分以上→中止
・起立性低血圧症状(気分不良など)→中止

[出江紳一，石田暉：急性期のリハビリテーション，離床までの評価と訓練．日本医師会雑誌，125：S272-284，2001 より一部改変]

130 mmHg 未満に維持することを目標に管理する」とされています[1]．また，「血腫周辺の脳血流を低下させずに血腫の増大を抑制するにはどの程度の降圧が最も有効であるのか，臨床的な予後からみた最適な降圧目標値はどれくらいなのか，についての十分な科学的データはない」ともされています．そのため，**血圧のみを管理するのではなく，神経症状の変化，特に運動麻痺の変化に注意して離床させる必要**があります．

　くも膜下出血の問題は，術後 4 日〜2 週間の時期にみられる遅発性脳血管攣縮にあります(p.179 参照)．この期間は脳血流量を阻害しないために血圧低下をおこさないように管理が必要です．血圧管理を十分に行い，神経症状の変化，特に運動麻痺の変化に注意して離床させる必要があります．脳血管攣縮の確実な予防法はありませんが，循環動態の管理，体液量の管理が重要となります．そのため，医師からの情報収集，看護記録などから尿量，水分の in-out バランス，発汗状態の情報を得て脱水の進行を確認しておくことが必要です．脱水が認められる場合には，積極的な離床を遅らせる必要があります．また，脳血管攣縮が発生しやすい時期は，尿量の増加にあわせて輸液を増加させてい

ます．そのため，うっ血性心不全や，肺水腫を引きおこすことがあり，SpO_2，中心静脈圧のチェック（下記，正常値・異常値参照），頸動脈怒張の確認が必要になります．上記より，**くも膜下出血における早期の離床については，個別的な対応が必要**となります．

> **中心静脈圧の正常値・異常値**
>
> 正常値：5～10 cmH_2O
> 上昇：10 cmH_2O 以上 ➡ 循環血液量の増大：右心不全，過剰な輸液
> 下降：5 cmH_2O 以下 ➡ 循環血液量の低下：脱水，大量出血

注意点❸ 離床時の環境管理（臥位→端座位）
ドレーンや血管内留置されたカテーテルがあっても離床可能
ただし，誤抜去には要注意！

　大きな脳出血や広範な脳梗塞では，頭蓋内圧亢進が出現することがあります．頭蓋内圧亢進に対して，外科的な治療が行われ，髄液排出のためにドレーンが留置されます．髄液循環の管理のため設定圧が決められ，頭部と脳室ドレナージ回路，排液バッグの高さが厳重に管理されていますので，頭部の高さを変えることもリスクであることを認識しましょう．

　髄液ドレーンが留置した状態でも，離床は行えます．医師と相談し許可が出れば，一時，髄液ドレーンのクランプを閉鎖してもらい離床します．クランプの閉鎖は必ず医師または看護師に依頼し実施してもらいます．その際，ドレーンの取り回しには，細心の注意を払い，誤抜去しないように注意します．クランプを閉鎖してよい時間（長さ）を事前に医師へ確認しておくとよいでしょう．また，離床終了後に，医師または看護師にクランプの開放を依頼します．

　薬剤の注入や静脈栄養のための点滴をした状態で離床する場合があります．その場合，カテーテルを誤抜去しないようにライン（チューブ）の取り回し，長さに余裕があるか確認をします．離床中にラインを屈曲させることで滴下が止まることがあります．滴下数の確認（速い，遅い），滴下の落差の確保，逆流の確認も行う必要があります．滴下の速度は看護師に確認しておくとよいでしょう．また，点滴ボトルの液面は，心臓・点滴刺入部より高く設置位置に設置する必要があります．末梢静脈は 10～20 mmHg の圧があります．そのため，滴

表 5-19　急性期脳卒中運動療法のガイドライン

練習内容	目標/目的	処方ガイドライン　強度/時間/頻度
低負荷歩行練習	廃用の予防	安静時心拍数から 10～20 拍/分の上昇
セルフケア動作練習	沈下性肺炎の予防	主観的運動強度は 11 以下（6～20 スケール）
間欠的な座位・起立練習	起立性低血圧の予防	休みを入れながら，できる範囲での時間と頻度で実施
座位での作業活動	うつ症状の予防	
関節可動域練習	認知と運動障害の評価	
運動課題練習	バランスと協調性を促す	

〔Billinger SA, et al：American Heart Association Stroke Council；Council on Cardiovascular and Stroke Nursing；Council on Lifestyle and Cardiometabolic Health；Council on Epidemiology and Prevention；Council on Clinical Cardiology. Physical activity and exercise recommendations for stroke survivors：a statement for healthcare professionals from the American Heart Association/American Stroke Association. Stroke, 45(8)：2532-2553, 2014〕

下させるためには，心臓から 27 cm 程度の落差が必要です．

注意点❹　運動負荷（端座位→歩行）
運動負荷は十分なリスク管理のもとで行いましょう

　脳卒中急性期の運動療法の AHA/ASA ガイドラインを**表 5-19** に示しました．低強度の歩行やセルフケア動作を通して活動性を向上させていきますが，過負荷とならないように注意する必要があります．特に血圧の上昇をまねくような運動課題は避ける必要があります．AHA/ASA ガイドラインでは，**運動負荷は安静時心拍数に 10～20 拍/分の上昇，Borg scale 11 以下かつ自覚的に耐えることのできる時間頻度を推奨**しています[13]．

　また，運動療法全般を実施する際にはリハビリテーション医学会の中止基準[14]（表 1-2, p.13）や土肥・アンダーソンの中止基準（表 1-1, p.12）を使ってリスク管理を行います．

注意点❺　ポジショニング
麻痺側の不用意な扱いにより，二次的な障害を引きおこすことがあります！

　急性期におけるベッド上のポジショニングの目的は，①良姿位保持，②除圧，③痛みの回避，④浮腫の予防があげられます．これらは脳卒中による運動

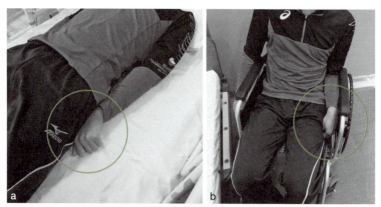

図 5-23　半側空間無視にみられることのある上肢の姿勢
ａ：ベッド上臥位でみられる無視された麻痺側，ｂ：車椅子上でみられる無視された麻痺側．

麻痺と感覚障害があるために必要となります．運動麻痺により自由に四肢・体幹を動かすことができず，感覚障害により痛みを感じないことがあります．また，深部感覚障害や半側空間無視により，上肢が身体の下敷きになっていても気づかないことがあります（図 5-23）．肩関節や手の不用意な扱いにより，将来痛みを引きおこすことがあり注意が必要です．

　車椅子座位を保持するようになると，臥位姿勢よりも姿勢不良による問題が生じます．急性期の車椅子乗車では乗車姿勢を保持するのであれば，不安定にならないような工夫が必要になります．車椅子姿勢はお尻が前に滑ってずれた姿勢（仙骨座位）になりやすく，褥瘡発生の危険性があります．また，弛緩性麻痺により肩関節亜脱臼が生じますので，車椅子用のテーブルを設置し上肢の重さを取り除き，肩関節亜脱臼を予防します（図 5-24）．

注意点❻ 関節可動域練習
関節拘縮がなくても，急性期では合併症に注意が必要！

　弛緩性麻痺では，関節拘縮はおこりづらいですが，早期から関節拘縮予防のための関節可動域練習を実施します．筋緊張の低下がありますので，生理的な運動を逸脱しないように十分に注意します．肩関節については痛みや微細損傷

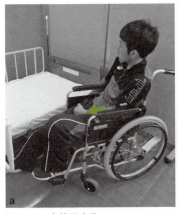 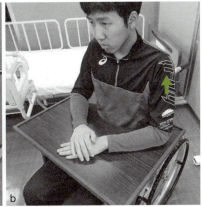

図5-24　車椅子座位
a：骨盤後傾で前方にずれた姿勢，b：肩関節亜脱臼の保護．

を誘発する恐れがあります．そのため，弛緩性麻痺では，全可動範囲の2/3程度の関節可動域練習にするとよいでしょう．

　安静臥床が続いている場合には，深部静脈血栓症が生じていると思いましょう．そのため，関節可動域の練習前には，深部静脈血栓症の有無の評価を行い，疑いがある場合には関節可動域，離床は中止として，超音波検査による確認を依頼しましょう．

❺リスク発生に対する予防策

予防策❶ 離床に伴う事故
リハビリテーション依頼箋にもとづいたリスク管理を！

　リハビリテーション依頼箋にもとづいてリスク管理を行っていきます．**依頼箋には許容される血圧情報，リハビリテーションの中止基準，術後ケアにおける注意事項などの情報が必要**です．記載に不明な点があれば必ず確認します．**勘違いでは許されない状況がある**と認識しておきましょう．

　脳卒中急性期では脳血流自動調節能が障害されている可能性があります．そ

209

のため，急激な血圧低下は障害拡大につながる可能性がありますので，医師の指示にもとづき血圧管理を徹底しましょう．離床に際しては収縮期・拡張期血圧だけでなく，脳血流自動調節能の確認のために平均血圧も確認するようにしましょう．

予防策❷ 深部静脈血栓症
早期離床，早期からの下肢運動で深部静脈血栓症の予防が大事です

『脳卒中治療ガイドライン 2015』では「脳出血急性期の患者で麻痺を伴う場合，間欠的空気圧迫法により深部静脈血栓症および肺塞栓症を予防することが勧められるが，弾性ストッキング単独の深部静脈血栓予防効果はないため，行わないよう勧められる」としています[1]．

一方，『肺血栓塞栓症および深部静脈血栓症の診断，治療，予防に関するガイドライン(2017年改訂版)』では，「弾性ストッキング(圧迫療法)，下肢挙上，運動などを組み合わせることがより効果的」であるとしています．

一方，急性期DVTにおける弾性ストッキングの着用の是非については結論が出ておらず，一律な着用は勧められないとしています[15]．

上記を総合すると，**深部静脈血栓症の基本的な考え方としては，早期の離床，早期から下肢の運動を行うことが第一**となります．運動麻痺により自動運動ができない場合には，他動的な足関節運動や圧迫療法を行いますが，観察を怠らないようにしましょう．

予防策❸ 転倒・転落
急性期の離床は多くのリスクを伴います．環境整備でリスクを減らしましょう

急性期のリハビリテーションでは，モニターの監視や意識レベル・神経症状の変化のチェック，さらには，カテーテル類の誤抜去など，多くのことに注意を払わざるを得ない状況です．そのため，**第一に環境整備をすることが必要**です．離床時にはモニターと患者の表情が見やすく，さらにライン類の取り回しと介助がしやすいセラピストの立ち位置をあらかじめ決めておく必要がありま

す．第二に，重症の場合は姿勢や動作を介助するセラピストと，モニターの監視や意識レベル・神経症状の変化を観察するスタッフ（看護師など）を別に配置することです．患者の重症度や治療内容により，複数名での介入ができる体制づくりもリスク管理の1つとなります．

📄 引用・参考文献

本章の文献は左のQRコードを読み取るか，下記URLよりご覧いただけます（HTML方式）

http://www.igaku-shoin.co.jp/prd/03623/5-2.html

コンテンツは予告なしに変更・修正したり，また配信を停止する場合もございます．ご了承ください．

第 5 章-3
脳卒中（回復期）

> ⚠️ **リスク管理　ここに注目！**
> 1. 医療的管理が薄くなる回復期だからこそ，リスク管理が重要になる
> 2. 急性期からの情報を引き継ぎ，患者がもつ基礎疾患も確認する
> 3. 急変や異常を見逃さないことに加え，生活環境にも配慮する
> 4. 活動量が増えるため，転倒・転落には十分に注意を払う

　回復期では急性期で行われていた治療を引き継ぎつつ，リハビリテーションによる機能回復を目指す時期になります．急性期はハイリスクな状態でリハビリテーションを実施するためリスク管理が徹底しているといえます．一方，回復期におけるリハビリテーションでは急性期と比較し患者の状態が安定してきているので，急性期ほどのリスク管理（24時間モニターや看護による定期的なバイタルチェックなど）が行われない状態でリハビリテーションを実施することになります．したがって，**回復期では急性期で行うリハビリテーション以上に，リスク管理を行わなければならない状態**であることを理解しておきましょう．

❶処方箋・カルテのなかの知っておくべき「リスク」

> **リスク❶ 診断名**
> 診断名の確認はリスク管理上，とても重要！

　回復期において診断名を確認することは，「急性期での治療はどのような内容を行われた可能性があるのか？」「そこから発生するリスクは何があったのか？」「急性期の治療はどのような点が回復期に影響を及ぼすのか？」を考えるうえで重要です．ただ，脳梗塞か脳出血かを確認するだけではなく，その情

報から多くのリスクを想像できるようになっておきましょう．

回復期リハビリテーションの脳卒中再発の調査研究では，回復期脳卒中患者1,301例に対して16例(1.2%)の再発が確認され，なかでも心原性脳塞栓症による脳卒中患者の再発が4例であるとする報告があります[1]．同じく回復期脳卒中患者1,538例に対する調査においても，再発が20例(1.3%)確認され，心原性脳塞栓症による脳卒中患者の再発が11例であったとしています[2]．回復期リハビリテーションにおいて**診断名を把握しておくことは，再発のリスクを考えるうえでも重要**となります．

リスク❷ 併存疾患
併存疾患はリハビリテーションの進行に影響を与えるため要注意！

脳卒中回復期におけるリハビリテーションでは，運動をとおして機能回復や動作能力の再獲得を目指します．回復期において併存疾患を把握することは脳卒中の再発に関するリスクを把握することだけではなく，併存疾患による運動制限の有無や，それによるリハビリテーションの注意点を把握することにつながります．そのため併存疾患については必ず把握する必要があります．

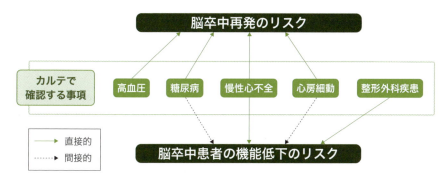

1)高血圧
高血圧は脳梗塞および脳出血における発症の最大のリスクです．そのため回復期においても，血圧管理は重要であり，多くの場合血圧は140/90 mmHg未満とするように管理されます．回復期におけるリハビリテーションでは積極的に運動を行うため，**呼吸循環に対する負荷がかかることから，血圧変動も大き**

表 5-20　高血圧治療に用いる薬剤

薬剤	作用の機序	副作用
カルシウム拮抗薬（Ca 拮抗薬）	Ca イオンが血管の細胞に取り込まれるのを阻害することで血圧が上がるのを防ぐ	局所性浮腫（むくみ，主に，足首，足の甲，下腿，まぶた，手指など），頭痛，ほてり感，動悸など
アンジオテンシンⅡ受容体拮抗薬（ARB）	レニン-アンジオテンシン系という血圧を上げる一連の仕組みの一部を阻害することで血圧が上がるのを防ぐ（血圧を下げる）	ACE 阻害薬の特徴を併せ持つが空咳の副作用がほとんどない薬
ACE 阻害薬		空咳，口の中・のど・まぶたなどの突然の腫れ（血管浮腫），高カリウム血症など
利尿薬	腎臓に働きかけて尿量を増やすことで血液量を減らして血圧を下げる	電解質異常（低 Na 血症，低 K 血症，高 K 血症など），脱水，高尿酸血症（痛風発作の原因），血糖値の上昇（耐糖能障害），血液中での脂質の異常など
α 遮断薬	血管の収縮を防ぎ，血圧を下げる	めまい，ふらつき，動悸，頻脈，頭痛，倦怠感
β 遮断薬	心拍数を抑えて血流量を減らし，血圧を下げる	徐脈（脈が遅くなる不整脈），気管支ぜんそくの悪化，糖尿病・脂質異常症の悪化

くなります．**カルテから血圧管理に関する情報を把握し，さらに看護記録から血圧の変動について確認することは回復期リハビリテーションを実施するうえで重要**となります．また，高血圧で管理されている患者では個別に上限管理を行う必要が出てきます．必ず主治医と相談しながらリハビリテーションを実施しましょう．主に使用される薬剤を**表 5-20** に示します．

2）糖尿病

　糖尿病の合併は脳卒中発症のリスクだけではなく，再発リスクも高くなります．久山町研究によると，糖尿病患者における脳梗塞発症リスクは，非糖尿病者の約 3 倍であったとしており，また糖尿病患者の脳梗塞のなかではラクナ梗塞が多く，さらにアテローム血栓性脳梗塞に対してもリスクとなるとされています[3]．

　糖尿病ではリハビリテーションにおける運動時の低血糖にも注意が必要になります[4]．対象患者の糖尿病の管理が食事制限なのか，服薬管理されているのか，インスリンが投与されているのか，このような点を確認し，運動を行う際に低血糖のリスクがあるかを確認します．低血糖になる可能性がある場合には，空腹時の運動は避けるなどのリスク管理が必要になります．主に使用される薬剤を**表 5-21** に示します．

3）心房細動

　心房細動は心原性脳塞栓症の原因となります．**心房細動の治療薬剤には副作**

第5章　中枢神経疾患のリスク管理

表5-21　糖尿病で使用される薬剤

薬剤	作用機序	副作用
スルホニル尿素(SU)薬	膵臓のβ細胞を刺激しインスリン分泌を促進することで血糖値を下げる	低血糖，体重増加
速効型インスリン分泌促進薬(グリニド薬)	内服後すぐから効き始め，短時間作用してインスリン分泌を促進し，血糖値を下げる．SU薬に比べて吸収と血中からの消失が速い．食後の高血糖の是正に適している	低血糖
DPP-4阻害薬	膵臓に作用するインクレチン分解を抑制し，その作用を助ける．インクレチンは血糖値が高い時にインスリンの分泌を促すとともに，血糖値を上げるホルモンの1つであるグルカゴン分泌を抑制させ，血糖を下げる	低血糖，便秘
ビグアナイド薬	肝臓からの糖の放出を抑える，インスリンに対する感受性を高める作用などで血糖値を下げる	食欲不振，吐き気，便秘，下痢
チアゾリジン薬	インスリンに対する感受性を高めることで血糖値を下げる	むくみ，急激な体重増加
α-グルコシダーゼ阻害薬	小腸からの糖分の消化・吸収を遅らせて食後の高血糖を抑える	お腹の張り，おならの増加，下痢
SGLT2阻害薬	尿細管から血液中へのブドウ糖の再取込みを妨げ，尿中に糖を出して血糖を下げる	低血糖，尿路・性器感染，脱水，頻尿，皮膚症状

用として出血傾向が強くなる点があります[5]．リハビリテーションを実施するうえで，**カルテで心房細動が確認された際には，使用薬剤の確認を行い，さらに診療情報提供書からも治療の確認を行うとともに主治医にも確認を行う**ようにしましょう．心房細動の治療で主に使用される薬剤を**表5-22**に示します．

4) 慢性心不全

カルテから心不全の病態を示す指標である**BNP(脳性ナトリウム利尿ペプチド)，NT-proBNP(N末端プロ脳性ナトリウム利尿ペプチド)の検査値を確認**しましょう(**図5-25**)[6]．

慢性心不全は虚血性脳卒中の危険因子として，血栓形成のリスク増大と関連しており，脳卒中リスクを2〜3倍増大させます．さらに，慢性心不全患者における脳卒中は不良な転帰および高い死亡率をきたします[7]．したがって慢性心不全の併存の有無は回復期のリハビリテーションにおいて重要なリスク要因であるといえます．また，慢性心不全で主に使用される薬剤を**表5-23**に示します[8]．

5) 整形外科的疾患

脳卒中の好発年齢を考慮すると，整形外科的疾患(骨粗鬆症，変形性関節

215

表 5-22　心房細動の抗血栓療法で使用する薬剤

推奨薬剤	作用機序	副作用
ダビガトラン	トロンビンを阻害することによってフィブリンの生成を抑制し、血液を固まりにくくする	出血（消化管出血，頭蓋内出血など），消化不良，下痢，上腹部痛，悪心，鼻出血
リバーロキサバン	第Ⅹa因子を阻害することによってフィブリンの生成を抑制し、結果として血栓の生成を予防する	頭蓋内出血，脳出血，鼻出血，皮下出血，歯肉出血，血尿，結膜出血
アピキサバン		頭蓋内出血，消化管出血，眼内出血，鼻出血，皮下出血，結膜出血，挫傷，皮下血腫，便潜血，血尿
エドキサバン		出血傾向
ワルファリン 70歳未満　INR※ 2.0〜3.0 70歳以上　INR 1.6〜2.6	ビタミンKを阻害することにより、さまざまな凝固因子を抑制することで血液を固まりにくくする	血液に対する強力な抗凝固作用があるので、さまざまな出血傾向

※INR：international normalized ratio

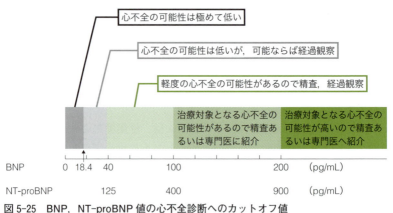

図 5-25　BNP，NT-proBNP 値の心不全診断へのカットオフ値
［日本心不全学会ホームページ「血中 BNP や NT-proBNP 値を用いた心不全診療の留意点について」より］

症，関節リウマチなど）を併存していることは少なくありません．**脳卒中患者の回復期リハビリテーションにおいて，整形外科疾患の併存は直接的に運動の阻害因子となり得ます**[9]．したがって，併存疾患として整形外科疾患が記載されているときには，脳卒中のリハビリテーションだけではなく，整形外科的なリハビリテーションも考慮したプランニングが必要になります．また，整形外科的疾患の有無は脳卒中回復期リハビリテーションの目標設定を行ううえで重要な因子となり，入院期間や転帰を考えるうえでのリスクとなりますので，必ず把握しましょう．

表 5-23　慢性心不全で使用される薬剤（左室駆出率が低下した心不全：HFrEF）

薬剤	作用機序	副作用
ACE 阻害薬	心不全ではアンジオテンシンが活性化して，全身の血管を縮めることにより心臓への負担が増えます．ACE 阻害薬はアンジオテンシン I からアンジオテンシン II への変換を阻害してアンジオテンシンの過剰な活動を抑えて血管を広げ，心臓への負担を軽くします．また降圧効果があります．	空咳（からせき），口の中・のど・まぶたなどの突然の腫れ（血管浮腫），高カリウム血症など
ARB	ACE 阻害薬に忍容性のない患者に対して投与され，アンジオテンシン II が作用する受容体（特に AT_1 受容体）を直接的に阻害して昇圧系を抑制します．	ACE 阻害薬の特徴を併せ持つが空咳（からせき）の副作用がほとんどない薬
β 遮断薬	心拍数を抑えて血流量を減らし，血圧を下げます	徐脈（脈が遅くなる不整脈），気管支ぜんそくの悪化，糖尿病・脂質異常症の悪化
ミネラルコルチコイド受容体拮抗薬（MRA）	アルドステロンの作用を受容体レベルで阻害することで，降圧作用を示します．	高カリウム血症
ループ利尿薬，サイアザイド系利尿薬	ループ利尿薬：ヘンレのループにおいて Na^+ と Cl^- の再吸収を阻害します． サイアザイド系利尿薬：遠位尿細管において Na^+ と Cl^- の再吸収を阻害します．	低カルシウム血症や低マグネシウム血症
バソプレシン V_2 受容体拮抗薬	ループ利尿薬をはじめとするほかの利尿薬で効果不十分な場合に，心不全における体液貯留に基づく症状の改善を目的として投与．髄質集合管にあるバソプレシン V_2 受容体を遮断することにより，純粋な水利尿作用を有します．	腎不全，血栓塞栓症，高ナトリウム血症，肝機能障害
ジギタリス	心筋細胞内のカルシウムイオン濃度を高め，心筋の収縮力を強くする	食欲不振，吐き気，嘔吐，下痢，視覚症状，めまい，頭痛，時間や方向感覚が失われる，錯乱
経口強心薬（ピモベンダンなど）	心筋は筋小胞体からカルシウムイオンが放出され，筋原線維のトロポニン C と結合しすることにより収縮がおこります．ピモベンダンはトロポニン C に対するカルシウムイオンの結合親和性を高めることで心筋のカルシウムイオン感受性を増強する作用を現します．	腹痛，食欲不振，吐き気，頭痛，めまい，動悸，低血圧

リスク❸ 栄養状態の確認
栄養状態は転帰先にも影響を及ぼすので確認しましょう

　回復期リハビリテーション病院における脳卒中入院患者（1,234 例）のうち，栄養障害なし群（GNRI≧98）が 23.0 %，軽度栄養障害群（98＞GNRI≧92）が 30.3 %，中等度栄養障害群（92＞GNRI≧82）が 33.7 %，重度栄養障害群（82＞

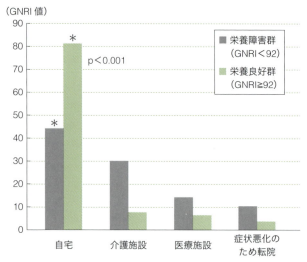

図 5-26 栄養障害の有無による転帰先

GNRI)が 13.0％であったと報告[10]しています．また，栄養障害群(GNRI＜92)，栄養良好群(GNRI≧92)の 2 群に分類し，転帰先の比較を行った報告では栄養障害群における転帰は自宅 44.6％，介護施設 30.4％，医療施設 14.3％，病状悪化のための転院 10.7％，栄養良好群では各々 81.6％，7.8％，6.6％，3.9％であり，自宅退院の有無について両群間に有意差を認めた[11]としています(図 5-26)．

> **リスク❹ 情報共有**
> 脳卒中地域医療連携シートやサマリーでリスクを共有しましょう

　急性期で行われていたリスク管理が回復期に移行したとたん不十分になることがあります．回復期ではそれまでのリスクがなくなったわけではありません．そのため，急性期病院からの情報把握は，回復期のリハビリテーションを行ううえで重要なリスク管理になります．**急性期病院からの連携パスシートやサマリーはリハ部門の情報のみを参照するだけでは不十分**です．必ず医師，看護師の連携パスやサマリー(図 5-27)を確認し，患者の状態把握に努めましょう．

第5章 中枢神経疾患のリスク管理

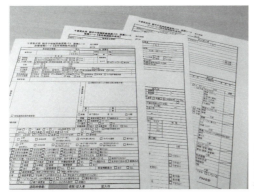

図 5-27 地域連携パスでの情報共有
リハ部門だけでなく，医師，看護師用の連携パスも確認し，①合併症や手術法，②急性期の治療内容，③使用薬剤などを把握する．

❷患者とのファーストコンタクトで気づくべき「ポイント」

ポイント❶ ライン管理

　回復期では，急性期病院の在院日数の短縮に伴い，全身状態が安定していない患者を受け入れることがあります．そのような場合，輸液ラインやカテーテルが留置されていることがあり，ライン管理が必要となります（表5-14, p.192を参照）．

　中心静脈栄養法（intravenous hyperalimentation；IVH）の実施中や尿道留置カテーテルを使用中でも，離床は積極的に行われます．急性期では，ベッド上が中心の理学療法でしたが，回復期では離床を行うことで点滴スタンドを使った車椅子移動や歩行が行われるようになります．そのため，カテーテルを誤って抜去することがないように，事前にカテーテルの留置されている部位を確認する必要があります．

　尿道留置カテーテルは，尿の逆流をおこさないように，患者の膀胱の位置よりも低い位置に固定する必要があります．採尿バッグを安易にベッド上に置くことや床に下ろすことは避けなければいけません．

ポイント❷ 表情の観察から脳神経障害でおこりうるリスクを推測しよう

　積極的なリハビリテーションが行われる回復期の段階では患者の心理的な状

219

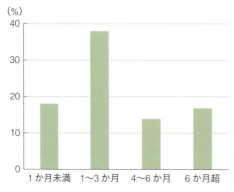

図 5-28 脳卒中後うつ病(PSD)の有病率と発症時期
[加治芳明,ほか:本邦における Post Stroke Depression の多施設共同研究による実態調査.神経治療学,34(1):37-42,2017 より]

態は,機能回復に大きく影響すると思われます.脳卒中後にうつ症状を示す患者は少なくなく,脳卒中後うつ病(post-stroke depression;PSD)として知られています.**PSD は脳卒中発症後 2 年間での発症が多く,特に脳卒中発症後半年以内に高率にみられるとされています.特に回復期リハビリテーション(1〜3 か月)の段階で PSD を示す患者は多い**と報告[12,13]されています(図 5-28).

PSD は,入院生活における ADL の介助を必要となることをきっかけとした心理的なストレスによるもので,反応性(心因性)の PSD と考えられます.急性期では器質的要因の PSD が多く,回復期以降では,反応性 PSD が多いとされています.

脳卒中後にみられる PSD は,抑うつ気分と意欲低下(apathy)の 2 つが主症状です.apathy が脳卒中後の機能改善を阻害する要因として考えられています.そのため回復期でのファーストコンタクトでは,まず意欲の低下がないか表情から推察し,問診をとおして確認することが大切です.

ポイント❸ 下肢の筋萎縮の程度から活動性低下や ADL 低下を推測しよう

筋力は安静臥床により 1 週間で 10〜15% 低下するといわれています.そのため急性期で臥床期間が長いような場合には筋萎縮は顕著となってきます.ファーストコンタクトでは目視で大腿部,下腿部の萎縮の程度を観察するとよいでしょう.十分なトレーニングができない,あるいは行われてこなかった場合には,発症からの期間が長くなるほど筋力低下が進むこととなります.筋萎縮はこれまでの活動量や ADL 能力を反映しています.筋萎縮がおこること

で，活動性やADL能力低下につながりますので，必ず筋萎縮の程度を確認します．

> **ポイント❹** 回復期では積極的に離床が行われるので生活環境の確認が重要

　回復期では積極的なリハビリテーションと併せて，ADL自立度の向上や行動範囲の拡大が図られます．そのため，移動時の転倒やベッドからの転落の事故を防ぐことが大切となります．

　環境要因は内的要因と外的要因の2つに大きく分けられます．内的要因は患者自身の環境です．患者の病識の欠如や，ADLの自立度について勝手な判断を行うようなことがあれば，転倒や転落につながりますので，必ず問診をとおして確認しておきます．また，外的要因は生活環境を指します．ベッドの高さや手すりの位置，ベッドと車椅子・ポータブルトイレ間のトランスファーを行う方向が誤っていると転倒・転落につながりますので，必ず生活環境を確認しておきましょう．

　回復期リハビリテーション病棟協会の調べによると，入棟時の転倒は，1回転倒が11.6％，2回以上の転倒が6.3％の発生です[14]．また，**転倒場所は，ベッドサイドが全体の66.7％を占めており，ベッドサイド周辺の環境確認が必要**であるといえます．

　以上のことから，転倒や転落事故は，回復期リハビリテーション病棟での重要課題の1つであり，ファーストコンタクトの時点で，転倒・転落のリスクを予測する必要があります．

---

❸理学療法評価から予見すべきこと

> **評価❶** 高次脳機能障害
> 高次脳機能障害は，基本動作やADLの自立を阻害するリスクがあり，初期から対処する必要があります

　回復期では，目標設定を明確にしてリハビリテーションが行われます．**高次脳機能障害がある場合，予後予測が難しく，目標設定が難しくなる場合が少な**

くありません．そのため，早い段階から高次脳機能障害を把握することが目標設定を誤らないことにつながります．自宅退院を目指す場合，ベッド周辺動作，トイレ動作の安全性を妨げる高次脳機能障害(半側空間無視や失行など)を把握するようにします．また，自立したADLが行えない場合には，介助者に介助を依頼し事故を防ぐ対処が行えるか確認していきます．このように高次脳機能障害の把握は，転倒などの事故を防ぐリスク管理として必須となります．

具体的な高次脳機能障害の評価では，まずスクリーニング検査を行うことになります．スクリーニング検査として，認知機能を検査するMMSE(mini-mental state examination)は必須となります．ADLを安全に実施するためには，注意障害が問題となることが少なくありません．そのため，理学療法中の観察で可能な注意障害の行動評価尺度を利用するとよいでしょう(表5-24)[15]．また，劣位半球障害の場合には，半側空間無視の有無を確認するため，線分二等分試験，線分抹消試験を実施します．

半側空間無視のある場合，プッシャー現象を示す患者がいますので注意をしましょう．プッシャー現象は，端座位や立位の際，非麻痺側で麻痺側に押すために正中位保持が困難となります．ADLの阻害因子としてしばしば問題となります．背臥位で半側空間無視により右向きを示すような場合，離床の際に麻

表5-24 注意障害の行動評価尺度
(behavioral assessment for attentional disturbance；BAAD)

観察すべき問題行動	評価点
1. 活気がなく，ボーっとしている	0・1・2・3
2. 訓練(動作)中，じっとしていられない，多動で落ち着きがない	0・1・2・3
3. 訓練(動作)に集中できず，容易に他のものに注意がそれる	0・1・2・3
4. 動作のスピードが遅い	0・1・2・3
5. 同じことを2回以上指摘されたり，同じ誤りを2回以上することがある	0・1・2・3
6. 動作の安全性への配慮が不足，安全確保が出来ていないのに動作を開始する	0・1・2・3
合計	

備考
〈評価点〉 問題行動の出現頻度を4段階で重み付け
0：全くみられない
1：時にみられる(観察される頻度としては1/2未満，観察されないほうが多い)
2：しばしばみられる(観察される頻度としては1/2以上，観察されるほうが多い)
3：いつもみられる(毎日・毎回みられる)
〈評価するうえでの注意〉
・原則として作業療法実施中の状況をOTが評価する．
・1週間程度の期間をかけ，繰り返し観察したうえで評価する．それが困難な場合も1回の訓練のみで採点せず，複数回の訓練場面を観察して評価する．
[豊倉穣：脳外傷と認知リハビリテーション．リハ医学，43：594-601，2006.]

痺側に押してくることがあることを予測し，転倒に気をつけます．

> **評価❷ 皮膚の観察**
> 弛緩性麻痺から痙性麻痺に移行してくる段階で，麻痺側上肢の熱感や腫脹を観察し，肩手症候群の出現を予防しましょう

　肩の痛みと手の痛み，熱感，腫脹を主症状とした肩手症候群と呼ばれる病態が出現することがあります．脳卒中発症後，2週〜3か月で発症することが多く，5か月以降で発症は少ないとされています．この肩手症候群は，複合性局所疼痛症候群(complex regional pain syndrome；CRPS)のtype Iに分類されており，初期には痛覚過敏が強く，リハビリテーションの阻害因子となります．肩関節の軽微な外傷が誘発因子といわれていますが，その発症機序については明らかになっていません．肩手症候群の治療は難渋し，関節拘縮や骨萎縮が進行し強直に移行することがありますので，予防が大切となります（図5-29）．
　麻痺側肩関節に亜脱臼や関節拘縮があり，前腕や手に熱感や腫脹があれば，肩手症候群を疑うようにします．前腕や手のわずかな温かさや腫れぼったさは，意識していないと感じないものです．

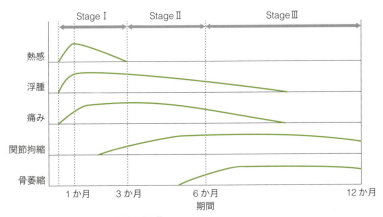

図5-29　肩手症候群の症状と経過
初期(stage I)には熱感，浮腫，痛みといった症状がみられ，やがて関節拘縮や骨萎縮に移行する．

評価❸ 筋緊張
痙性麻痺による関節拘縮発生の可能性があります
筋緊張の変化による影響を推測しましょう

　回復期では，徐々に筋緊張が亢進し痙性麻痺となります．痙性麻痺で関節拘縮をおこしやすくなりますので，筋緊張を評価する必要があります．多くの場合，上肢は屈筋の筋緊張が亢進し，下肢は伸筋の筋緊張が亢進します．単関節筋よりも二関節筋に筋緊張の亢進がおこりやすい特徴があります．筋緊張異常によって関節拘縮が発生するとADLの阻害因子となるばかりでなく，転倒のリスクが増すことになります．

　近年，ボツリヌス療法やバクロフェン髄腔内投与法により，筋緊張に対する直接的な治療が行われるようになっています．このような治療が行われると劇的に筋緊張が低下します．そのため，筋緊張の変化を患者にも把握してもらい，安全に動作を行ってもらえるように患者にフィードバックする必要があります．

評価❹ 感覚
感覚障害は表在と深部だけではなく，視覚や聴覚にもあります

　表在感覚と深部感覚の障害は積極的な治療方法がありません．しかし，ADLにおいて表在感覚と深部感覚は非常に重要であり，詳細に評価し患者にフィードバックできる情報を得ることが大切です．

　高齢者の転倒では，視覚や聴覚の低下も関連しているといわれています．そのため，高齢脳卒中患者では，視覚や聴覚の評価も必要となります．脳卒中の病態に関連した機能の低下と加齢による機能の低下も併せて評価する必要があります．また，脳卒中患者の20〜57%が視野欠損を有していると推定されています[16]．視野欠損は，活動性の低下やADL・QOLの低下につながりますので評価が必要となります．患者の視野障害は転倒に直接影響するので常に注意した観察と評価を心がけます．

評価❺ 車椅子の適合と装具の適応
補装具はADL獲得に有用である一方，機能低下を招くリスクがあります

　院内での歩行自立が難しい場合，車椅子を移動手段として使用することになります．車椅子は，ベッドからの離床，移動とあわせて，長時間の座位保持に使用されます．そのため，院内で使用される車椅子が身体に適合しているか確認が必要です．片手・片足駆動で使用されるため，座面が高い場合には駆動しづらく，骨盤を後傾させ，殿部を前方にずらした姿勢となります（図5-30）．一方，座面が低すぎると車椅子での立ち座りや車椅子座位で食事を摂りづらくなります．**車椅子の不適合はADLの低下につながります**ので注意が必要です．

　装具は脳卒中の機能を補うため非常に有効な療法となります．「脳卒中治療ガイドライン」でも推奨されています．しかし，いつどのような装具をつくるのか明確となっているわけではありません．装具の作成は，機能を補うことができる一方で，機能の低下も招く可能性もあります．本当に必要な装具を，適切な時期につくるように，装具の必要性の適否について評価すべきです．

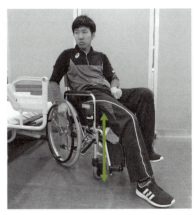

図5-30　車椅子座面が高すぎることによる姿勢の崩れ

評価❻ 栄養評価
栄養管理を行うことで，低栄養からくるADL低下を予防しましょう

　回復期における脳卒中では，積極的な運動療法が行われ，有酸素運動や長距離の歩行も行われるようになります．そのため，低栄養を引きおこすことで脳卒中関連のサルコペニアにより筋萎縮や筋力低下，ADL低下のリスクにつながります．

　脳卒中の栄養評価では，血清総蛋白，血清アルブミンの血液検査データだけでなく，骨格筋量，体脂肪などの身体計測の両面からみていく必要があります（表5-25）[17]．

　身体計測では，BMI（body mass index），体重減少率，上腕周囲径（arm circumference；AC），上腕筋周囲径（arm muscle circumference；AMC），上腕筋面積（arm muscle area；AMA），下腿最大周囲径（calf circumference；CC），上腕三頭筋皮下脂肪厚（triceps skinfold thickness；TSF）などの測定を行います（図5-31）．AMCとAMAは下記で算出します．

📅 栄養評価指標の計測法と参考値

$AMC(cm) = AC(cm) - 3.14 \times TSF(cm)$
$AMA(cm) = [AC(cm) - 3.14 \times TSF(cm)]^2 / 4\pi$
$AC < 21$ cm，$AMC < 18$ cm，$CC < 31$ cm が各々栄養障害となります．

表5-25　栄養評価と栄養リスク（秋田県立リハビリテーション・精神医療センターでの参考例として）

評価項目	正常	低リスク	中リスク	高リスク
BMI（kg/m^2）	20以上30未満	18.5以上20未満	18.5未満	
血清アルブミン（g/dL）	3.9以上	3.6〜3.8	3.0〜3.5	3.0未満
体重減少率		変化なし 減少3％未満	3〜5％未満/月 7.5％未満/3月 10％未満/6月	5％以上/月 7.5％以上/3月 10％以上/6月
総リンパ球数（/μL）		1,500〜3,000	1,000〜1,499	1,000未満

総合的な栄養評価
正常：BMI正常，Alb正常，体重減少率が低リスク，総リンパ球数が低リスク
軽度：BMIまたはAlbの1項目以上低リスク
中等度：1項目以上中リスク
高度：2項目以上中リスクか1項目以上高リスク
※注意：BMI 25以上は肥満だが，低栄養リスクの評価のため30未満を正常範囲とした．
［横山絵里子：脳卒中のリハビリテーション栄養．MB Med Reha，143：47-54，2012より］

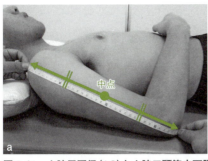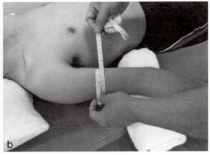

図 5-31　上腕周囲径（AC）と上腕三頭筋皮下脂肪厚（TSF）の測定方法
ACは肘関節 90°屈曲位で肩峰と尺骨肘頭の中点にマークし（a），肘関節伸展位で肘後方にタオルを入れ測定する（b）．TSFは，ACと同じ部位部分で測定する．

❹運動療法および日常生活指導時の注意点

注意点❶　有酸素運動
積極的な有酸素運動を行いますが，過負荷にならないよう気をつけましょう
また，薬剤の影響についても，きちんと把握しておきましょう

　回復期では，集中的に行われるリハビリテーションによって機能やADLが大きく改善します．脳卒中ガイドラインでは，「有酸素運動トレーニングもしくは有酸素運動と下肢筋力強化を組み合わせたトレーニングは，有酸素性能力，歩行能力，身体活動性，QOL，耐糖能を改善するので強く勧められる」としています．

　そのため，積極的に有酸素運動が行われますが，運動負荷は適切に設定されなければいけません．有酸素運動を行うときには，運動負荷試験の実施が推奨されています．しかし，運動負荷試験を実施できない場合には，低強度運動プログラムの実施が推奨されています[18,19]．低強度運動であれば多くの人に提供可能ですが，効果を考えると運動負荷試験で安全が確保できれば中・高強度運動を行うべきです．なお，運動強度の設定では，過負荷とならないようにリスク管理を行う必要があります．

　脳卒中患者の多くは，高血圧を合併していますので降圧薬による治療を行っています．降圧薬治療で脳卒中の再発率を3割程度減らせることがわかってい

ます．そのため，降圧薬が使用されますが，副作用として心血管反応があると考えておくべきです．**β受容体遮断薬を使用している場合，副作用として徐脈があります．また，運動に対する心拍応答が低下しますので，一般的に使用されている予測最大心拍数が使用できません．**β受容体遮断薬使用時の予測式を用いて運動負荷を加えますが，**運動中の心拍数だけで運動強度の指標とするのは危険**です．そこで，運動強度の指標には，自覚的運動強度 RPE（rate of perceived exertion）の Borg scale を使うとよいでしょう．

血管拡張系（カルシウム拮抗薬，アンジオテンシンⅡ受容体拮抗薬，アンジオテンシン変換酵素阻害薬）を使用している場合には，血管が拡張していますので，運動終了後に血圧低下によるふらつきやめまいなどをおこす場合があります．そのため，急激に運動を止めずにクーリングダウンを行うようにします．また，立ち上がりトレーニングでは起立性低血圧に注意が必要です．血圧のコントロール不良例では，起立性低血圧の頻度が高いとされています[20]．

📅 予測最大心拍数の決定

- 一般的：220－年齢
- より正確：206.9－(0.67×年齢)
- β受容体遮断薬の使用時[21]：164－(0.7×年齢)

注意点❷ 筋力トレーニング
筋力トレーニングは，運動麻痺の特徴や組織学的変化を把握したうえで！

「脳卒中治療ガイドライン」では，**「麻痺側下肢の筋力トレーニングは，下肢筋力を増加させ，身体機能を改善させるので勧められる」**としています．これまで，麻痺側の筋力トレーニングを行うと異常筋緊張や連合反応が増強するとされ，正常な運動パターンの促進を目的とした運動プログラムが実施されてきました．しかし，痙性の増加なしに筋力トレーニングが可能であると報告されているため，筋力トレーニングに対する筋緊張亢進のリスクは少ないと思われます[22]．しかし，個々の障害により状況が異なるかもしれないと考え，筋緊張の変化を観察することが必要です．

筋力トレーニングは全身的に行うのが一般的ですが，どうしても近位部の大

関節のトレーニング頻度が多くなります．しかし，脳卒中の運動麻痺では，四肢の近位筋よりも遠位筋の筋力低下が大きい場合があります．人間は近位筋に比べて遠位筋において皮質脊髄路系の支配が多いとされることからも，脳卒中による遠位筋の障害が大きいことが推測されます[23]．そのため，遠位筋を含めた全身的なトレーニングになるように意識しておく必要があります．

また，脳卒中では高血圧を合併している場合が多いので，**バルサルバ効果（能動的に力むことによる血圧上昇と胸腹腔内圧の上昇）による血圧上昇をおこさないよう，高負荷には注意が必要**です．レッグプレスでは最大筋力の80％以上になると，バルサルバ効果を避けることができないと報告[24]されています．

❺リスク発生に対する予防策

予防策❶ 有酸素運動の強度決定
運動強度決定の際には，過負荷とならないように注意しましょう

　安全で効果的な有酸素運動では，頻度（frequency），強度（intensity），持続時間（time），種類（type）のFITTを決める必要があります[25]．
- **低強度運動**：一般的には，心拍予備能の40％未満，最大心拍数の64％未満，RPEのBorg scale（6〜20）で12未満としています．低強度の有酸素運動は，運動パフォーマンス，歩行機能，バランス，および心臓血管の危険因子を改善するとされています．脳卒中で運動強度が十分負荷できない場合は，頻度と持続時間を増すことで調整が可能です．
- **中強度運動**：事前に運動負荷試験を行う必要があります．中強度運動は心拍予備能の40〜59％，最大心拍数の64〜76％，Borg scaleで12〜13としています．
- **高強度運動**：事前に運動負荷試験を行う必要があります．高強度運動では心拍予備能の60〜84％，最大心拍数の77〜93％，Borg scaleで14〜16としています．研究報告では高強度で最大の効果が示されていますが，運動負荷の強さから高齢者の場合，運動の継続は難しいと思われます．

> 📋 **運動強度プログラムの FITT**
> - **頻度**：3 回/週，8〜12 週間の継続．
> - **強度**：運動の強度を決めるにあたり Karvonen の式がよく使われる．
>   目標心拍数＝（最大心拍数−安静時心拍数）×運動強度＋安静時心拍数
> - **持続時間**：1 セッションあたり 20〜60 分，あるいは 1 日に 10 分間の運動を数回行う．運動障害の重症度にもよるが，10 分間の連続運動から行う．
> - **種類**：地上歩行，トレッドミル，エルゴメーターが使用される．トレッドミルは転倒の危険性があり，安全性を確保するために体重支持システム（ハーネスでつり上げる）が必要となる．

予防策❷ 筋力トレーニングの筋収縮タイプの選択
動的な運動で循環器系への負荷を低減しましょう

　筋収縮タイプにより血行動態への影響が異なることが報告[24, 26]されています．**等尺性収縮運動は，求心性収縮運動・遠心性収縮運動よりも平均血圧が高い**ことが報告されています．持続的な筋収縮は筋虚血を招き，疲労感が引きおこされます．力発揮を維持しようとするとセントラルコマンドの影響により，同時に循環器系への興奮性が高まり，心拍の増加，血圧の上昇を招きます．また，求心性収縮運動は，遠心性収縮運動よりも心拍数が増加，平均血圧が高いことがわかっています．遠心性収縮はエネルギー効率がよく，循環器への負荷が少ないのですが，高負荷では遅発性筋痛をおこしやすいため注意が必要です．

　これらのことからすると持続的かつ等尺性の静的な運動は避け，動的な運動を用いることで循環器系への負荷を少なくするとよいでしょう．高負荷での求心性収縮運動は循環動態への影響が高いため，低負荷にするように心がけます．また，循環器系への負担が少ない遠心性収縮運動を有効利用するとよいでしょう．

予防策❸ 転倒
転倒・転落アセスメントスコアシートを使った転倒予測が有効！

　回復期は，ADL 範囲の拡大を積極的に図る段階にあり，移乗・移動動作が

増え，自立を促す目的で介助量を最小限にしていきますので，転倒・転落の危険性は増える傾向となります．身体機能，高次脳機能の不安定さと活動量増加のミスマッチがあり，回復期では転倒リスクが大きくなります．

転倒・転落アセスメントスコアシートを使った評価で転倒予測を行うことは有効です（表5-26）[27]．転倒・転落アセスメントスコアシートには，日本看護協会が作成したものや，国際誌の評価で使用されているMFS，STRATIFYなどがあります．病院の機能や特徴にあうものを使うとよいでしょう．

一方で，転倒・転落アセスメントスコアシートに頼らない個別の機能やADL能力に合わせた転倒要因を探る必要があります．リハビリテーションではバランス練習，協調性の練習，ADL練習，歩行練習などが行われますが，この際に転倒の要因をセラピストが把握するように努める必要があります．また，患者がどのような動作で転倒につながるのか，転倒の要因に気づくように誘導していきます．

予防策❹ 低栄養
回復期は専門職の連携による低栄養対策が必要！

回復期では，筋力トレーニングや有酸素運動を2～3時間にわたって行います．**筋力トレーニングや有酸素運動では，低栄養があると効果が得られないばかりか逆効果となりますので，必ず栄養評価を行ったうえでリハビリテーションを進める**必要があります．

表5-25（p.226）の栄養評価を参考に栄養リスクを把握します．栄養リスクがない場合には，トレーニングを行っていきますが，エネルギー摂取量と全エネルギー消費量からエネルギー摂取量の不足がないか確認します．全エネルギー消費量の計算は，下記の計算式と**表5-27**[28]を参照してください．

一方，栄養リスクがある場合には，機能低下を防止する程度の運動に控え，関節可動域練習や日常生活動作練習を中心として行うようにします．

表 5-26 転倒・転落アセスメントスコアシート

分類		特徴	評価スコア	患者評価
A 年齢		☐ 70 歳以上	2	
B 既往歴		☐ 転倒・転落したことがある	2	
		☐ 失神したことがある		
C 感覚		☐ 視力障害がある	1	
		☐ 聴力障害がある		
D 機能障害		☐ 麻痺がある(MMT 5 点未満, 姿勢が保持できない, 跛行がある)	3	
		☐ しびれ感がある		
		☐ 骨・関節に異常がある(拘縮, 変形)		
E 活動領域		☐ 足腰の弱り, 筋力の低下がある	3	
		☐ 車いす・杖・歩行器を使用している		
		☐ 移動に介助が必要である		
		☐ ふらつきがある(小脳失調, 平衡障害)		
		☐ 寝たきりの状態である		
		☐ 点滴ルート・チューブ類がある		
F 認識力		☐ 見当識障害, 意識混濁(JCS 1 以上), 混乱がある	4	
		☐ 認知症がある		
		☐ 判断力, 理解力の低下がある(病識がない, 空間無視がある)		
		☐ 不穏行動がある(落ち着きがない, 精神的に不安定)		
		☐ 記憶力の低下があり, 再学習が困難である		
G 薬剤		☐ 鎮痛薬	それぞれ 1	
		☐ 麻薬		
		☐ 睡眠安定薬		
		☐ パーキンソン病治療薬		
		☐ 浸透圧利尿剤		
		☐ 緩下薬, 浣腸(下痢がある)		
		☐ 抗悪性腫瘍薬		
H 排泄		☐ 尿, 便失禁がある	それぞれ 2	
		☐ 頻尿がある		
		☐ トイレ介助が必要		
		☐ 尿道カテーテル留置		
		☐ 夜間トイレに行く		
		☐ トイレまで距離がある		
I 症状		☐ 貧血がある:Hb 9 g/dL 以下	それぞれ 1	
		☐ 低酸素症		
		☐ 起立性低血圧		
		☐ 低血糖		
J その他セクションで特殊な項目		☐ 入院や転室などの環境の変化	それぞれ 2	
		☐ 活動意欲が強い, 自分でしたいという思いがある, 看護師に遠慮がある, ナースコールを押さずに行動しがちである		
		☐ リハビリ期である		
		☐ 病状の変動(回復過程, 増悪傾向)がある		
		☐ 失語がある		
※A から F の評価は一括りで点数加算, G〜J は 1 項目ごとに点数加算			合計	
危険度Ⅰ(0〜5 点) 転倒・転落を起こす可能性がある			危険度	Ⅰ・Ⅱ・Ⅲ

危険度Ⅱ(6〜15 点) 転倒・転落を起こしやすい

危険度Ⅲ(16 点以上) 転倒・転落をよく起こす

[山本可奈, 地久里公美:第 39 回 転倒, 転落アセスメントシートの改訂による効果. ブレインナーシング, 31(5): 490-494, 2015.]

表 5-27　ストレス係数と活動係数

ストレス係数		活動係数	
飢餓状態	0.6〜1.0	寝たきり（意識障害，JCS 2〜3桁）	1.0
術後3日間	手術の侵襲度によって 1.1〜1.8	寝たきり（覚醒，JCS 1桁）	1.1
骨折	1.1〜1.3	ベッド上安静	1.2
褥瘡	1.1〜1.6	ベッドサイドリハ	1.2
感染症	1.1〜1.5	ベッド外活動	1.3
臓器障害	1臓器につき 0.2 追加（上限 2.0）	機能訓練室でのリハ	1.3〜1.5
熱傷	深達度と面積によって 1.2〜2.0	軽労働	1.5
発熱	1℃上昇ごとに 0.13 追加	中〜重労働	1.7〜2.0

［若林秀隆：PT・OT・STのためのリハビリテーション栄養-栄養ケアがリハを変える．医歯薬出版，p.32，36，41，44，2010 より］

✅ 全エネルギー消費量（total energy expenditure；TEE）の算出

TEE＝基礎エネルギー消費量＊×活動係数×ストレス係数
＊basal energy expenditure；BEE

※活動係数とストレス係数は**表 5-26** を参照してください．また，脳卒中のストレス係数は亜急性期で 1.0〜1.1 と報告[29] されています．

✅ Harris-Benedict の式による BEE の推計

男性：66.47＋13.75W＋5.0H－6.76A
女性：655.1＋9.56W＋1.85H－4.68A
W：体重（kg），H：身長（cm），A：年齢（歳）
※日本人，高齢者で算出した場合は，高めの値となるため参考値となります．

引用・参考文献

本章の文献は左の QR コードを読み取るか，下記 URL よりご覧いただけます（HTML 方式）

http://www.igaku-shoin.co.jp/prd/03623/5-3.html

コンテンツは予告なしに変更・修正したり，また配信を停止する場合もございます．ご了承ください．

第5章-4
脳卒中（維持期）

> ⚠️ **リスク管理　ここに注目！**
> 1. 脳卒中の再発予防の管理を継続する
> 2. 他職種が残した記録にも目をとおし，患者情報の共有に努める
> 3. 患者だけでなく，家族やキーパーソンの情報も把握する
> 4. 急性期・回復期に比して廃用のリスクが高まるので注意する

　急性期・回復期におけるリスク管理は病院で厳重に管理されてきました．しかし，維持期（施設・在宅生活）では病院で行ってきたリスク管理を患者自身あるいは家族によって行うこととなります．特に脳卒中では再発が多く，併存疾患の併発について継続して管理していく必要があります．また，回復期まで多くの時間が費やされてきた**リハビリテーションの時間が少なくなり，廃用による機能の低下を引きおこす可能性があります**．運動量の減少による運動機能の低下だけでなく，転倒をきっかけとした寝たきりとなるリスクもあります．特に在宅では，患者自身あるいは家族による介助で移乗，移動を行うことになり転倒や転落の危険性が高まります．

　維持期では，急性期，回復期と同様のリスクに加え，維持期ならではのリスクが加わります．リスクを軽減するためには，維持期におけるリスクを十分に把握し，リハビリテーションを行う必要があります．

---

❶処方箋・カルテのなかの知っておくべき「リスク」

> **リスク❶　診断名**
> 診断名によって脳卒中の再発リスクが異なります

　脳卒中は再発の多い疾患といわれ，**再発リスクを把握しておく必要**がありま

表 5-28　脳卒中の累積再発率

診断名	1年	5年	10年
脳梗塞	10.0	34.1	49.7
脳出血	25.6	34.9	55.6
くも膜下出血	32.5	55.0	70.0

[Hata J, et al：Ten year recurrence after first ever stroke in a Japanese community：the Hisayama study. J Neurol Neurosurg Psychiatry, 76：368-372, 2005 より]

表 5-29　脳梗塞の病型別累積再発率

脳梗塞	1年	5年	10年
ラクナ梗塞	7.2	30.4	46.8
アテローム血栓症	14.8	42.0	46.9
心原性	19.6	42.2	75.2

[Hata J, et al：Ten year recurrence after first ever stroke in a Japanese community：the Hisayama study. J Neurol Neurosurg Psychiatry, 76：368-372, 2005 より]

す．急性期・回復期に比べ，維持期では医学知識の不足した管理がなされる可能性が高まります．医学的な管理の必要性を認識しておきましょう．

わが国における久山町研究では，脳卒中の累積再発率が1年間で12.8％，5年間で35.3％，10年間で51.3％と報告[1]されています．診断名別にみると10年間の累積再発率は，くも膜下出血を初発した人で70.0％，脳出血で55.6％，脳梗塞で49.7％で，くも膜下出血は脳梗塞に比べて有意に高い結果でした(表5-28)．また，**脳梗塞でも診断により再発リスクが異なる**ことが報告されています(表5-29)．

リスク❷　併存疾患
併存疾患を把握することで，脳卒中再発のリスク管理を行いましょう

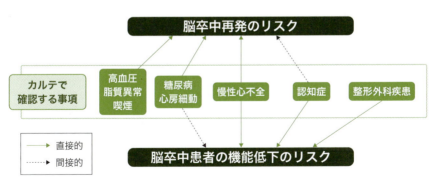

脳卒中では基礎疾患として高血圧，糖尿病，脂質異常の生活習慣病を有していることが多く，再発のリスクが高まります．さらに心房細動や喫煙も大きなリスク因子です．維持期ではこれらのリスクを軽減することが必要です．ま

た，維持期では患者による薬の服用や，家族のライフスタイルに合わせた管理がなされるので，併存疾患は必ず把握する必要があります．

1) 高血圧

　高血圧は脳卒中再発の最大のリスク因子です．『高血圧治療ガイドライン2014』では，**慢性期の脳卒中での血圧値が 140/90 mmHg 未満**であることが降圧目標値として定められています[2]（**表5-4**，p.169 参照）．血圧を下げるためには，塩分摂取を少なくし運動をすることが勧められています．

2) 糖尿病

　血糖コントロールを行っても脳卒中の発症リスクを低下させることができないとされています．しかし，再発予防に関しては，インスリン抵抗性を改善する薬剤治療により脳梗塞の再発リスクが47%も低下することが示されています[3]．

3) 脂質異常

　脳梗塞発症と LDL コレステロール（low-density lipoprotein cholesterol）値の間に関係があり，LDL コレステロール値の増大によりアテローム血栓性脳梗塞とラクナ梗塞の発症リスクが増加すると報告されています．脳梗塞の再発の危険性はコレステロール低下薬により減少します．一方，脳梗塞患者では，動脈硬化の進行があり心筋梗塞や狭心症をおこしやすいと考えられています．日本動脈硬化学会による『動脈硬化性疾患予防ガイドライン 2017 年版』では，心筋梗塞や狭心症などの動脈硬化性の病気をおこさせないための治療として一次予防，動脈硬化性の病気を再発させないための治療として二次予防に分け，管理目標値を定めています（**表2-34**，p.76）．脳梗塞患者では一次予防のカテゴリーⅢで高リスクに分類されています．よって，維持期にある脳梗塞患者では，心筋梗塞や狭心症の予防が必要不可欠となるため，リスク管理についての服薬指導が重要になります．

4) 心房細動

　第 5 章 1「脳卒中の病態と治療方針」（p.160）で述べたとおり心房細動の持続は，血栓を形成することがわかっています．この血栓が心臓内から遊離し，動脈に流れ，脳の大きな血管を閉塞することで心原性脳塞栓症を引きおこします．心房細動は自覚症状がはっきりしない場合もあります．また，維持期ではトイレに行く頻度を気にするあまり飲水量が減少し脱水傾向を助長することがあります．このように脱水傾向となると血液が濃縮され，血液が凝固し血栓が

形成されやすくなります．脱水は脳卒中再発リスクになりますので，普段から飲水量を意識し脱水を引きおこさないよう注意することも必要です．

5）認知症

基本的な管理(生活管理，服薬管理，運動管理)のうえで問題になります．認知症の有無により維持期のリスクは大きく変わります．カルテ上に記載があれば必ず確認し，その程度についても把握するようにしましょう．

6）整形外科疾患

維持期では脳卒中による機能低下だけでなく整形外科疾患による問題を抱える可能性があります．整形外科疾患は，脳卒中の再発には直接影響しませんが，運動量の減少によるサルコペニアのリスクが高くなります．維持期では特に整形外科疾患の有無を確認しておきましょう．

7）喫煙

喫煙は脳卒中の危険因子であり，受動喫煙でも脳卒中だけでなく，心血管疾患をも引きおこすリスクが高まります．脳卒中の予防には禁煙が推奨されています．喫煙の有無を確認する必要があります．

リスク❸ 情報共有
脳卒中地域連携シートなどから患者情報を共有しましょう

脳卒中の治療とリハビリテーションは，急性期から回復期，維持期まで途切れることなく行われる必要があります．そのためのツールとして脳卒中地域連携パスがあります．維持期のリハビリテーションの目的は，脳卒中の再発予防，併存疾患の管理，ADL・QOL の維持を図ることです．そのため**脳卒中地域連携パスで使用される連携シート（脳卒中患者情報提供書）を用いた患者情報の共有化が重要です**(図 5-32)．

この連携シートの情報を使いリスク管理を行います．脳卒中患者では，高血圧，糖尿病，脂質異常症などの再発リスク疾患を合併していますので，再発予防にこれら疾患の医学的な管理が必要です．しかし，再発さえしなければ，脳に関する特別な治療が行われることはありません．そのため，再発リスクにかかわる疾患を管理できていればよいことになります．そこで地域の医師との連携を図りながら，定期的に診察や検査を受け，再発リスクの管理にもかかわっ

発症日
発症期間の確認に必要

キーパーソン
服薬管理，介護に重要

脳卒中地域連携シート	記載日 平成 29 年 4 月 10 日		医療機関名		記載医師名	
同居家族	3 人家族　本人，妻，娘		キーパーソン	続柄：娘	氏名：	
診断名	■脳梗塞　　□脳出血　　□くも膜下出血　　その他（　　　　　　　）					
発症日	平成 29 年　1 月 10 日					
急性期病院入院期間	平成 29 年　1 月 10 日　～　平成 29 年　2 月　1 日					
回復期病院入院期間	平成 29 年　2 月 2 日　～　平成 29 年　4 月　9 日					

治療経過
ラクナ梗塞による右片麻痺が発症し，手術の適応はなく脳浮腫と高血圧に対する治療を実施した．H29.2.2 日にリハビリテーションを目的に回復期リハビリテーション病院へ転院となった．H29.4.9 に自宅へ退院となった．軽度の右片麻痺は残っているが，自立歩行可能となった．一時，うつ傾向がみとめられたものの，現在は安定している．

既往歴	□無　■有	疾患名：右膝変形性関節症 疾患名：高血圧		発症日：平成 20 年　3 月　10 日 発症日：平成 22 年　12 月　1 日
要管理の検査	高血圧(mmHg)　□無　■有　（ 140 / 90 ） 脂質異常(mg/dL)　□無　■有　（LDL/HDL, 150 / 38） 総タンパク(g/dl)（ 6.3 　）　　アルブミン(g/dl)（ 3.9 ）		糖尿病(%)　■無　□有　（HbA1c＝　　） 心房細動　■無　□有	
嗜好品	喫煙　　□無　■有（ 20 から 60 歳まで ）　　アルコール　■無　□有（　　　　）			
感染症	■無　□有　　種類			
手術歴	□無　■有　　診断名　右変形性膝関節症 手術日：平成 20 年 12 月 10 日　　術式：右膝人工関節置換術			
受診方法	□外来　□往診　　特記事項			

MRI または CT 画像所見　添付　■無　□有
左中大脳動脈の穿通枝領域（内包を含む）に T2 強調画像で，低吸収域の梗塞巣が認められる．

治療の継続	□無	■降圧剤	□糖尿病薬(内服・インスリン)	脂質低下薬	■抗血小板薬
	□抗凝固薬　INR 値：	：平成　年　月　日			□抗痙攣薬
	□血糖チェック	□気管切開	□酸素吸入	□ネブライザー	□喀痰吸引
	□膀胱留置カテーテル	□褥瘡処置(部位：　　　　　)		□その他(　　　　　　)	

要管理の検査
再発のリスク管理に必須の項目

図 5-32　地域連携パスで使用される連携シート例（一部：医師からの情報のみ）

ていく必要があります．在宅環境では，患者と一対一となる場合も少なくありません．どの程度，患者が脳卒中の再発リスクを抱えているのか把握しておくとよいでしょう．

　しかし維持期では，連携不足から画像診断の結果，手術方法，服薬状況などの情報，さらに医療機関への受診日など情報共有がされず，一からの情報収集となることは少なくありません．また，栄養の摂取方法，嚥下障害の有無，排尿・排便の状況，入浴状況などの生活に必要な情報も不足します．これらは，医療事故がおきる可能性を増大させますので，連携できる体制づくりもリスク管理の 1 つです．

リスク❹ 家族の状況
患者の家族構成や介護上のキーパーソンを把握しておきましょう

　急性期，回復期病院では看護師による服薬管理がされていますので，正しく薬を服用しています．しかし，**維持期，特に在宅生活では，誤った服薬管理になってしまう危険性があります**．勝手に薬剤を中止したり，服用を忘れてしまったりすることもあります．全身管理されたうえでのリハビリテーションの実施が基本となりますので，服薬管理されていることが必須となります．そのため，先に述べた連携シートから，家族構成とキーパーソンを確認し，服薬の自己管理が可能な状況にあるのか把握しましょう(図5-32)．また，慣れないケア，介護を行うことが多くなるのがキーパーソンです．ケア，介護で防げる事故もありますので，キーパーソンと患者の障害について話をしておく必要があります．

リスク❺ 発症からの期間
発症からの期間を把握し，予後予測を行うことで不適切なゴール設定を回避しましょう！

　脳卒中では，急性期，回復期の在院日数が短く，多くの場合，医療機関での集中的な治療は発症から180日以内となります．**維持期でのかかわりは急性期・回復期が終了した直後の方から，数年あるいは数十年経過した方まで幅広い時期の脳卒中後遺症者が対象**となります．そのため発症からの期間を把握することは維持期のリハビリテーションでは非常に重要になります．

　脳卒中の機能回復過程を考えると，維持期では多くの場合，機能的な変化は少ないと予想されます．しかし，発症から在宅生活までの期間が短い場合，脳の機能的な回復が見込める方も少なくありません．一方，発症から長期間経過している場合には脳の機能的な回復ではなく二次的障害の軽減や環境適応，環境整備，福祉機器の導入などに主眼を置く必要がある方もいます．つまり，**維持期こそ発症からの期間をしっかり把握し，維持期だから運動機能の回復がないと短絡的な判断をしないように注意**する必要があります．

❷患者とのファーストコンタクトで気づくべき「ポイント」

ポイント❶ 生活環境を観察し，転倒予防につなげよう

維持期では，**患者の身の回りの環境を知ることでリスクを把握する**ことができます．たとえば，患者が使用するものがベッドあるいはベッド近くに置いてある場合，ベッド上が生活の場となっていることが多いといえます．つまり，「しているADL」を知ることができます．生活範囲を知ることでADL能力と運動機能低下のリスクを把握することができます．

また，患者宅ではベッド周辺の床に不用意にものが置かれていたり，延長コードを床に這わせていたりすることがあります．万が一転倒した際に大きな事故につながります．患者の身の回りの生活環境を把握することで大きな事故を防ぐことが大切です．

ポイント❷ 体重の増減から健康状態を把握しよう

維持期の生活が始まると生活環境が変わり，患者の体重が増減することがあります．食事量が落ちるような場合は，低栄養で低体重となり活動性が落ちます．活動性の低下は筋萎縮につながりADL能力の低下につながります．また，低体重は脳卒中の再発リスクが高いことが報告[4-6]されていますので，体重減少には注意が必要になります．

ファーストコンタクトでは，見た目の体重から筋萎縮の程度を推測しましょう．体重の増減の原因については，患者自身，あるいは家族から情報を収集しておく必要があります．また，特定の専門職が気づいた体重の増減の情報は，時間をおかずに多職種で情報共有することで脳卒中の再発や緊急事態を防ぐことができます．

ポイント❸ 声かけの時点から，認知機能低下の観察が始まっている！

MMSEのスコアが低い(23点以下)脳卒中患者は，脳卒中を再発しなくても，時間の経過とともに認知機能低下のリスクが高いことがわかっています．

また，再発を繰り返すと認知機能が低下することも報告[7]されています．脳卒中患者の認知機能低下は服薬管理が不十分となるだけでなく，患者が「できるADL能力」を無視して動作しようとするなど，転倒のリスクが増します．

そのため，**認知機能の低下や脳卒中の再発を繰り返している患者では，さらに認知機能の低下がおこる可能性が高いと考え，問診で認知機能を把握する**必要があります．また，家族や特定の専門職が気づいた認知機能低下，あるいは予兆を含めて専門職間で情報共有することで，事故や緊急事態を防ぐことができます．

❸理学療法評価から予見すべきこと

評価❶ 呼吸機能
呼吸の状態は健康状態をあらわす1つの指標となります．異常がみられないか，呼吸状態を把握しましょう

臥床が続いている重症の脳卒中では，臥位姿勢で全身を観察することになります．四肢の筋緊張が亢進している場合には，膝窩や両膝の間にポジション用の枕を挟んでいることが多いと思います（図5-33a）．頸部伸筋群にも筋緊張亢進があり，頸部過伸展位（下顎を前方に出した姿勢）をとっている場合には，呼吸機能や嚥下機能に注意を向ける必要があります（図5-33b）．この頸部過伸展位は，気道が確保され呼吸を楽にするのにはよいのですが，嚥下反射が誘発されにくくなり，誤嚥のリスクが高まっていることに注意すべきです．

呼吸機能の評価では，頻呼吸，努力呼吸，無呼吸，そしてチアノーゼの有無を確認します．チアノーゼは皮膚や粘膜が紫青色や暗赤色になる状態を示します．皮膚の色は赤血球の成分である酸素を運搬するヘモグロビンに関係しています．酸素と結合したヘモグロビン（酸化ヘモグロビン）は赤色にみえますが，酸素と結合していないヘモグロビン（還元ヘモグロビン）が多くなると紫青色や暗赤色に皮膚が見えることになります．

チアノーゼには中枢性と末梢性があります．中枢性は中枢の動脈血の酸素飽和度の低下，末梢性は末梢の循環障害によって生じます（表5-30）．末梢性チアノーゼでは保温が行われますが，多くの場合，特別な医学的な処置を要しませ

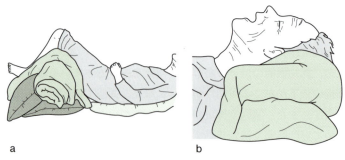

図 5-33 姿勢と異常筋緊張
屈曲性対麻痺を呈する場合，重度の脳卒中と認知症の合併が生じるとされる．
a：下肢屈筋の異常筋緊張，b：頸部過伸展

表 5-30 中枢性チアノーゼと末梢性チアノーゼの違い

項目		中枢性チアノーゼ	末梢性チアノーゼ
原因	心性：右左シャント，肺うっ血を呈する重症心不全		低灌流：心拍出量の低下
	肺性：肺胞低換気，換気血流比不均等，拡散障害		動脈閉塞：閉塞性動脈硬化症
	血液原性：メトヘモグロビン血症		静脈閉塞：血栓性静脈炎，静脈瘤
			温度の影響：寒冷による末梢血管の収縮
動脈血酸素飽和度		82％以下	100％
毛細血管内血液酸素飽和度		67％以下	67％以下
観察部位		口唇，口粘膜，顔面，体幹	四肢末梢

ん．一方，中枢性チアノーゼでは原因疾患の鑑別と処置を要しますので，医師へ連絡が必要となります．

評価❷ 筋力測定
筋力測定でADL能力の低下や転倒のリスクがわかります

　脳卒中関連のサルコペニアは，体重減少，神経ホルモンの活性，異化（分解）作用の過剰活性が関与していると考えられています．そのため，脳卒中では，筋肉量の減少と筋力の低下がおこりやすいため評価を行う必要があります．筋肉量は大腿周径・下腿周径を測定し推測します．この際には，麻痺側だけでなく非麻痺側も筋肉量が減少している可能性がありますので，両側の比較を行う

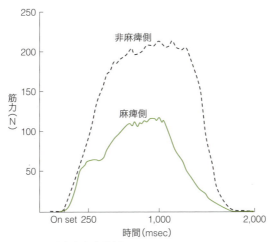

図 5-34　脳卒中と力発揮

ようにしましょう．また，脳卒中や高齢者では，速筋線維が萎縮しやすい特徴があります．速筋線維の萎縮は，大きく速い力発揮能力が低下するため，立ち上がりや歩行能力の低下を招くことになります．

　筋力テストは，麻痺側と非麻痺側の膝関節伸展の筋力評価を行います．図5-34のとおり，脳卒中では麻痺側の筋力低下がおこります．筋力低下だけではなく力を強く速く発揮する能力を示す力の立ち上がり率(rate force development；RFD)も低下します．また，RFDは麻痺側だけでなく非麻痺側も健常者と比較して低下していると報告されています[8]．RFDが低下すると，つまずいた際に，素早く足を出すことができないため，転倒につながる可能性があります．

　よって，脳卒中では筋肉量の減少と筋力の低下，RFDの低下により，ADLの低下や転倒発生のリスクが高まることを知っておく必要があります．

評価❸ 嚥下機能
嚥下障害から誤嚥性肺炎を引きおこすリスクがあるので注意！

　脳卒中を発症した患者のうち，誤嚥は急性期では約30％，慢性期で約5％発生するとされています．そのため，慢性期であっても嚥下障害に注意を向けておく必要があります．維持期では脳卒中関連のサルコペニアによる嚥下障害

が加わりますので，経口摂取が徐々に難しくなります．また，**嚥下障害があるために，経口摂取が十分にできず低栄養や脱水が生じやすく**なっています．さらに**嚥下障害は誤嚥性肺炎につながります**ので生命予後にもかかわってきます．

　嚥下機能のスクリーニング検査は第一に質問紙表を使って，嚥下障害の有無を確認します(表5-31)[9]．次に舌の運動，軟口蓋の運動，咀嚼筋の運動検査，水飲みテスト，反復唾液嚥下テストなどを実施します．なお，『嚥下障害診療ガイドライン』では，「嚥下機能をベッドサイドなどで簡便に評価することができる簡易検査として，信頼性の高い方法は水飲みテストである．嚥下内視鏡検査や嚥下造影検査が行えない場合，もしくはこれらの検査に先立って嚥下機能の概略を把握するために行う補助検査法として推奨される」としています[10]．また，誤嚥したときに十分な咳嗽ができないと誤嚥性肺炎のリスクが高まりますので，事前に呼吸機能検査(スパイロメトリー)を行います．

❹運動療法および日常生活指導時の注意点

注意点❶ 有酸素運動
運動強度決定の際には過負荷とならないように注意しましょう

　維持期の脳卒中患者は，臥位や座位で過ごす時間が多くなり，運動耐容能低下や心拍血圧調節異常が生じることになります．また，この不活動は心血管疾患のリスクを増すことにもなります．脳卒中患者では発症1年以内に5％，その後1年以内に3％が心筋梗塞を発症すると報告されています[11]．また，末梢循環障害による間欠性跛行を呈することもあります．そのため，**脳卒中の再発予防，心血管疾患の予防が必要であり，有酸素運動を行うことが重要**となります．しかし，管理下での運動が難しくなりますので，低負荷での運動が使いやすいと思われます(p.229 参照)．

表5-31　嚥下のスクリーニング検査

質問項目	判定		
1) 肺炎と診断されたことがありますか？	A. 繰り返す	B. 一度だけ	C. なし
2) やせてきましたか？	A. 明らかに	B. わずかに	C. なし
3) 物が飲みにくいと感じることがありますか？	A. しばしば	B. ときどき	C. なし
4) 食事中にむせることがありますか？	A. しばしば	B. ときどき	C. なし
5) お茶を飲むときむせることがありますか？	A. しばしば	B. ときどき	C. なし
6) 食事中や食後，それ以外の時にものどがゴロゴロ（たんがからんだ感じ）することがありますか？	A. しばしば	B. ときどき	C. なし
7) のどに食べ物が残る感じがすることがありますか？	A. しばしば	B. ときどき	C. なし
8) 食べるのが遅くなりましたか？	A. しばしば	B. ときどき	C. なし
9) 硬いものが食べにくくなりましたか？	A. しばしば	B. ときどき	C. なし
10) 口から食べ物がこぼれることがありますか？	A. しばしば	B. ときどき	C. なし
11) 口の中に食べ物が残ることがありますか？	A. しばしば	B. ときどき	C. なし
12) 食物や酸っぱい液が胃からのどに戻ってくることがありますか？	A. しばしば	B. ときどき	C. なし
13) 夜，咳で寝られなかったり目覚めることがありますか？	A. しばしば	B. ときどき	C. なし
14) 声がかすれてきましたか？（がらがら声，かすれ声など）	A. たいへん	B. わずかに	C. なし

Aに1つでも該当すれば嚥下障害あり　　Bに1つ以上該当すれば嚥下障害疑い
[藤島一郎ほか：嚥下のスクリーニングテスト．臨床リハ，11：790-796，2002 より]

注意点❷ 筋力トレーニング
低栄養やトレーニング時の血圧変動には要注意！

　『脳卒中治療ガイドライン2015』では，「麻痺側下肢の筋力トレーニングは下肢筋力を増加させ，身体機能を改善させるので勧められる」とされています．そのため，積極的にトレーニングを行うことになりますが，低栄養状態や血圧のコントロール不良例では注意が必要です．低栄養状態でトレーニングを行うとトレーニング効果が得られないばかりか，逆効果になる可能性があるので注意が必要です．血圧のコントロール不良例では高負荷トレーニングができないことがありますので，トレーニングに工夫が必要です（p.230参照）．

注意点❸ 関節可動域練習
定期的な関節可動域制限の管理は必須です

　回復期では，痙縮や不動による関節可動域制限の予防や改善に一定時間を費

やしてきています．しかし，**維持期では回復期とは異なり関節可動域練習の時間数が減り，関節拘縮のリスクが増します．**

　維持期ではADLを介助者に頼ることが少なくなり，過剰な努力を伴って動作を行うことになります．過剰な努力は連合反応を高めることになります．特に上肢では大胸筋や手指の屈筋に，下肢では足関節底屈筋，内返し筋に過緊張が認められ，関節可動域制限につながります．

　一方，歩行では，大腿直筋，腓腹筋の過緊張，広筋群の低緊張で膝関節のロッキングあるいはスナッピングを呈している患者を頻繁にみかけます．痛みを誘発することは多くありませんが，膝関節の過伸展をおこしますので注意が必要です．過緊張ばかりでなく，低緊張にも目を向ける必要があります．

❺リスク発生に対する予防策

予防策❶ 脳卒中の再発
維持期での脳卒中の再発予防は重要課題．患者・家族とともに積極的にかかわっていきましょう

　脳卒中の再発予防では，運動習慣，健康管理，栄養管理で生活習慣の改善を図っていく必要があります．そのため，患者・家族への教育が必要です[12]．

1) 3回/週，少なくとも30分間/回の運動を行うようにします．低強度の運動から開始し，徐々に中強度に増加するようにします．
2) 在宅でも血圧管理を行っていきます．毎日，朝と就寝前の2回に同じ条件で測定し記録します．起床後は1時間以内に測定するとよいでしょう．
3) 喫煙，受動喫煙環境を避けるようにします．
4) 生活習慣病とならないように，適切なカロリー摂取と塩分制限を指導します．また，定期的に体重測定を行い記録します．
5) 適切なアルコール摂取を指導します．
6) 多剤投与が行われている患者もおり，薬の飲み忘れや誤った薬の飲み方などもあるので，患者・家族による服薬管理を指導します．

第5章 中枢神経疾患のリスク管理

> **予防策❷ 活動性低下**
> 維持期はセラピストが考えている以上に活動性低下がおきやすい！

　維持期では，回復期で行われてきたような積極的なリハビリテーションが行われなくなります．そのため，患者，家族で活動性が低下しないように意識する必要があります．

　維持期の生活で活動性低下を予防するためには，ADL の自立支援を行うことが重要となります．そのためには，患者，家族と合意された目標を示す必要があります．それにより，自己管理の計画がすすむだけでなく，専門家との相談も多くなります．また，このような管理を適切に実施することで，維持期であっても機能の改善や ADL・QOL の向上が得られると考えましょう．

> **予防策❸ 転倒**
> 転倒・転落予防は施設，在宅での安全管理として必須です

　維持期では，転倒・転落をきっかけに運動機能の低下，ADL が低下することを多く経験します．転倒・転落を予測・予防することは難しいため，安全管理上の重要課題となっています．転倒・転落を防止するための環境調整や運動機能の向上によって対応していきます．しかし，個々の専門家で対応できることではありませんので，チームとして取り組んでいく必要があります．

　環境調整については，施設，在宅で異なりますが，安全を考慮するとともに患者の活動性が低下しないように配慮する必要があります．具体的には，家具の配置，ベッドの向き，手すりの位置，段差，カーペットのめくれ，電気コード類の配置などに注意を払います．また，日々の生活で慣れがあるため，危険であっても気にならなくなっていることもありますので，患者，家族を含めて多くの目で確認することが大切です．万が一転倒しても大きな事故につながらない環境整備も必要となります．

　📄 引用・参考文献

本章の文献は左の QR コードを読み取るか，下記 URL よりご覧いただけます（HTML 方式）

http://www.igaku-shoin.co.jp/prd/03623/5-4.html

コンテンツは予告なしに変更・修正したり，また配信を停止する場合もございます．ご了承ください．

第5章-5
パーキンソン病

> ⚠ リスク管理　ここに注目！
> 1. 適切な予後予測でリスク管理を行う
> 2. 運動障害と非運動障害の特徴を知り，リスクを回避する
> 3. 抗パーキンソン薬の効果を評価することがリスク管理となる
> 4. 運動を継続することで運動機能の低下を防ぐ

　パーキンソン病(Parkinson's disease)は進行性の難病であり，中脳黒質内にあるドパミン神経の変性により，ドパミンの分泌が減少する病気です．この病気では運動障害として，①安静時振戦，②筋固縮，③無動，④姿勢反射障害の四大徴候を示します．この徴候に対して抗パーキンソン病薬による治療が代表的であり，服薬により症状が顕著に改善します．しかし，長期間の服用により副作用が出現し，運動障害のコントロールが難しくなってきます．これにより転倒事故をおこしやすくなります．また，パーキンソン病は運動障害と合併して非運動障害もあり日常生活活動(ADL)や生活の質(QOL)を低下させることになります．パーキンソン病の運動障害や非運動障害は，転倒やADL・QOLの低下に複雑に関与します．そのため，パーキンソン病では，転倒およびADL・QOLの低下につながるリスクについて管理を行います．

❶処方箋・カルテのなかの知っておくべき「リスク」

リスク❶ 年齢
「発症年齢によって症状の進行度が異なる」ことをおさえましょう！

　パーキンソン病の発症年齢は50〜65歳に多く，30〜80歳までと幅があります．40歳までに発症したパーキンソン病は，若年性パーキンソン病と呼ば

れ，家族性パーキンソン病である比率が高まります．なお，家族性パーキンソン病は全体の5％を占めるといわれています．また，進行速度は発症年齢により異なるため，**50歳以上で発症した場合よりも若い年齢で発症した場合のほうが，進行速度が速い**ことを知っておきましょう．

パーキンソン病は急激に進行する病気ではありませんが，病気の進行に合わせたかかわりが必要となります．

リスク❷ 発症からの期間
病歴から患者の予後を推測し，適切な目標設定を行いましょう

パーキンソン病は早期から治療を行ったほうが，症状の良好なコントロールが長い期間可能であるとされています．パーキンソン病の治療では，早期診断，早期治療が大切となります．適切な治療が行えていれば発症後10年程度は普通の日常生活が可能です．しかし，進行には個人差があります．決して生命予後が悪い疾患ではありませんが，予後には合併症が強く影響しており，**誤嚥性肺炎が死因につながることが多い**のも特徴の1つです．

パーキンソン病にみられる運動障害と非運動障害の経過は**図5-35**[1]のとおりです．非運動障害から徐々に運動障害が重複してきます．**運動障害の主症状が安静時振戦の場合には進行が遅く，無動の場合には進行が速い**とされていま

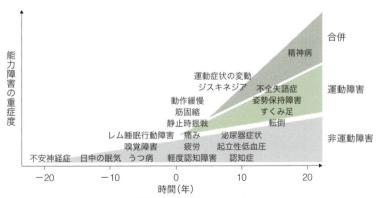

図5-35 パーキンソン病の運動障害と非運動障害の経過

［Kalia LV, Lang AE：Parkinson's disease. Lancet, 386(9996)：896-912, 2015 より］

す．『パーキンソン病診療ガイドライン2018』では，高齢発病，長い罹病期間，診断時の高度運動障害，早期からの認知機能障害が認められる患者は，運動機能や日常生活機能の点で予後が悪い傾向にあるとされ，初発症状に振戦がない患者は進行が速いともされています[2]．

パーキンソン病の経過を予測することで，先読みしたリハビリテーションが可能となり，誤った対応を避けることができます．

リスク❸ 運動障害の前症状
自律神経症状の早期発症は予後を悪くする因子として見逃せない！

運動障害の前症状には，非運動障害である嗅覚障害，日中の眠気，レム睡眠行動障害，うつ病，不安神経症，自律神経障害(低血圧，便秘など)があります．運動障害の前に非運動障害の複数の症状があるとパーキンソン病と診断される年齢が早くなります(図5-36[3])．

パーキンソン病にみられる自律神経症状は，起立性低血圧，便秘，頻尿，発汗異常，上部消化管機能不全，勃起不全があります．これらの**自律神経機能障**

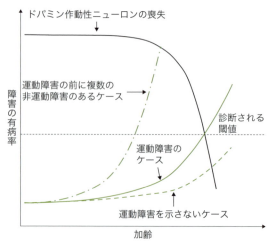

図5-36 パーキンソン病の症状と診断年齢の関係

[Chen H, et al.：Research on the premotor symptoms of Parkinson's disease：clinical and etiological implications. Environ Health Perspect, 121(11-12)：1245-1252, 2013 より]

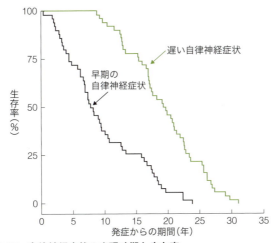

図 5-37　自律神経症状の出現時期と生存率

[De Pablo-Fernandez E, et al.：Association of Autonomic Dysfunction With Disease Progression and Survival in Parkinson Disease. JAMA Neurol, 74(8)：970-976, 2017 より]

害の早期発症は，パーキンソン病の進行速度が速く，短い生存率と関連していることが報告されています(図 5-37[4])．

リスク❹ 自律神経障害
検温板から血圧の日内・日差変動を把握．
その他の自律神経障害の合併についても温度板で確認しましょう

　パーキンソン病では自律神経障害の有無が予後に影響するので，自律神経症状の有無と重症度を把握しておく必要があります．自律神経症状はリハビリテーションを実施するうえで問題となる場合が少なくありません．**リハビリテーションの実施前には，必ず検温板で血圧，脈拍，排尿回数，排便回数を確認**しましょう(図 5-38)．
　起立性低血圧はパーキンソン病の 30% 程度に認められ，めまいや転倒につながるリスクがあります．そのため，**臥位から立位になる際，起立性低血圧によるふらつきや失神に注意**しましょう．起立性低血圧は，起立後 3 分以内に収縮期血圧の 20 mmHg 以上の低下，拡張期血圧の 10 mmHg 以上の低下を指します．また，パーキンソン病では，夜間高血圧など血圧変動も認めます．その

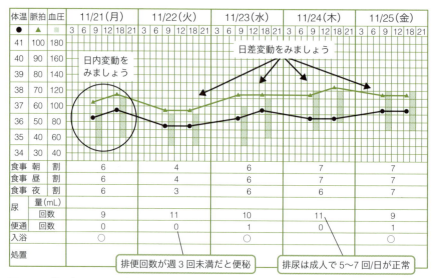

図 5-38 検温板からみる自律神経機能障害

ため，検温板から昼夜の血圧変動，日差変動を確認します．**低血圧や血圧変動が大きい場合には，リハビリテーション中にも急な血圧異常がおこる可能性があります**ので注意が必要です．

便秘はパーキンソン病の70％に認められるとされています．**便秘により抗パーキンソン病薬の腸管からの吸収が妨げられ，運動障害を助長するリスク**があります．また，パーキンソン病では**排尿障害の頻度が高く，50％の患者にみられる夜間頻尿が特徴**です．夜間頻尿は夜間の睡眠の質を低下させることにつながります．パーキンソン病では嗅覚の障害を認める場合があり，尿失禁がある際には不衛生にならないようにします．会陰部の汚染は易感染性の原因となりますので，衛生管理はリスク管理の1つとして重要です．したがって，便秘や頻尿はADLやQOLを低下させるため，検温板から情報を得ておく必要があります．

リスク❺ 服薬
服薬による運動障害への副作用を知り，リスク管理に活かしましょう

パーキンソン病の治療では，初期，進行期ともに薬剤が使用されます．初期

第 5 章 中枢神経疾患のリスク管理

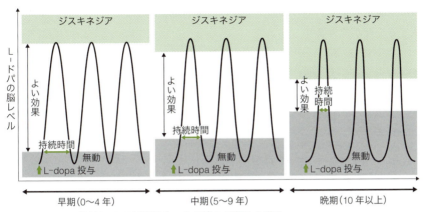

図 5-39　L-ドパ製剤による運動障害への効果と長期的な変化

に使用される主な薬剤は，L-ドパ製剤，ドパミンアゴニストです．L-ドパ製剤は減少しているドパミンを補い，抗パーキンソン病効果を示します．安全性は高い薬剤ですが，数か月以上の中・長期投与により下記のような症状が生じます．

> **L-ドパ製剤の中・長期投与で出現する症状**
> - ジスキネジア：随意的でなく勝手に手足や身体が動く症状
> - ウェアリングオフ：薬剤が次の服薬まで作用せず切れてしまう状態
> - オン・オフ：薬剤の血中濃度に関係なく症状の出現と消失を繰り返す現象
> - ディレイドオン/ノーオン：薬剤を服用しても効果の出現が遅延/薬剤を服用しても効果が出現しない

　ジスキネジアは L-ドパ製剤の副作用として現れる場合が多く，投与量に依存しておこることがわかっています．そのため，ドパミンアゴニストなどの製剤が併用され，運動機能の改善を図りながら L-ドパ製剤を調整して使用していきます．
　図 5-39 に L-ドパ製剤の長期的な効果を示します．初期は効果の持続時間が長いのですが，晩期になると効果時間が短くなります．また，晩期にはジスキネジアや無動がおこりやすくなり，効果を示す持続時間が狭くなっています．
　パーキンソン病に対する薬剤効果の判定は運動機能の評価をとおして行います．ジスキネジアやウェアリングオフがあると ADL が低下するだけでなく転

倒につながります．そのため，薬剤の効果判定を行うことで，転倒リスクを軽減することができます．

リスク❻ 突発的傾眠
服薬による「突発的傾眠」は事故につながりやすいので注意！

　パーキンソン病による障害や薬剤の副作用として，**パーキンソン病患者の30～40％に日中傾眠，60％以上に夜間睡眠障害が認められる**とされています．また，頻度はまちまちですが突発的傾眠があります．**突発的傾眠は前兆がなく突発的に居眠りをしてしまう症状**で，刺激がなくても2～5分で目が覚めます．
　突発的傾眠がおこると事故につながります．特に自動車運転中の居眠りは大きな事故につながりますので，運転は避ける必要があります．

リスク❼ 脳深部刺激（DBS）療法
DBSの副作用を知り，リスク管理を行いましょう

　パーキンソン病の外科的な治療は，古くは定位脳手術が行われていましたが，L-ドパ製剤の出現で行われなくなっていました．しかし，L-ドパ製剤の限界もあり再度外科的治療が行われるようになっています．現在，手術療法で主に行われているのが脳深部刺激（deep brain stimulation；DBS）療法です．DBS療法は，脳に電極を埋込み，神経細胞へ電気刺激を持続的に付加する方法です（図5-40）．振戦，固縮，無動に対しては視床下核や淡蒼球内節，視床腹中間核を標的にしています．『パーキンソン病診療ガイドライン2018』では，薬物療法で改善不十分な運動症状の日内変動とジスキネジアに対して，脳深部刺激療法が考慮されるとされています[2]．DBS療法には，手術に関連した合併症，埋込み機器のトラブル，刺激による副作用があります．**リハビリテーションでは特に刺激に関連した副作用に注意する必要が**あります．
　刺激による副作用として，認知機能の低下や感情の変化，性行動の亢進，妄想，幻覚があります．患者，家族とのトラブルを回避するためにも患者の観察を怠らないことが重要です．また，DBS療法を導入することで，薬剤の投与

第 5 章 中枢神経疾患のリスク管理

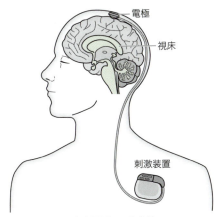

図 5-40 脳深部刺激（DBS）療法

量を減量することができますが，**投与量の減量により症状が大きく変化**することがあります．薬剤の投与量の減量による症状の変化なのか，DBS 療法の副作用なのか，観察が大切となります．

❷患者とのファーストコンタクトで気づくべき「ポイント」

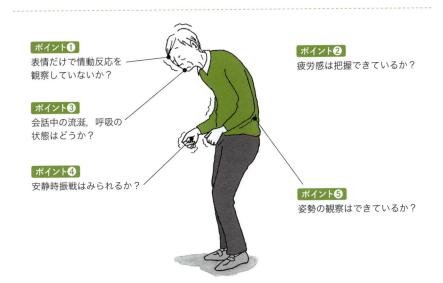

ポイント❶ 表情だけで情動反応を観察していないか？

ポイント❷ 疲労感は把握できているか？

ポイント❸ 会話中の流涎，呼吸の状態はどうか？

ポイント❹ 安静時振戦はみられるか？

ポイント❺ 姿勢の観察はできているか？

ポイント❶ 表情だけで情動反応を観察していないか？

　リハビリテーション室入室時から，表情をみることが大切です．パーキンソン病では，表情の変化が乏しい仮面様顔貌となります．決して感情が失われているわけではなく，表情筋のこわばり，筋固縮が原因です．またパーキンソン病では，顔面の皮膚が脂っぽい膏顔であり，流涎や口舌ジスキネジアを伴っています．

　一方，パーキンソン病では，うつが40％程度合併しているともいわれ，表情から仮面様顔貌なのか，抑うつ顔貌なのか判断が難しいことが多くあります．リハビリテーションでは，QOLを高めることが大切ですので，うつ症状はキーになる情報です．うつ症状には興味・関心の喪失を特徴とするアパシーがあります．アパシーにより動機づけが失われた状態では，リハビリテーションが進めづらくなります．そのため，**表情の観察だけでなく，問診をとおして情動反応を観察**するようにしましょう（図5-41）．必要に応じて，高齢者のうつ症状の評価指標としてよく使用されるGDS（geriatric depression scale）や健康関連QOLの質問紙法を使うとよいでしょう．

ポイント❷ 疲労感は把握できているか？

　疲労には末梢性疲労と中枢性疲労があります．末梢性疲労は身体の疲労であり，筋内のエネルギー基質の枯渇により筋収縮が十分にできない状態です．中枢性疲労とは脳が疲労を感じている状態で，**パーキンソン病の疲労は中枢性疲労**とされています．**パーキンソン病患者は，「だるい」「疲れやすい」**といった

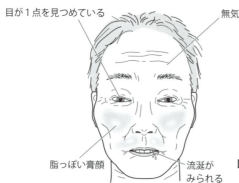

図5-41　パーキンソン病患者の顔貌と特徴

訴えが多く，患者の ADL や QOL の低下につながるので十分に観察しましょう．

必要に応じて，主観的疲労度の評価には，日本語版 MFI（multidimensional fatigue inventory）を使うとよいでしょう．MFI は全般的疲労感，身体的疲労感，活動性の低下，意欲の低下，精神的疲労感の 5 つの項目で構成されている質問紙法です．

ポイント❸ 会話中の流涎，呼吸の状態はどうか？

パーキンソン病患者の流涎は，唾液の分泌が亢進しているためにおこっているわけではありません．実際，パーキンソン病では唾液が減少しているといわれています．流涎の原因は唾液の分泌ではなく，舌や口腔などの運動障害による唾液の送り込み障害が要因となっています．健康な場合には唾液は反射的な要素の自発的嚥下で行われています．しかし，**パーキンソン病では，自発的嚥下が減少し随意的な嚥下が増えている**といわれています．

誤嚥は咽頭・喉頭筋群の固縮により，喉頭蓋の閉鎖障害で生じます．細菌やウイルスによる全身炎症があるとパーキンソン病の運動障害が増悪することがわかっていますので注意が必要です．パーキンソン病は誤嚥性肺炎が多いので，発熱・咳・痰といった肺炎でみられる症状には十分注意する必要があります．

また，呼吸数やリズム，胸郭の運動を観察する必要があります．**十分な換気ができないと誤嚥した際の咳嗽力が低下**します．図 5-42 はパーキンソン病の咳嗽流量（cough peak flow；CPF）を示しています．CPF はホーン・ヤールのステージⅡ・ⅢよりもⅣで低下しています．パーキンソン病では換気が十分にで

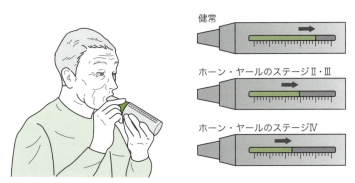

図 5-42 病期の違いによる咳嗽流量の変化

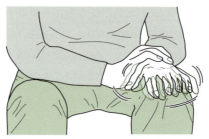

図 5-43　パーキンソン病の安静時振戦

きず咳嗽が不十分となります．進行期になってから呼吸機能障害に気づいても，手遅れとなりますので観察を怠らないことが必要です．

ポイント❹　安静時振戦はみられるか？

　パーキンソン病の四大徴候の1つに安静時振戦があります．パーキンソン病の振戦は安静時でおこるもので，本態性振戦とは異なります．本態性振戦は姿勢時，動作時に出現し，周波数が4〜12 Hzの速い震えです．安静時振戦は安静時に上肢や頭部に出現し，周波数が4〜6 Hzの遅い震えです(図5-43)．パーキンソン病では，親指とほかの指をこすり合わせるピル・ローリング振戦も観察されます．**安静時振戦の欠如(無動・強硬型)は予後不良の指標**となっていますので，安静時振戦が欠如し，無動であるか十分な観察を行いましょう．

　ちなみに，寡動は動作の始めに時間がかかり，動作が緩慢となった状態ですが，無動は寡動の亢進した状態です．この寡動と無動によりパーキンソン病特有の動作緩慢が出現することになります．

ポイント❺　姿勢の観察はできているか？

　問診する時に姿勢を観察しましょう．姿勢から多くの情報を得ることができます．姿勢不良は身体の不調を示すことが多く，特にパーキンソン病では特徴的な姿勢障害がありますので姿勢の観察は必須です．姿勢障害には，首下がり姿勢(antecollis)，前屈姿勢(camptocormia)，側弯があります．姿勢の崩れの原因には，①筋固縮，②姿勢反射障害，③筋力の低下，④痛みの回避，⑤認知機能の低下などがあります．**姿勢の崩れは二次的な障害として，①内臓器への負**

担，②関節拘縮，③変形を引きおこすことになります．たとえば，前屈姿勢では胸郭を広げづらくなり，呼吸障害を招きます．さらに腹部が圧迫されることで食事が十分にとれず栄養状態の悪化を招くことにもなります．

❸理学療法評価から予見すべきこと

> **評価❶ 関節拘縮**
> 関節運動時のエンドフィールから将来の関節可動域制限を予測しましょう

　パーキンソン病では，屈曲姿勢や筋固縮により二次的に関節可動域（range of motion；ROM）制限をおこすリスクがあります．そのため，将来，拘縮をおこしやすい運動方向を把握しておくとよいでしょう．脊柱は伸展と回旋の制限，上肢・下肢は伸展制限を示すことが多く，屈曲拘縮をおこしやすい特徴があります．また，手指も特徴的な肢位・変形をきたし，中手指節関節は屈曲位，指節関節は伸展位をとりやすくなります（図5-44）．関節リウマチの手の変形と似ており原因は明らかになっていませんが，手内在筋の持続的な緊張を伴うジストニアの一種と考えられています．

　ROMは運動制限をおこしやすい運動方向を中心に測定しますが，測定時のエンドフィールを感じることが大切です．エンドフィールから将来，制限がおこりえる運動方向を予測しながら検査・測定を行うとよいでしょう．

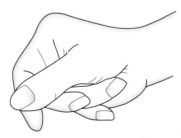

図5-44　手の特徴的な肢位・変形

> **評価❷ 転倒リスク**
> パーキンソン病患者はとても転びやすいため，転倒のリスク要因を
> しっかり把握しておきましょう

　パーキンソン病患者では，40〜70％で転倒が発生するとされ，患者の25％では6か月に2回あるいはそれ以上転倒すると報告されています[5]．多くの症例では，病気の進行に伴って転倒回数が増えます．**転倒がパーキンソン病患者の死亡や病的状態，自立度の低下のリスク**となりますので，転倒のリスク要因を特定しておく必要があります．

　パーキンソン病による転倒には下記のことが関係していると報告されている一方，性別や病気の期間に有意差はなかったことも報告されています[5]．

> **転倒リスクの要因**
>
> - 高齢
> - パーキンソン病統一スケール（unified Parkinson's disease rating scale；UPDRS）の「1：精神機能，行動および気分」「2：日常生活動作」「3：運動機能検査」「4：治療の合併症」のうち，3と4の合計スコアが高い
> - ホーン・ヤールのステージが高い
> - MMSE（mini mental state examination）のスコアが低い
> - うつ病用ハミルトン評価尺度（Hamilton rating scale for depression；HRSD）のスコアが高い
> - L-ドパ製剤の日内の服用量が多い

　また，転倒の具体的な要因をみてみると「無動」「めまい」「環境要因」「姿勢の不安定」があげられ，無動が一般的には頻度の高いリスク要因となっています．パーキンソン病の歩行では，無動に関連したすくみ足（モーターブロック）の現象があります．すくみ足はパーキンソン病患者（$n=990$）のうち，32％にみられ，歩行開始時に86％，方向転換時に45％，狭い環境で18％に出現すると報告されています[6]．また，すくみ足は罹患期間が長く，ホーン・ヤールのステージが高く，L-ドパ製剤服薬期間が長いほど認められます．

　一方，すくみ足は動作緩慢（寡動，無動）や筋固縮とは関係がなく，バランスや発語機能と関連しているとする報告もありますので，評価は多角的に行う必要があります[7]．バランス評価には，BBS（Berg balance scale），FRT（functional reach test），TUG（timed up & go test）のテストがあり，パーキンソン病のバランス評価でよく使用されています．UPDRSとの相関関係も示されていますので，これらの評価指標を使うとよいでしょう．

評価❸ 呼吸機能障害
呼吸困難感がなくても「呼吸障害はある」ことを忘れずに！

　パーキンソン病にみられる呼吸機能障害は，無動や筋固縮が原因とされる上気道の閉塞性障害や，胸郭の可動性低下による拘束性障害により引きおこされます．上気道の閉塞性障害の発生頻度は，パーキンソン病患者の20％，あるいは65％程度との報告があり，ばらつきがあります．また，拘束性換気障害はパーキンソン病患者の60％程度に生じると報告されています[8]．

　図5-45のパーキンソン病のフローボリューム曲線から上気道の閉塞や拘束性換気障害を呈していることがわかります．この障害は**L-ドパ製剤の服用で無動や筋固縮の症状が減少することで呼吸機能も改善します．そのため，呼吸機能に関しても抗パーキンソン病薬のオンとオフ時の比較をするとよいでしょう．**

　胸郭拡張は健常者と比較して40％程度まで低下しており，男女差でみると女性は男性よりも重度の制限があります．パーキンソン病では呼吸困難感を訴えることは少ないですが，誤嚥したときに十分な咳嗽ができなくなり，誤嚥性肺炎のリスクが高まります．そのため，パーキンソン病の評価では，**呼気時と**

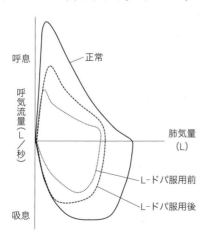

図5-45　L-ドパ製剤服用前後のフローボリューム曲線

吸気時の胸郭拡張差の測定と呼吸機能検査（スパイロメトリー）を行い，閉塞性・拘束性換気障害を評価する必要があります．

評価❹ しびれと痛み
痛みにはパーキンソン病に随伴したもののほか，抗パーキンソン病薬の影響も考えられます

パーキンソン病では，約半数の患者がしびれや痛みを抱えているといわれています．痛みはパーキンソン病の症状に随伴した痛み，抗パーキンソン病薬の効果が低下した際のウェアリングオフに関連した痛みがあります．両者を明確に分けることは難しいことが多いですが，抗パーキンソン病薬のオンとオフでまずは比較するとよいでしょう．

パーキンソン病の症状に随伴した痛みには，腰痛，肩こり，関節痛などがあります．筋固縮による関節運動の不足が関連していることが多く，症状が強くなる因子を問診するとよいでしょう．たとえば，「長く座っていると痛い」「前屈み姿勢で痛い」などです．

ウェアリングオフに関連した痛みは，中枢性におこっており，抗パーキンソン病薬のオフにより痛みの閾値が低下することで生じます．そのため，L-ドパ製剤を服用すると痛みの閾値は正常に回復します．ジストニアに伴う痛みでは，下腿と足の筋に強い持続的な収縮がおこるため痛みが生じ，歩行障害を呈することになります．

痛みは ADL の低下を招くリスク因子となりますので，痛みの原因がパーキンソン病薬のオフに関係しているのか評価が必要となります．

❹運動療法および日常生活指導時の注意点

注意点❶ 抗パーキンソン病薬
まずは，抗パーキンソン病薬の効果と副作用を把握しましょう

リハビリテーションは抗パーキンソン病薬が効いているときに行います．運

動が容易なときに積極的に身体を動かしていくようにします．そのため，服用している薬の効果と副作用を知っておくことで安全で効果的なリハビリテーションを行うことができます(表5-32)．また，**L-ドパ製剤の効果のオンとオフをリハビリテーション中によく観察**しましょう．

抗パーキンソン病薬が開始され，薬の種類や服用量が決定されるのには時間を要します．服用量は，患者の症状や重症度によって異なり，少しずつ増量し効果と副作用をみながら調整されます．服用量が決まるには早い場合でも1～2か月，遅くなると半年以上かかる場合もあります．服薬の効果をチェックすることもリハビリテーションの役割の1つです．薬とリハビリテーションの併用で治療効果を最大限にします．

リハビリテーションは，身体機能，健康関連QOL，筋力，バランス，歩行速度の改善に有効であることはわかっていますが，パーキンソン病患者に運動習慣をもっていただくのは大変なことです．「動ける時間が短い」「疲れる」「眠い」などの理由で運動継続が難しくなります．運動の継続には薬が効果的に作用している必要があります．そのため，薬の服用時間と効果を患者・家族に記録してもらうようにします(図5-46)．

リハビリテーションでは薬を服用してから効果を示すまでの時間や持続時間を把握します．また，**無動とジスキネジアの症状の程度についても記録表をもとに問診しておく必要**があります．

注意点❷ 運動負荷時の脈拍・血圧
運動負荷時には正常と異なる反応を示すので気をつけましょう

パーキンソン病の早期鑑別診断の補助検査としてMIBG(メタヨードベンジルグアニジン)心筋シンチグラフィーが使用されています．MIBGはノルアドレナリンの類似物質で心筋の交感神経終末に取り込まれます．パーキンソン病では，心臓のMIBGの取り込みが低下しており，交感神経に障害が認められています．よって，**運動時の脈拍や血圧に異常が生じること**になります．そのため，**パーキンソン病では運動時に脈拍が上昇しやすく，心筋収縮力の低下により血圧が上がりにくい**ことがわかっています(図5-47)[9]．心筋収縮力の低下は，運動時に血液を全身に循環させることができないため，運動予備能の低下

表 5-32　抗パーキンソン病薬の効果と副作用

抗パーキンソン病薬	効果	副作用・注意点
L-ドパ	脳内で不足するドパミンを補充する．頻用される抗パーキンソン病薬．	服用後，血液中にとどまる時間が1時間強と短い．長期間服用で作用時間が短くなり，ウェアリングオフ現象などが出やすくなる．
ドパミンアゴニスト	不足しているドパミンの作用を補って症状を改善．L-ドパ製剤に比べ作用時間が長く，症状の日内変動が少ない．貼り薬もあり，経皮吸収で症状の変動が少ない．	麦角系ドパミン作動薬は心臓弁膜症をきたすことがある．
アポモルヒネ	パーキンソン病のオフ症状のときにレスキュー薬として使用する注射薬．注射後効果は10分で発現し，1時間程度で消失．	注射の間隔を2時間以上あける必要がある．
モノアミン酸化酵素 B (MAO-B)阻害薬	ドパミンを脳内で分解する酵素(MAO-B)の働きを抑え，ドパミンの効果を延長する．	L-ドパ製剤との併用で，幻覚，妄想，ジスキネジアが出現することがある．
カテコール-O-メチル基転移酵素(COMT)阻害薬	L-ドパ製剤との併用で，脳に入る前にL-ドパを分解する酵素(COMT)の働きを抑え，L-ドパ製剤が血中にとどまる時間を長くする．症状の日内変動に効果的．	L-ドパ製剤の副作用である幻覚，妄想，ジスキネジアが出現することがある．
アマンタジン	ドパミン神経終末からドパミン分泌を促進し，ジスキネジアを改善．	幻覚，妄想が出現することがある．
抗コリン薬	パーキンソン病ではドパミン不足で相対的にアセチルコリンの作用が優位となっている．アセチルコリンの作用を抑制し，振戦に効果的．	口渇，便秘，物忘れ，幻覚，妄想が出現することがある．
ドロキシドパ	パーキンソン病ではノルアドレナリンも不足する．ノルアドレナリンを補充し，すくみ足や起立性低血圧を改善．	幻覚，妄想が出現することがある．
ゾニサミド	L-ドパ製剤の作用を増強・延長．ふるえや日内変動に投与する．ジスキネジアや幻覚が出現しにくいとされる．	眠気をもよおすことがある．
アデノシン A2A 受容体阻害薬	ドパミンの作用が弱くなるとアデノシンが優位になり神経系を過剰に興奮させ，運動機能が低下する．アデノシンの作用を抑えるため，日内変動に効果的．	軽度のジスキネジアが出現することがある．

時間		睡眠	服薬		運動機能		
			L-ドパ製剤	ドパミンアゴニスト	動ける(オン)	動きにくい(オフ)	ジスキネジア
午前	6時00分	○				○	
	30分					○	
	7時00分		○	○		○	
	30分					○	
	8時00分				○		
	30分				○		
	9時00分				○		○
	30分				○		○
	10時00分				○		
	30分				○		
	11時00分				○		
	30分					○	
午後	12時00分					○	
	30分		○			○	
	1時00分	○				○	
	30分				○		
	2時00分				○		
	30分				○		○

薬が効くまでの時間 / 薬が効いている時間

図5-46 薬効の記録表

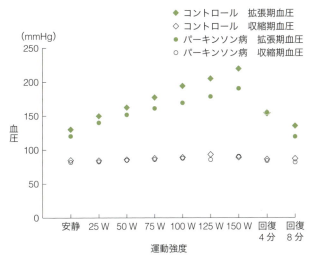

図5-47 パーキンソン病における運動強度と血圧変動

[Reuter I, et al：Exercise test in Parkinson's disease. Clin Auton Res, 9(3), 129-134, 1999 より]

につながります．運動時の血圧調整障害は，運動量の確保や運動機能の維持を難しくしますので注意する必要があります．

> **注意点❸ 運動療法・日常生活動作指導時**
> 尻もちや転倒のリスクが高まるので，最大限の注意を払いましょう

　筋力トレーニングや日常生活動作で，椅子や治療ベッドに座る動作を頻繁に使用します．圧迫骨折の原因となりますので，座るときに尻もちをつくことを避けなければいけません．

　椅子に座る際は，大腿四頭筋には遠心性収縮が要求されますが，高齢者では遠心性収縮が難しいため，尻もちをつかないように注意する必要があります．椅子に座る動作のような運動速度の遅い遠心性収縮は，大腿四頭筋の速筋線維が動員されやすい特徴があります．**高齢者やパーキンソン病患者では速筋線維が萎縮しやすいため，遠心性収縮が難しくなるため**，尻もちの原因の1つになると考えられます．

　パーキンソン病の歩行練習や日常生活動作指導では，無動やすくみ足が出現するため，バランスの低下や，ふらつき，転倒のリスクがあります．『パーキンソン病診療ガイドライン2018』は，運動療法が運動症状の改善に有用であるとしています．**そのため，筋力強化やROM練習，バランストレーニングなどの運動療法だけでなく，転倒予防の患者教育と環境整備を含めたかかわりが必要です．**

　転倒の原因となるすくみ足に対して，『パーキンソン病診療ガイドライン2018』では，抗パーキンソン病薬による対策とキュー（手がかり）を用いた対策で治療アルゴリズムを作成しています（図5-48[2]）．すくみ足に視覚刺激や音刺激のキューは有効ですが，キューを取り除くとすくみ足に戻るので注意が必要です．

　また，**歩行補助具や転倒骨折予防用のパンツなどを用いることも有効**です．歩行補助具については，病気の初期ではT字杖が有効な場合もありますが，進行期では上手に使うことができない場合もあります．その時はシルバーカーを使うなど個々のすくみ足の程度に合わせて補助具を選択する必要があります．すくみ足に対して補高を行うことがありますが，パーキンソン病にみられ

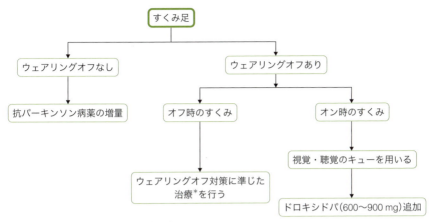

図 5-48 すくみ足の治療アルゴリズム
[日本神経学会(監)：パーキンソン病診療ガイドライン 2018，p.189，医学書院，2018]

る突進現象が出現するケースでは転倒につながりますので使用することはできません．

注意点❹ 筋力トレーニング
運動強度だけでなく，運動速度も考慮したプログラムを考えましょう

　パーキンソン病における筋力の低下は，加齢による影響や廃用による二次的な結果ではなく，パーキンソン病の本質的な病態に起因し，無動と関係しているといわれています．筋力発揮は，最大筋力だけでなく，力発揮の速度，またはその両方が低下しています．また，四肢・体幹とも伸展運動の機能低下が顕著ですので，伸展の筋活動を促す必要があります．そのため，**筋力トレーニングでは，運動強度だけでなく，運動速度にも注意してプログラム設定**を行います．運動で疲労をおこす可能性がありますので，運動強度は疲労感を感じない程度で行います．

　運動速度の速いトレーニング（パワートレーニング）は，パーキンソン病の無動を減少させるとされています．そのため，**疲労を引きおこさない軽度から中等度の運動強度から始め，運動速度を増やしたトレーニングを行っていきます．**

　筋力トレーニングでは多くの場合，求心性収縮を使用しますが，遠心性収縮

トレーニングによって筋力，無動，QOL が改善されるとされています．そのため，**筋収縮は求心性と遠心性の組合せ，運動速度を変えたトレーニングの組み合わせで行うようにしましょう**．

❺リスク発生に対する予防策

> **予防策❶ 定期的な運動継続**
> 定期的な運動継続が運動機能を維持し，機能低下を防ぎましょう！

軽度のパーキンソン病患者（$n=3,408$）に対し 2 年間にわたる調査が行われています．**定期的運動者（週 2.5 時間以上）と週 2.5 時間運動していない人を比較した結果，2 年後には定期的運動者は非運動者よりも運動能力の低下が少ない**ことがわかっています．また，健康関連 QOL は，1〜3 年経過しているパーキンソン病よりも進行中の 4〜5 年経過しているパーキンソン病で改善すると報告されています[10]．

また，筋固縮の軽減には，毎日のストレッチングが推奨されています．持続的な筋力トレーニング，有酸素運動，太極拳またはダンス療法を複合的に行い，楽しく飽きのこない運動を選択することで，運動の継続が容易となります．このような運動で，歩行速度や歩行能力，バランス能力が改善するとされています．

トレッドミルトレーニングでは，低強度と高強度を比較した報告があります[11]．この研究では，低強度はカルボーネン法による予備心拍数の 40〜50％ で 50 分，高強度は予備心拍数の 70〜80％ で 30 分の運動を行っています．結果，低強度と高強度とも歩行速度とフィットネスに改善がみられています．したがって，パーキンソン病の運動機能低下の予防としては，低強度運動でもよい可能性があります．

上記のことから**パーキンソン病の機能低下には，低強度であっても定期的な運動を継続することが大切**となります．

第5章 中枢神経疾患のリスク管理

予防策❷ 起立性低血圧
発生原因を考え，"先手を打つ"対応をとりましょう！

　抗パーキンソン薬の副作用による起立性低血圧が生じることがあります．この対策として，弾性ストッキングの使用があげられます．患者教育としては，ゆっくりとした立ち上がりと急な姿勢変換を行わないことの指導も有効です．**起立後には少なくとも1分程度は患者の様子を観察しておく必要**があります．
　このほか，血圧の維持には，血漿量を増加させるために適切な水分摂取と塩分摂取が必要です．振戦や無動で水分補給が難しいことがありますが，毎日約2Lを目安に水分摂取を促しましょう．水分摂取後には一時的な血圧上昇が得られるため，特に朝の水分摂取が推奨されます．また，低塩分食を避け，1日8g以上の塩分摂取も有効です．食後には低血圧を示す場合が多いため，食事を一気にたくさん摂らず，**細かく分けて摂るようにすることもよい対策**です．

予防策❸ 関節拘縮
関節可動域制限がないときから，関節をたくさん動かしましょう！

　パーキンソン病では，特徴的な屈曲姿勢を示します．体幹，下肢の屈曲拘縮がおこると，歩行時の転倒のリスクを増すだけでなく，歩行時などに筋活動量の増大を招き疲労を助長します．そのため，発症初期より全可動範囲を毎日動かすことが大切です．特に屈曲姿勢と体幹の回旋制限がおこりやすいので，体幹の伸展と回旋を促しましょう．
　また，**筋固縮を軽減するために毎日ストレッチングを行うことが勧められています**．運動療法場面でのストレッチングだけでなく，セルフマネジメントとしてストレッチングすることが関節拘縮の予防に大切です．

予防策❹ 呼吸機能
呼吸トレーニングは呼吸機能だけでなく，歩行能力も向上させます

　パーキンソン病にみられる呼吸機能障害は，上気道の閉塞性障害，胸郭の可動性低下による拘束性換気障害があります．上気道の閉塞は，閉塞性睡眠時無呼吸症候群(obstructive sleep apnea syndrome；OSAS)につながります．OSAS は呼吸筋の協調運動障害，無動，筋固縮に関連していると考えられています．そのため，**筋固縮を軽減する頸部のストレッチングも必要**となります．**胸郭の可動性低下による拘束性換気障害では胸郭の可動域練習**を行います．

　その他，呼吸筋のストレッチング，屈曲姿勢の改善練習，深呼吸の練習なども呼吸機能を改善します．深呼吸では，鼻からゆっくり吸い吸気位で 3 秒間保持し，これを反復します．呼吸トレーニングは呼吸機能と歩行能力の改善に効果があるとされています．

予防策❺ 食事指導・栄養指導
L-ドパ製剤の作用を高めるような指導が鍵になります

　パーキンソン病でみられる**運動障害の日内変動は L-ドパ製剤の吸収障害が関係している**と考えられています．L-ドパ製剤の吸収障害がおこると固縮や無動，バランスの低下がおこり，ADL 能力の低下や転倒のリスクが増します．L-ドパ製剤の吸収障害は，胃酸濃度の低下，胃にある食物，胃からの排出時間の延長などによります．そのため，L-ドパ製剤の吸収障害を防ぐ必要があります．**L-ドパ製剤の服用は，食事と 30 分以上あけると吸収がよくなります．また，L-ドパ製剤の服用の際に，胃酸を補うためにレモン水を併用することはよい方法です．起床時には L-ドパ製剤の作用が切れていますので，起床後に L-ドパ製剤を服用しやすいように，枕元に薬と水をあらかじめ用意しておくとよい**でしょう．

　一方，L-ドパ製剤の吸収を悪くするものとして，消化の悪い食事，牛乳での服用があります．また，蛋白質を多く摂りすぎると L-ドパ製剤の作用が弱くなります．そのため，**日中の蛋白質を制限し，そのぶんを夕食時にとるよう**

にする蛋白質再配分法を行います．『パーキンソン病診療ガイドライン 2018』で，蛋白質再配分法は運動合併症を解消する有効な方法であるとの報告がある一方，ジスキネジアの増悪や体重減少，夕食前の空腹感などの合併症をおこす可能性もあるとされています．そのため，医師や栄養士と綿密に相談しながら食事指導を行う必要があります．

　パーキンソン病では，発症早期から体重の減少があるといわれていますので，栄養指導も大切です．体重の減少には，食事摂取の障害（食欲不振，嚥下障害），エネルギー代謝の増大（固縮や不随意運動による代謝の亢進）などの要因があげられます．重度の嚥下障害では，体重減少，栄養不足，脱水を招くことになりますので，嚥下障害に対する対策が必要です．**体重減少は疲労の増大や意欲の低下，褥瘡がおきやすい状態につながるため，栄養指導で防ぐ必要が**あります．

⑥病院・施設から在宅への移行時のリスク予測

リスク予測❶ 服薬管理
正しい医学的な情報を提供し，誤った薬剤使用を防ぎましょう

　病院・施設では抗パーキンソン病薬の服用が管理されているため，正しく服用されています．しかし，在宅などの医学的管理外では，誤った薬剤管理になる可能性があります．勝手な薬剤の中止や，自己判断にもとづいた服薬量の増減をしないよう支援する必要があります．

　なお，**抗パーキンソン病薬を中断したり服薬量を急に減らしたりすると，悪性症候群を発症するリスクが高まります．**悪性症候群では，高熱や発汗，硬直，流涎，頻脈，言語障害，意識障害がみられます．高熱がある場合には悪性症候群を疑う必要があります．そのため，**事前に服薬についての医学的な情報提供することで十分，リスクを回避**することができます．

リスク予測❷ 在宅での転倒
転倒しにくい環境整備を行いましょう

　転倒を防止するために抗パーキンソン病薬の服薬とリハビリテーションを実施する必要があります．しかし，転倒は服薬とリハビリテーションだけで防ぐことはできません．転倒は居間でおこすことが多いとされていますので，自宅では転倒をおこさないような環境を整備することが必要です．たとえば，電源ケーブルを歩く場所に設置しない，カーペットがめくれないよう固定する，床に物を置かないなどの対策をします．肝心なのは，万が一，転倒しても大きな事故とならないように普段から居室を片づけておくことです．

📖 **引用・参考文献**
本章の文献は左のQRコードを読み取るか，下記URLよりご覧いただけます（HTML方式）

http://www.igaku-shoin.co.jp/prd/03623/5-5.html

コンテンツは予告なしに変更・修正したり，また配信を停止する場合もございます．ご了承ください．

第6章

運動器疾患のリスク管理

第6章-1
人工股関節置換術(THA)

> ⚠️ **リスク管理　ここに注目！**
> 1. 術後の運動療法および日常生活動作指導では脱臼のリスク管理を行う
> 2. 術後には転倒のリスク管理を行う

1 術後の運動療法と日常生活動作指導では脱臼のリスク管理を行う

人工股関節置換術(THA)後の「脱臼」は再置換の対象となる重要合併症の1つです！

　人工股関節置換術(total hip arthroplasty；THA)は主に大腿骨頭の役割を果たす骨頭(ヘッド)，大腿骨側でヘッドを支えるステム，臼蓋側で関節面の役割を果たすライナー，ライナーを支えるために土台として臼蓋に埋め込まれるアセタブラーシェルの4つのコンポーネントからできています(図6-1)．関節面を構成するヘッドやライナーは互いに固定されているわけではなく，自由な可動性を有するため，**本来の股関節に近い自由な運動が可能**となります．しかしその**可動性と引き換えに，脱臼のリスク**があります．

　THAの脱臼の原因にはステムやアセタブラーシェルの設置不良やゆるみ，ステムのネック部分とアセタブラーシェルの衝突，骨性のインピンジメント，軟部組織の不十分な緊張などがあげられており[1]，**脱臼は人工関節のゆるみや感染とならび，再置換の理由となる重要な合併症**です．THAを施行した患者の8～12%程度が再置換の対象となりますが，そのうちの11～24%は脱臼が原因であると考えられています．脱臼率は報告により異なりますが，およそ0.2～10%で，術後に脱臼した患者のうち59%が術後3か月以内に，77%が術後1年以内に脱臼したと報告されています[2]．そのため，**術後1年以内は脱臼に十分注意する必要**がありますが，一方で術後に脱臼した患者のうち32%は

第 6 章　運動器疾患のリスク管理

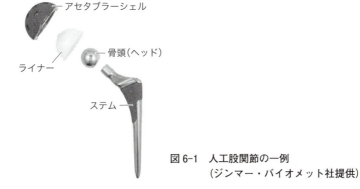

図 6-1　人工股関節の一例
（ジンマー・バイオメット社提供）

術後 5 年を経過してから脱臼したとの報告もあり[3]，脱臼は術後早期だけでなく，**術後の時間経過にかかわらず注意が必要な合併症**です．

❶処方箋・カルテのなかの知っておくべき「リスク」

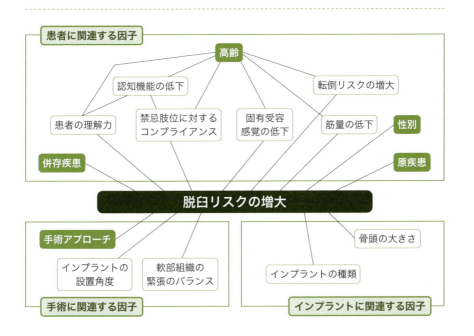

リスク① 年齢
高齢になるとTHA後の脱臼リスクは増大するので注意！

　THA後の人工関節の安定性は股関節周囲筋の緊張や関節包の強度に依存します．高齢者ではサルコペニアを併発していることも珍しくなく，股関節周囲筋の筋量の減少により人工関節の安定性が低下します．文献により70歳以上，80歳以上と年齢は異なりますが，**加齢による筋量の減少や固有受容感覚の低下，転倒リスクの増大によってTHA後の脱臼リスクが増大**すると考えられており[1]，**高齢患者においては脱臼リスクが高いことを考慮に入れて理学療法を進めなくてはいけません**．

リスク② 性別
男性よりも女性の脱臼リスクが高いという報告もあります

　性別，特に女性の脱臼リスクが高いかどうかについてはいまのところ統一した見解は得られていません．THAの施行は女性のほうが多いものの，脱臼率に関しては性差がないと報告した先行研究がある一方で[4]，女性は脱臼率が高いと報告している先行研究もあります[5]．この理由として，**解剖学的な性差や臼蓋形成不全，代謝性骨疾患の存在**などが指摘されていますので，特に**臼蓋形成不全をもつ女性患者は脱臼リスクが高い**と考え，理学療法を実施するべきでしょう．

リスク③ 原疾患
大腿骨頸部骨折や再置換では脱臼リスクが増大します

　THAは変形性股関節症だけでなく，関節リウマチ，大腿骨頸部骨折などに対しても施行されます．しかし，**関節リウマチ**[6]**や大腿骨頸部骨折**[7]**は変形性股関節症に比べ，THA後の脱臼リスクが増大する**ことが報告されており，特に**大腿骨頸部骨折では脱臼率が最大で50%**との報告まであります[7]．さらに，

脱臼に対する再置換では人工関節周囲の骨折や人工関節のゆるみ，軟部組織の損傷，広範囲の瘢痕を伴うことが多く，これらにより脱臼率が 28％にまで増大すると報告されています[1]．そのため，原疾患や再置換であるかどうかの把握は欠かせません．

リスク❹ 併存疾患
神経筋疾患を併存していると脱臼リスクが増大します

THA 後の人工関節の安定性は股関節周囲筋の緊張や関節包の強度に依存するため，これらに影響を及ぼすような神経筋疾患を併存していると脱臼リスクが増大します．そのため，**脳性麻痺や筋ジストロフィー，パーキンソン病などを併存していることで脱臼率が増大**することが報告されています[4,7,8]．これらの疾患を併存している場合には，脱臼肢位についての理解を十分に得て，**脱臼肢位を取らないよう，特に注意が必要**です．

リスク❺ 手術アプローチ
手術アプローチによって脱臼肢位や脱臼リスクは異なります

THA の手術には前方アプローチや後側方アプローチなどがあります(図6-2)．**後側方アプローチなど，前方アプローチ以外では筋の切離を伴うため**，

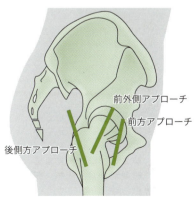

図 6-2　人工股関節置換術のアプローチ

前方アプローチに比べ脱臼リスクが高くなることが多くの研究により示されています。さらに，**前方アプローチは脱臼リスクが低いだけでなく，ほかの術式に比べ痛みが弱い**ことや入院期間の短縮に有効であるなどの利点も報告されています。しかし一方で，手術に対する習熟が要求される難しい手術であることも指摘されています。また，**後側方アプローチであっても切離した股関節外旋筋や後方関節包を修復することで脱臼リスクを大幅に軽減できる**ことも報告されています[9, 10]。

また，手術アプローチから脱臼リスクを予見するだけでなく，手術アプローチ特有の脱臼肢位を把握しておくことは理学療法において不可欠です。一般的に，後側方アプローチでは股関節屈曲，内転，内旋動作(図6-3)が，前方アプローチでは股関節伸展，内転，外旋動作(図6-4)が脱臼肢位であり，術後の運動療法および日常生活動作指導においてはこの脱臼肢位を念頭に置くことが大前提となります。さらに，**人工股関節にはオシレーションアングルが存在し**，このオシレーションアングルを超えると運動方向にかかわらず必ず脱臼することも理解しておく必要があります。

THA後の人工関節の安定性は股関節周囲筋の緊張に依存することは先述しましたが，人工股関節の頸部の長さにより周囲の軟部組織の緊張の度合いは大

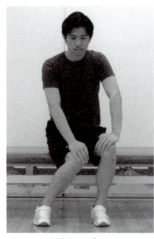

図6-3 後側方アプローチによる股関節屈曲，内転，内旋の脱臼肢位

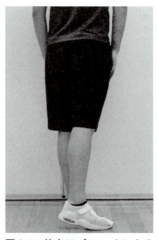

図6-4 前方アプローチによる股関節伸展，内転，外旋の脱臼肢位

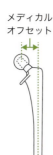

図 6-5　人工股関節のオフセット
（メディカルオフセット）

きく変化します．術者はオフセットなどにより軟部組織の緊張を調整しますが(図6-5)，その緊張の度合いを術中に股関節可動域および運動に伴う易脱臼性により判断します．この際，特定の運動方向によって易脱臼性を認める場合には手術記録に記載されるため，理学療法を開始するにあたり**手術記録から術式や易脱臼性の有無をあらかじめ確認**しなければなりません．

さらに，THA に用いられたインプラントの種類や設置角度，骨頭の大きさも術後の脱臼リスクに関連します[1]．これらの点に関しては手術に関する専門的な知識も必要となるため，他書を参考に勉強してみてください．

> ### オシレーションアングル
>
> 人工股関節は骨盤側に設置される臼蓋のソケット，大腿骨頭の役割を果たすヘッド，大腿骨に設置されるステムから構成されます．THA を施行した股関節の運動は臼蓋のソケットの内部で骨頭のヘッドが動くことにより生じますが，このときステムの首の部分と臼蓋のソケットが衝突するまでの範囲が，その人工関節が持つ許容可動域範囲であり，オシレーションアングルと呼ばれます(図)．このオシレーションアングルを超える角度になると骨頭が臼蓋のソケットから外れるため脱臼します．
>
>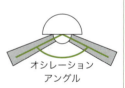
> オシレーションアングル

❷患者とのファーストコンタクトで気づくべき「ポイント」

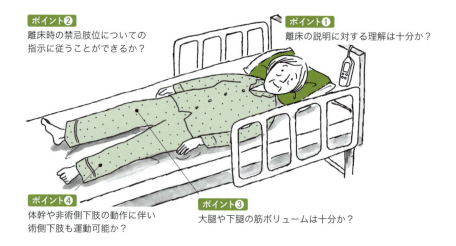

ポイント❷ 離床時の禁忌肢位についての指示に従うことができるか？

ポイント❶ 離床の説明に対する理解は十分か？

ポイント❹ 体幹や非術側下肢の動作に伴い術側下肢も運動可能か？

ポイント❸ 大腿や下腿の筋ボリュームは十分か？

ポイント❶ 離床の説明に対する患者の理解力
ポイント❷ 離床における禁忌肢位についての指示に従うことができるか

　脱臼に関連する患者側の因子として，**患者の理解力や禁忌肢位についての指示に従うことができるかは最も重要**です．離床を行う際には背臥位から外転枕を使用して術側下肢を上とした側臥位となり，側臥位から端座位となり，離床を行うことが多いですが，特に側臥位となる際，**外転枕を使用しなければ術側股関節が屈曲，内転，内旋の脱臼肢位となります**(図6-6)．離床の際にはあらかじめ，このような離床に伴う可能性がある禁忌肢位を説明しましょう．この説明に対する理解力が不良な場合や禁忌肢位についての指示に従うことができない場合には，禁忌肢位を順守できないことで脱臼のリスクが増大します．そのため，認知症を有する高齢者では脱臼リスクが増大するといわれています[1]．理解が得られず禁忌肢位についての指示に従うことができない場合には，極力説明を簡単に要約したものにし，繰り返し説明していく必要があります．一般的に，禁忌肢位は手術アプローチに伴うものだけでなく，手術アプローチにかかわらず深屈曲や過度な内転，内旋も含まれます．**高齢者がこのような複雑な禁忌肢位を理解することは容易ではありません**ので，患者の理解が

第 6 章　運動器疾患のリスク管理

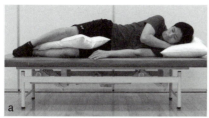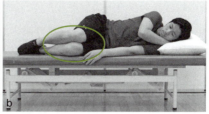

図 6-6　側臥位において外転枕を使用した例（a）と使用していない例（b）
a：よい例，b：よくない例．クッションなどの外転枕を使用しないと，屈曲，内転，内旋の脱臼肢位となる．

得られないときに，患者の理解力が不十分であるのか，それとも理学療法士の説明が難しいまたは不十分であるのかの判断を誤ることがないよう，注意しなければなりません．

> **ポイント❸ 大腿や下腿の筋ボリューム**
> **ポイント❹ 体幹や非術側下肢の運動に伴う術側下肢の運動**

　術後，特に早期には**術側股関節周囲の筋力が著しく低下します**．脱臼肢位に対する患者の理解が良好で禁忌肢位についての指示に従おうとしても，筋力低下により禁忌肢位となる傾向がみられることもあります．離床の際に側臥位となる場合，先述したように術側股関節が屈曲，内転，内旋位とならないよう注意しなければなりませんが，術側股関節の外転筋力や外旋筋力の低下が著明である場合やサルコペニアによる筋力低下がある場合などは，側臥位に伴い脱臼肢位傾向となることがあります．そのため，**まず大腿や下腿の筋ボリュームからサルコペニアの有無やおおよその下肢筋力を推測**することが必要ですが，THA 術後の場合，大腿部まで腫脹が見られることも多いため，下腿および非術側の筋ボリュームを確認することが必要です．下腿の筋ボリュームは下腿の最大膨隆部の周径で評価されます．下腿周径と THA 術後の脱臼の直接的な関係性は明らかではありませんが，下腿の最大周径が 33 cm を下回ることでサルコペニアが疑われることや[11]，女性では大腿中央部分の周径が 37 cm を下回ることでサルコペニアが疑われることが報告されており[12]，サルコペニアによる脱臼リスクのスクリーニングには有効だと考えられます．さらに**離床の際の体幹や非術側下肢の運動に伴う術側下肢の運動から，術側股関節周囲筋の筋力低**

下の程度をスクリーニングします．術側下肢の運動が乏しい場合には，術側股関節周囲筋の著しい筋力低下が推測され，脱臼リスクが増大していることを念頭に置いて離床を進めなければなりません．

❸理学療法評価から予見すべきこと

> **評価❶ 関節可動域測定から脱臼リスクを予見する**
> 骨頭が安定する外旋方向への可動域制限は日常生活動作を困難にします．さらに，深屈曲や内旋方向への動作を誘発する可能性があり注意が必要です．

　変形性股関節症患者では関節軟骨の破壊により関節裂隙が狭小化し，それに伴い罹患期間に応じて股関節周囲筋の短縮が生じます．手術ではこの短縮した周囲筋を伸張させて人工関節を設置するため，短縮した筋により可動域制限を認めることが少なくありません．一般的に，**強い可動域制限をもたらす周囲筋は人工関節にとって安定をもたらすものの，日常生活動作を困難にします**．特に，**術側股関節屈曲位での外転，外旋方向への動作は脱臼を予防するとともに日常生活動作を可能にする重要な動作**であり（図6-7），これらの関節可動域測定は必須です．一方，術側股関節の深屈曲や過剰な伸展，内転，内旋は手術アプローチにかかわらず脱臼を誘発する肢位であるため，可動域測定には慎重を期すべきです．しかしながら，神経筋疾患などが併存している場合には筋緊張の低下によって脱臼リスクが増大するため，屈曲や伸展，内転，内旋の可動域

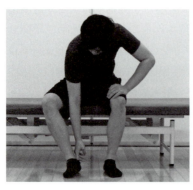

図6-7　術側股関節屈曲，外転，外旋位による靴下の着脱例

測定を行うことで易脱臼性を把握できるというメリットもあります．脱臼を誘発する方向の可動域測定においてはエンドフィールを感じながら慎重に測定を行ってください．また，腸腰筋短縮の評価としてトーマステスト，大腿筋膜張筋（腸脛靱帯）短縮の評価としてオーバーテストがありますが，THA 患者ではトーマステストを実施することで過剰な伸展，オーバーテストを実施することで過剰な内転が生じ脱臼する可能性があるため，実施が必要な場合には慎重に行うようにしてください（図 6-8）．

評価❷ 筋力検査から脱臼リスクを予見する
特に術側股関節の外転筋力，外旋筋力は脱臼を予防するうえで重要！

THA 後，特に術後早期には股関節周囲筋の筋力低下が生じることが広く知られており，この筋力低下は脱臼リスクを増大させる要因の 1 つと考えられています[13]．なぜなら，筋緊張が人工関節の安定性に寄与するだけでなく，過剰な内転や内旋のような動作を防ぐためには股関節外転筋力や外旋筋力が不可欠だからです．たとえば，術側を上とした側臥位時には術側股関節の内転，内旋を防ぐ必要があり，靴の着脱時には術側股関節屈曲，外転，外旋位を取る必要があります．これらの動作を実現するためには特に**股関節外転筋力，外旋筋力が重要**であり，徒手筋力検査などによって筋力を評価する必要性があるでしょう．また，徒手筋力検査のような筋力評価だけでなく，側臥位や端座位での開排運動の可否を評価するなど，**脱臼を生じやすい動作における筋力評価を行う**

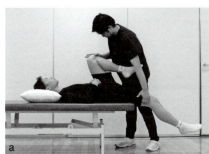 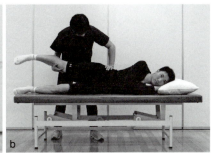

図 6-8　トーマステスト（a）とオーバーテスト（b）
a：過剰な伸展に注意．b：過剰な内転に注意．

などの工夫も重要です．

❹運動療法および日常生活動作指導時の注意点

> **注意点**
> 手術アプローチに特有な脱臼肢位だけでなく，深屈曲，過剰な内転や内旋についても指導をし，理学療法を実施しましょう

　関節可動域運動や筋力増強運動などの運動療法において，まずは手術アプローチに特有な脱臼肢位をとらないよう注意しなければなりません．つまり，前方アプローチであれば伸展，内転，外旋位をとらないよう，後側方アプローチであれば屈曲，内転，内旋位とならないような運動療法を実施する必要があります．さらに，**一般的には手術アプローチにかかわらず深屈曲や過剰な内転，内旋によっても脱臼が生じると考えられているため，これらの運動が生じないように注意することも必要**です(図6-9)．たとえば，股関節内転方向の筋力増強運動である knee grip など，運動療法にボールを用いることは少なくありませんが，運動の実施中にボールが床に転がってしまい，ボールを拾う動作で深屈曲を行うなど脱臼肢位を誘発することがあります．そのため，さまざま

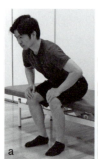
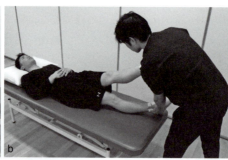
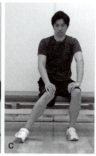

図6-9　屈曲，内転，内旋位の例
a：深屈曲の例：端座位での体幹前傾だけでなく，低い椅子に座るだけでも深屈曲になるため注意が必要．
b：過剰な内転の例：内転可動域測定時には過剰な内転をおこさないようエンドフィールに十分注意．
c：内旋の例：内旋は複合動作だけでなく単純な内旋動作でも脱臼リスクがあるため避けなければならない．

な状況を想定し、あらかじめ注意喚起をしなければなりません。さらに、体幹前傾だけでなく、低い椅子に座るだけでも深屈曲となり脱臼肢位となることにも十分注意しなければなりません。また、屈曲、内転、内旋の複合動作は脱臼肢位となりますが、**過剰な内転や内旋は単独でも脱臼リスクとなる**ため、内転や内旋にも十分注意してください（図6-9b, c）。

日常生活動作指導はTHA術後の理学療法において最も重要なものの1つです。床上動作や靴の着脱などだけでなく、床に落ちたものを拾う動作など、日常生活における些細な動作についても指導が必要です。しかしながら、日常生活のすべての動作について指導できるわけではありませんので、脱臼に関する基本的な知識を獲得してもらい、患者自身にも考えてもらう必要があるでしょう。ただし、脱臼肢位に対する理解力が十分であっても、脱臼を予防するための外転筋力や外旋筋力が不十分であったり、開排方向への可動域が不十分であったりすれば、必然的に脱臼肢位を取らざるを得ないことがあります。そのため、**日常生活動作指導において脱臼指導を行いつつ、可動域制限や筋低下を改善させることが重要**となります。また日常生活動作指導において、脱臼指導は一般的に股関節の運動に焦点が当てられますが、立位で振り返り動作を行った際、体幹の運動に伴い結果的に股関節が伸展、内転、外旋位となり脱臼した症例も存在します（図6-10）。そのため、体幹の運動に伴い股関節が脱臼肢位となることがないように注意することも必要です。

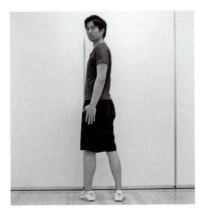

図6-10 股関節が伸展，内転，外旋となる例
立位での振り返り動作では股関節が伸展，内転，外旋となるので注意．

❺リスク発生に対する予防策

> **予防策**
> 脱臼肢位だけでなく，深屈曲，過剰な内転，内旋が禁忌肢位であることを説明し，外転筋力，外旋筋力の改善，開排方向への可動域改善を図りましょう

　脱臼リスクを軽減させるためには脱臼肢位を十分に説明し，患者の理解を得て禁忌肢位についての指示に従ってもらい，それを実行するための運動機能を回復させることが最も重要です．THA では短縮した筋により可動域制限を認めることが多く，スタティックストレッチのような関節可動域運動を中心とした運動療法が有効となります．しかし，**大殿筋や中殿筋など，THA 後に短縮を認める筋の多くは，ストレッチポジションが脱臼肢位となってしまうことがあります**．大殿筋のスタティックストレッチでは単純な屈曲を行うと深屈曲により脱臼を誘発するだけでなく，筋を効率的にストレッチできないため(図6-11a)，屈曲に外旋運動を加えて脱臼を予防するとともに，骨盤後傾の代償が生じないよう注意します(図6-11b)．屈曲可動域が大きく制限されている症例では台などを用い，屈曲，外旋位となり骨盤後傾を防ぎながら大殿筋の伸張感を確認します(図6-11c)．
　また中殿筋のスタティックストレッチでは，屈曲，内転では脱臼を誘発するため(図6-12a)，立位で骨盤に対する内転角度を確認しながら実施する方法が

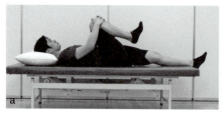
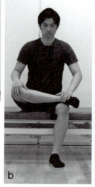
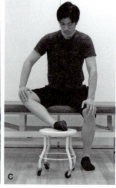

図 6-11　大殿筋のスタティックストレッチ
a：単純な深屈曲による不良例
b：端座位での例
c：屈曲可動域が大きく制限されている場合の例

用いられることがあります．**立位での中殿筋のスタティックストレッチ**では過剰な内転とならないよう観察しながら，骨盤を術側へ側方偏位させていきます．THA術後は中殿筋などの外転筋の短縮による外転拘縮を有する例が多く，骨盤を側方偏位させても術側傾斜することが少なくありません．そのため術側上肢を挙上して非術側へと体幹を側屈させることで，骨盤の術側への傾斜を防ぐことができます（図6-12b）．ただし，**この方法であれば脱臼しないというわけではありませんので，内転角度を確認しながら慎重に行う必要**があります．

脱臼肢位を理解してもらい，禁忌肢位についての指示に従ってもらうことは脱臼を予防するうえで不可欠ですが，**脱臼について説明すればするほど，脱臼に対する不安を感じる患者もいます**．このような脱臼に対する不安感は運動機能の回復を遅らせることが報告されているだけでなく，脱臼に対する不安によって日常生活活動が制限され，身体活動量が低下するなど二次的な問題が生じることも推察されます．そのため，脱臼に関する禁忌肢位ばかりを伝えるのではなく，**「このような動作をする際は，このように行えば問題ない」というような前向きな提案を行っていく**ことが患者のためには望ましいといえるでしょう．具体的な日常生活動作における脱臼指導については6章-3，「大腿骨近位部骨折」（p.325）で紹介しますので参考にしてください．

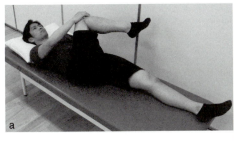
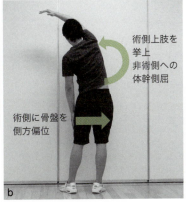

図6-12　中殿筋のスタティックストレッチ
a：屈曲，内転による不良例．
b：立位の例．

2 術後には転倒のリスク管理を行う

THA後には転倒リスクが増大しており，転倒による骨折や脱臼などを予防するうえで転倒を予防することが重要です！

　日本の地域在住高齢者における転倒発生率は報告により異なりますが，およそ10〜20％と報告されています．高齢者における骨折・転倒は要支援，要介護につながる要因として上位を占めており，非常に大きな課題となっています．THA後の転倒の発生率についての報告は少ないものの，日本のTHA後1年以上が経過した患者のうち36％に転倒が発生していることが報告されており[14]，**地域在住高齢者の転倒発生率に比べてTHA患者では転倒リスクが高くなっている**ことがわかります．また，THA後の転倒のうち，37.7％が何らかの怪我につながり，5.2％に骨折が発生していることも報告されています[14]．健常者と同様に転倒による骨折や障害によって要支援，要介護につながるだけでなく，THA患者では転倒が脱臼につながる可能性があることも懸念されるため，転倒を予防することは重要です．

❶処方箋・カルテのなかの知っておくべき「リスク」

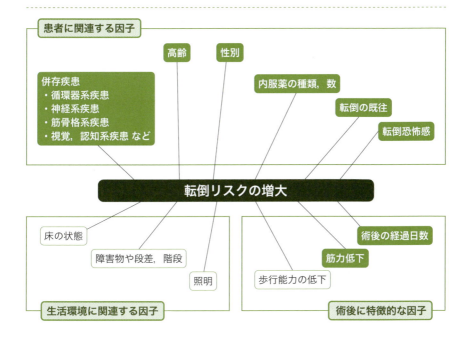

これまでに報告されている転倒の要因調査では100を超える転倒のリスク因子があげられており(表6-1)，非常に多くの要因が転倒に関連していると考えられています．ここでは特にTHA術後に関連が深いと報告されているリスク因子について紹介します．

リスク❶ 内服薬
内服薬が多くなると転倒リスクは高まります

加齢とともに複数の疾患を有する高齢者は増え，75歳以上では4人に1人が7個以上の薬を服薬しているといわれています．特に，**内服薬が6個以上になるとふらつきや転倒などの副作用の頻度が増える**といわれており[15]，内服薬は転倒のリスク因子として重要視されています．THA術後には通常の内服

289

薬に加え，鎮痛目的の内服なども増えますが，内服薬数は THA 術後の転倒の
リスク因子として特に重要であることが報告されています[14]．THA 術後に具
体的にどのような種類の薬を内服しているとリスクが高くなるのか，内服薬数
がいくつ以上になると特にリスクが高くなるのかなどについては明らかにされ
ていませんが，健常高齢者と同様に少なくとも 6 個以上の内服には十分な注意
が必要だと思われます．

　日本では高齢者の 5 人に 1 人は不眠を訴えており，20 人に 1 人は睡眠薬を
使用しているといわれています[16]．**高齢者では不眠そのものが転倒リスクを高
める**ことが報告されていますので[17, 18]，不眠の改善は転倒予防には重要である
といえます．しかし一方で，**睡眠薬の種類によっては服用によってふらつきな
どが生じ転倒リスクが高くなる**ことも報告されていますので[19]，THA 術後に
おいても同様に，睡眠薬を使用している患者には特に注意が必要であると考え
られます．

リスク❷ 術後の経過日数
術後早期には特に転倒に注意！

　THA 術後には術後の経過日数が短いほど転倒リスクが高くなることが報告
されています[14]．この理由として，**術後早期にみられる著明な筋力低下やバラ
ンス能力の低下，歩行能力の低下など運動機能の低下**が考えられています．地
域在住高齢者においても下肢の筋力低下やバランス能力の低下，歩行能力の低
下は転倒のリスク因子であり，THA においてはこれらの運動機能の低下が著
明となる術後早期に特に転倒に注意が必要です．

リスク❸ その他のリスク
THA 術後に特有ではない転倒のリスク因子にも注意が必要です

　これまでの高齢者の転倒に関する研究では，年齢(高齢であること)，性別
(女性であること)，**筋力低下，さらに起立性低血圧，認知障害や関節炎，糖尿
病，視力障害などの疾患を有すること，過去に転倒歴を有すること**などが重要

第6章　運動器疾患のリスク管理

表6-1　転倒のリスク因子

内的因子		外的因子
身体的疾患	薬物	物的環境
1. 循環器系 　1）不整脈 　2）起立性低血圧，高血圧 　3）心不全，虚血性心疾患 　4）脳循環障害 　5）硬膜下血腫，など 2. 神経系 　1）パーキンソン症候群 　2）脊髄後索障害 　3）末梢性神経障害 　4）てんかん発作 　5）小脳障害 　6）認知症，など 3. 筋骨格系 　1）骨関節炎，関節リウマチ 　2）骨折，脱臼 　3）ミオパチー，など 4. 視覚-認知系 　1）白内障 　2）屈折異常 　3）眼鏡不適合 　4）緑内障，など	1. 睡眠薬，精神安定薬，抗不安薬 2. 抗うつ薬 3. その他の抗精神病薬 4. 降圧利尿薬 5. その他の降圧薬，血管拡張薬 6. 非ステロイド鎮痛消炎薬 7. 強心薬など心疾患治療薬 8. 抗痙攣薬 9. 抗パーキンソン病薬 10. 鉄剤 **加齢変化** 1. 最大筋力の低下 2. 筋の持続力低下 3. 運動速度の低下 4. 反応時間の延長 5. 巧緻性の低下 6. 姿勢反射の低下 7. 深部感覚の低下 8. 平衡機能の低下	1. 1〜2 cmほどの室内段差 2. 滑りやすい床 3. 履物 4. つまずきやすい敷物 5. 電気器具コード類 6. 照明不良 7. 戸口の踏み段 8. 不慣れな環境 9. 不慣れな場所での障害物

な転倒のリスク因子として報告されています[20, 21]（**表6-1**）．これらのうち，高齢であること，女性であることなどは先述した脱臼に関するリスク因子でもあり，これらの因子を有することで**脱臼，転倒ともに十分な注意が必要**であるといえます．また，術後の理学療法介入時には起立性低血圧がみられることが少なくありません．臥位から座位，立位など体位変換時には起立性低血圧が生じる可能性があることを念頭に置き，起立性低血圧による転倒を防止できる位置にいるなど十分気をつけなければいけません．

　上述の転倒のリスク因子に加え，近年では**転倒恐怖感にも注意が必要**であるといわれています．転倒恐怖感とは，転倒経験後に生じる転倒に対する恐怖感を指しますが，転倒後に限らず，転倒を経験していない者においても生じることが知られています．地域在住高齢者において，転倒恐怖感はそれだけで転倒のリスク因子となることが報告されていますが，THA患者では特に階段昇降や入浴時，床から物を拾い上げる動作や床からの立ち上がり動作において転倒

291

恐怖感があると報告されています[22]．この**転倒恐怖感は転倒リスクを増大させるだけでなく，日常生活動作を制限する**こともわかっており[23]，転倒恐怖感を正しく評価し，改善させていくことが必要です．

❷患者とのファーストコンタクトで気づくべき「ポイント」

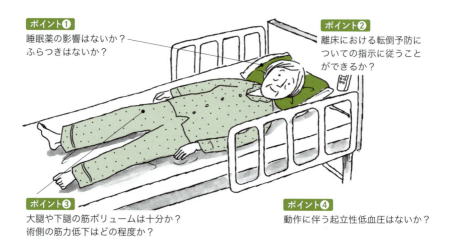

ポイント❶
睡眠薬の影響はないか？
ふらつきはないか？

ポイント❷
離床における転倒予防についての指示に従うことができるか？

ポイント❸
大腿や下腿の筋ボリュームは十分か？
術側の筋力低下はどの程度か？

ポイント❹
動作に伴う起立性低血圧はないか？

ポイント❶ 睡眠薬の影響とふらつき
ポイント❷ 離床における転倒予防についての指示に従うことができるか

　THA術後には内服薬数が多くなると転倒リスクが高くなるため，**カルテから内服薬数，睡眠薬の服用の有無を確認しておくことが必要**です．患者とのファーストコンタクト時には**睡眠薬の薬効の残存や，内服薬，睡眠薬の副作用によるふらつきがないかをチェック**しましょう．特に，午前中早い時間の理学療法介入では睡眠薬の薬効が残存していることもありますので，その場合は急がず時間を遅らせるなど，慎重な対応を取るべきです．

　また，高齢であることは転倒リスクを高くすることを述べましたが，**加齢に伴う理解力の低下や，転倒予防についての指示に従うことができるかにも十分な注意が必要**です．床の状態や障害物などの生活環境も転倒のリスク因子として重要であり，患者自身がこのことを理解し，自身で生活環境を整えることは

転倒を予防するうえで非常に重要です．このような指示を患者が理解できるか，指示に従うことができるかをファーストコンタクトでチェックしてください．

> **ポイント❸** 大腿や下腿の筋ボリューム，術側の筋力低下
> **ポイント❹** 動作に伴う起立性低血圧

　術後，特に**早期の術側股関節周囲の著しい筋力低下は脱臼リスクを増大させる**ためファーストコンタクトでの注意が必要でしたが，**筋力低下は転倒のリスク因子でもある**ため，同様に筋ボリュームや筋力低下に対するスクリーニングが必要です．サルコペニアにより下肢の筋ボリュームが少ない高齢者も少なくないため，筋ボリュームを十分に評価し，転倒を予防しなければなりません．また，THA術後早期には体位変換に伴う起立性低血圧が見られることが少なくありません．そのため，臥位から座位，座位から立位など体位変換時にはその度に起立性低血圧や気分不良の有無を確認し，転倒を予防してください．

❸理学療法評価から予見すべきこと

> **評価❶** 筋力検査から脱臼リスクを予見する
> THA術後には股関節周囲の筋力低下が著明となりますが，膝関節伸展筋力の低下にも注意！

　THA術後には術後の腫脹や，手術によるレバーアームの変化によって股関節周囲筋の筋力低下が生じます．この股関節周囲筋の筋力低下は，報告により幅はあるものの，およそ術後4〜6週程度で術前と同程度に回復するとされています．そのため**股関節周囲筋の筋力低下が回復するまでの術後早期は転倒リスクが増大している**と考えられ，転倒に対する十分な注意を要します．これはTHA術後の転倒リスクが術後の経過日数と関連し，術後早期であるほど転倒リスクが高いという報告[14]と一致するといえるでしょう．また，**THA術後には股関節周囲筋の筋力低下だけでなく，膝関節伸展筋力の低下が生じる**ことも報告されています[24]．術後6週において，股関節周囲筋力が術前と同程度に回

復しているにもかかわらず膝関節伸展筋力は術前に比べ低下しているといわれており[24]，股関節周囲筋力に比べ膝関節伸展筋力の回復が遅延すると報告されています．そのため，**転倒リスクを予見するために股関節周囲筋力だけでなく，膝関節伸展筋力にも十分な注意を払う必要**があります．

　また，THAに伴って生じる腓骨神経麻痺や大腿神経麻痺は，発生頻度は高くありませんが，重要な合併症の1つです．腓骨神経麻痺が生じた場合は足関節背屈筋力の低下，大腿神経麻痺が生じた場合は膝関節伸展筋力の低下などが生じ，これらによって転倒リスクが増大します．そのため，徒手筋力検査だけでなく，**臥床時の足関節自動底背屈運動や，端座位での膝関節伸展運動を確認し神経麻痺の有無をスクリーニングすることも重要**です．

評価❷ バランス評価から脱臼リスクを予見する
バランステストだけでなく，離床時の立位保持，歩行練習などからも総合的にバランスを評価しましょう

　バランステストにはMann試験や片脚立ち検査，functional reach test，Berg balance scaleなどが用いられます．理学療法の治療の効果判定を行うには妥当性，信頼性を担保し，数値化して評価することが重要であるため，これらのバランステストは欠かすことができません．しかし術後早期は転倒リスクが高くバランス評価が必要であるにもかかわらず，これらのバランステストの実施自体が難しいことが少なくありません．そのため，**術後早期にはまず離床時の立位保持の動揺性などを観察し，バランス能力のスクリーニングを行う必要**があります．また，歩行練習においても歩行の動揺性を観察するとともに，歩行手段を変更する際には上肢の支持性を軽減させた際の動揺性などを注意深く観察しなければなりません．さらに，歩行距離が増大するとバランス低下を露呈する症例もあるため，歩行耐久性も含めた評価が行われるべきでしょう．

第6章 運動器疾患のリスク管理

❹運動療法および日常生活指導時の注意点

> **注意点**
> 運動療法実施中の周囲の環境，病室などの生活環境への配慮を怠らないようにしましょう

　床の状態や障害物の有無，履物などの生活環境は転倒のリスク因子の1つです．理学療法実施時には歩行器などの歩行補助具で室内の通路が狭くなっていることが多々あるため，**通路の確保を十分に行ってください**．また，電動式の昇降ベッドを用いている場合には昇降用のリモコンのコードが障害物となることも少なくありません．理学療法士にとっては何の障害にもならないようなものであっても，下肢筋力の低下が著明な術後早期の患者にとっては大きな障害物となることを忘れないようにしましょう．これらは理学療法室だけでなく，病室や退院後の自宅においても同様で，整理整頓が転倒を予防することにつながることを指導しなければなりません．また，**術後早期には股関節可動域が著明に制限されていることもあり，靴の着脱が難しくスリッパを用いることもあります**．このような履物の違いによっても転倒リスクが増大するため，十分な説明を行うことが必要です．

❺リスク発生に対する予防策

> **予防策**
> 股関節周囲筋，膝関節伸展筋力低下の改善，生活環境の整備を指導．また，転倒恐怖感を軽減するために日常生活動作指導を行うことが重要です

　股関節周囲筋の筋力低下および膝関節伸展筋力の低下は転倒リスクを増大させると考えられますので，積極的に改善する必要があります．特に，膝関節伸展筋力の低下は股関節周囲筋の筋力低下よりも継続することから，注意が必要です．また，**股関節周囲筋の筋力低下に対しては筋力増強運動が行われます**が，実施にあたっては脱臼肢位とならないよう配慮が必要です．生活環境につ

いても，**障害物をなくすこと，整理整頓を行い通路を確保すること，履物に注意すること**などを念頭に置きます．

　また，転倒恐怖感も転倒のリスク因子の1つであり，転倒恐怖感を軽減させる試みが必要です．**転倒恐怖感を評価するにはFES（falls efficacy scale）という評価バッテリーが用いられます**[25]（**表6-2**）．FESでは日常生活における10の課題について，各課題を遂行する際に転倒することなく遂行する自信の程度を聴取します．合計点は10〜40点の範囲となり，点数が高いほど転倒せずに課題を遂行する自信があることを示し，点数が低いほど転倒恐怖感が強いことを示します．転倒恐怖感はエクササイズを実施することなどによって軽減することが報告されています[26]．これはエクササイズを実施することによりさまざまな成功体験を行い，それによって自己効力感が高まり転倒恐怖感が軽減するからだと考えられます．そのため，**実際に更衣や障害物のある歩行など，さまざまな日常生活動作を体験し，成功体験を重ねることが重要**です．近年では在院

表6-2　日本語版 Falls Efficacy Scale

1 入浴する				
	1. 全く自信がない	2. あまり自信がない	3. まあ自信がある	4. 非常に自信がある
2 戸棚やタンスを開ける				
	1. 全く自信がない	2. あまり自信がない	3. まあ自信がある	4. 非常に自信がある
3 簡単な食事の用意をする				
	1. 全く自信がない	2. あまり自信がない	3. まあ自信がある	4. 非常に自信がある
4 家の周りを歩く				
	1. 全く自信がない	2. あまり自信がない	3. まあ自信がある	4. 非常に自信がある
5 布団に入ったり，布団から起き上がる				
	1. 全く自信がない	2. あまり自信がない	3. まあ自信がある	4. 非常に自信がある
6 電話にすぐに対応する				
	1. 全く自信がない	2. あまり自信がない	3. まあ自信がある	4. 非常に自信がある
7 座ったり，立ったりする				
	1. 全く自信がない	2. あまり自信がない	3. まあ自信がある	4. 非常に自信がある
8 服を着たり，脱いだりする				
	1. 全く自信がない	2. あまり自信がない	3. まあ自信がある	4. 非常に自信がある
9 簡単な掃除をする				
	1. 全く自信がない	2. あまり自信がない	3. まあ自信がある	4. 非常に自信がある
10 簡単な買い物をする				
	1. 全く自信がない	2. あまり自信がない	3. まあ自信がある	4. 非常に自信がある

［芳賀博：北海道における転倒に対する意識・態度の尺度化．平成7年度〜平成8年度科学研究費補助金基盤研究A［1］研究成果報告書　地域の高齢者における転倒 骨折に関する総合的研究．pp.127-136，1997 より］

日数短縮の傾向などによって理学療法介入の機会が減少していることもあるため，少ない理学療法の機会でいかに成功体験を生み出すかということも忘れないようにしないといけません．

引用・参考文献
本章の文献は左のQRコードを読み取るか，下記URLよりご覧いただけます(HTML方式)

http://www.igaku-shoin.co.jp/prd/03623/6-1.html

コンテンツは予告なしに変更・修正したり，また配信を停止する場合もございます．ご了承ください．

第6章-2
人工膝関節置換術(TKA)

> ⚠️ **リスク管理　ここに注目!**
> 1. 術後の深部静脈血栓症の予防を行う
> 2. 術後には転倒のリスク管理を行う
> 3. 術後の疼痛増悪のリスクを予防する

1 術後の深部静脈血栓症の予防を行う

深部静脈血栓症は人工膝関節置換術(TKA)後の重要な合併症の1つです!

　深部静脈血栓症は四肢の静脈にある筋膜より深い深部静脈に発生し，特に欧米では下肢の深部静脈に発生するものを深部静脈血栓症としています[1]．**人工膝関節置換術(total knee arthroplasty；TKA)術後には深部静脈血栓症が発生しやすく，発症率は報告により幅はあるものの，21〜71％程度**と報告されています．この深部静脈血栓症は致命的な疾患といわれる肺血栓塞栓症の原因の大部分を占めるため，**TKA術後には深部静脈血栓症を予防することが重要**となります．

　TKA術後の深部静脈血栓症は，深部静脈のうち**ヒラメ筋静脈において発症頻度が最も高い**といわれています(図6-13)[2]．ヒラメ筋静脈に発生する血栓症の多くは数日で消失するものの，約30％が数週以内に中枢側に進展するとされています[1]．TKA術翌日に静脈超音波検査を実施した報告では39.0％に深部静脈血栓症が発生していたとされており[3]，血栓は時間をかけて徐々に形成されるのではなく，術翌日には形成されている可能性が考えられています．そのため，**理学療法により深部静脈血栓症を予防するには早期の理学療法介入が必要**です．

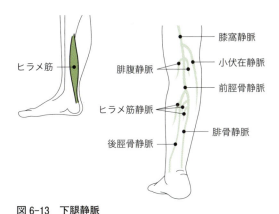

図6-13 下腿静脈

❶処方箋・カルテのなかの知っておくべき「リスク」

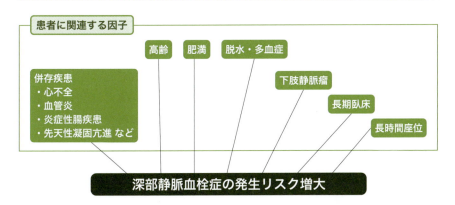

深部静脈血栓の形成には，①静脈の内皮障害，②血液の凝固亢進，③静脈の血流停滞の3つの成因があり，さらに発症にかかわる危険因子として高齢であること，肥満であること，脱水や多血症，併存疾患の存在，下肢静脈瘤の存在，そして長期臥床や長時間座位などの因子があげられます．処方箋やカルテから年齢やBMI(body mass index)による肥満の程度，併存疾患の有無を確認するようにしましょう．また，何らかの理由で長期臥床など安静が続いていないかもチェックしておくことが大切です．

❷患者とのファーストコンタクトで気づくべき「ポイント」

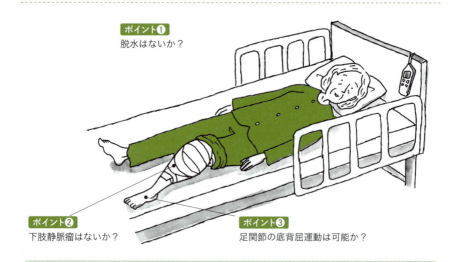

ポイント❶ 脱水はないか？

ポイント❷ 下肢静脈瘤はないか？

ポイント❸ 足関節の底背屈運動は可能か？

ポイント❶ 脱水はないか？

　脱水は深部静脈血栓症発症のリスク因子の1つとしてあげられていますが，**TKAの全出血量は比較的多く，術後には術中および術後の出血に伴う脱水症状がみられる**ことがあります．軽度の脱水症状では皮膚の乾燥や唇の乾燥がみられます．患者とのファーストコンタクトではこれらの乾燥の程度をチェックしなければなりません．しかしながら，日頃の皮膚の状態，唇の状態と比較することはできないため，乾燥の程度から脱水の有無を知ることは容易ではありません．そのため，**術後飲水の許可以降は飲水の程度をチェックするとともに，脱水の有無にかかわらず，無理のない程度に飲水を促していくことが必要**です．

ポイント❷ 下肢静脈瘤はないか？

　下肢静脈瘤とは静脈の弁不全により血流が逆流し，静脈が太くなった結果，屈曲し瘤のようにふくらんだ状態を指します（図6-14）．この下肢静脈瘤が直接深部静脈血栓症になるわけではありませんが，深部静脈血栓症のリスク因子の1つとしてあげられています．下肢静脈瘤は40歳以上の女性に多く認めら

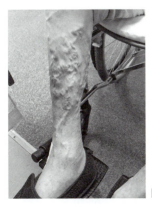

図 6-14　下肢静脈瘤

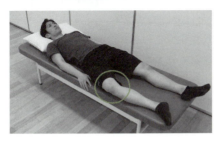

図 6-15　腓骨神経麻痺を生じやすい肢位
膝屈曲位で股関節外旋位となることで腓骨頭が圧迫され，腓骨神経麻痺を生じることがある．

れ，年齢とともに増加します．特に **70 歳以上の高齢者では 75％が下肢静脈瘤を有しているとされていますので，注意して観察することが必要**です．

ポイント❸ 足関節の底背屈運動は可能か？

　後述するように深部静脈血栓症を予防するためには下肢の循環改善が必要で，そのためには足関節の自動運動が重要となります．変形性膝関節症を有する患者は患側膝関節の可動域制限を有していることがほとんどで，伸展制限が非常に多く見られます．TKA により可動域の改善が図られますが，筋緊張や軟部組織の短縮により術後も伸展制限が継続していることがあります．したがって，多くの患者は術後に膝関節軽度屈曲位で臥床していることになりますが，**膝関節軽度屈曲位で臥床していると股関節外旋位となることが多く，その結果，腓骨頭部がベッドで圧迫され，腓骨神経麻痺を生じる**ことがあります（図 6-15）．これにより足関節の背屈運動が困難となることがあるため，ファーストコンタクトでは足関節の底背屈運動が可能かをチェックしなければなりません．

❸理学療法評価から予見すべきこと

> **評価❶** ホーマンズ徴候や腫脹を評価する
> ホーマンズ徴候はあくまでもスクリーニングとして行うことに注意！

　ホーマンズ徴候とは深部静脈血栓症を有する場合に，膝関節屈曲30度とし，足関節を背屈させると下腿後部に疼痛を生じるものを指します（図6-16）[4]．ホーマンズ徴候や腫脹の評価は非常に簡便な評価法である一方，正確な評価とはいえず，深部静脈血栓症が疑われる場合は凝固線溶マーカーのDダイマーの検査や下肢静脈超音波検査が必要となります．このため，他医療職スタッフとの連携は不可欠です．**ホーマンズ徴候はあくまでもスクリーニングとして使用し，深部静脈血栓症を早期に発見することが重要**です．

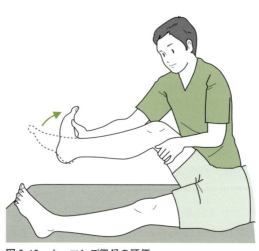

図6-16　ホーマンズ徴候の評価

> **評価❷ 早期の離床が可能か評価する**
> 体位変換に伴う気分不良や起立性低血圧がないかをチェックしよう

　早期の離床はTKA後の深部静脈血栓症を予防するうえで欠かすことができません．しかし，だからといってすべての症例で早期の離床が可能なわけではないため，そもそも早期の離床が可能かを評価しなければなりません．早期の離床に大きく関連するのは**体位変換に伴う気分不良や起立性低血圧**です．**早期離床では臥位から座位，座位から立位など体位変換に伴い気分不良がないかをこまめに聴取**します．気分不良が認められた場合には体位を戻し，血圧などのバイタルサインを測定するとともに再度の離床が可能かを観察します．また，立位時に起立性低血圧が生じることがあります．起立性低血圧をどのタイミングで評価するのが最も適切かはこれまで明らかにされていませんでしたが，**臥位から立位になって1分以内に収縮期血圧が20 mmHg以上または拡張期血圧が10 mmHg以上低下している場合にめまいや転倒，骨折などの有害事象が生じるリスクが高い**ことが明らかとなっており[5]，立位になって1分以内の血圧測定が重要であると考えられます．

　また，TKAは術後の疼痛が比較的強く，疼痛により離床が進まないケースが見受けられます．疼痛増悪のリスク管理については後述しますので，そちらを参考にしてください．

❹運動療法および日常生活指導時の注意点

> **注意点**
> 自室での足関節底背屈運動や，不要な安静を取らないよう指導しましょう

　TKA術後にはヒラメ筋静脈における深部静脈血栓症の発症頻度が最も高いと報告されており[2]，深部静脈血栓症の予防には静脈の血流還流が重要となるため，**術後できる限り早くヒラメ筋静脈の血流還流を促進することが必要**です．下腿の静脈還流は筋ポンプ作用や足底部への体重負荷により促進されるこ

とがわかっていますが，ヒラメ筋静脈は足底から直接血流を受けていないため，下腿三頭筋の収縮に伴う筋ポンプ作用により下腿の静脈還流を促進することが重要です．そのため，理学療法実施時だけではなく，自室での足関節底背屈運動を指導することが非常に重要ですが，**TKA術翌日には血栓が形成されている可能性が考えられるため，術後できる限り早く足関節底背屈運動を継続して行うよう指導することが必要**でしょう．

❺リスク発生に対する予防策

予防策
早期離床が何よりも重要！

　先述したように自室での足関節底背屈運動を速やかに開始することが重要ですが，それだけでなく，**早期に離床を進めることが大切**です．立位保持や歩行時には下腿三頭筋の収縮が生じ，筋ポンプ作用により下腿の静脈還流が促進されます．先述したようにヒラメ筋静脈は足底から直接血流を受けていないため，立位保持および歩行時の足底部への体重負荷そのものによる影響は少なく，立位保持および歩行時に働く下腿三頭筋の筋ポンプ作用による貢献が大きいと考えられます．立位時の筋ポンプ作用は臥位における足関節底背屈運動による筋ポンプ作用に比べて，下腿筋血流量を大きく高めることが報告されていますので，いかに離床を早期に行うかがポイントといえます．

❷術後には転倒のリスク管理を行う

THA術後には転倒リスクが増大します．転倒は骨折，脱臼などの障害を引きおこす原因となるので，TKA術後は転倒予防がとても大事です

　TKA術後1年の転倒発生率は32.9%[6]，もっと長期的な転倒発生率でも

第 6 章　運動器疾患のリスク管理

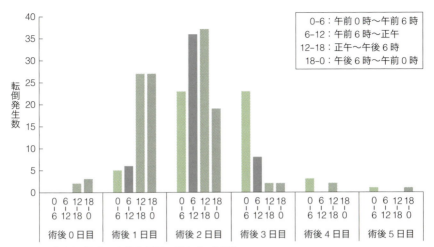

図 6-17　転倒が発生した術後経過日数および時間
［Johnson RL, et al：Fall-prevention strategies and patient characteristics that impact fall rates after total knee arthroplasty. Anesth Analg, 119(5)：1113-1118, 2014. より引用改変］

38.2％[7]や42.6％[8]との報告が見受けられ，**日本の地域在住高齢者の転倒発生率10〜20％に比べ，TKA後には転倒リスクが増大**していることがわかります．転倒した者の23％は何らかの障害を発生し，そのうちの4％には骨折が生じたことなどが報告されており[9]，**TKA術後の転倒リスクを管理し，新たな障害を予防することはきわめて重要**です．

　TKA術後の入院中に転倒が発生した術後経過日数や発生時間を調査した報告[9]を 図6-17 に示します．この報告から，転倒の発生時間には一定の傾向は見られずばらつきがあるものの，**術後1〜3日目の術後早期に転倒が集中している**ことがわかります．早期離床は深部静脈血栓症の予防だけでなく運動機能の改善などにも重要であるものの，術後早期には転倒が多く発生していることも考慮に入れ，転倒の予防策を講じる必要があるでしょう．

❶処方箋・カルテのなかの知っておくべき「リスク」

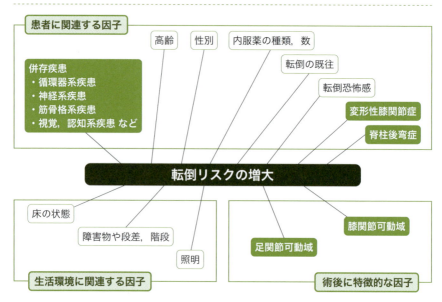

　人工股関節置換術の項でも述べたように，転倒には非常に多くのリスク因子が関連しています(表6-1，p.291参照)．TKAを施行する患者は高齢であることが多く，高齢者において転倒のリスク因子と報告されているものには注意が必要ですが，ここではTKA術後で特に気をつけるべきリスク因子について紹介します．

リスク❶ 変形性関節症の既往
変形性膝関節症患者の転倒リスクは健常者よりも高いことに注意！

　TKAは変形性膝関節症に対して施行されることが多い手術ですが，変形性膝関節症患者は健常者に比べ転倒リスクが増大していることが明らかとなっています[10]．その理由として**変形性膝関節症による筋力低下や重心の動揺**などがあげられます．**変形性膝関節症患者では膝関節の疼痛や関節軟骨の損傷，関節内の腫脹，筋萎縮などによって筋力低下が生じます．**そのため，変形性膝関節

症の罹患期間が長い患者では，これらの理由によって著明な筋力低下がおきていることも多く，術後の転倒リスク増大に注意が必要です．

> **リスク❷ 術前・術中の関節可動域**
> 術前の関節可動域が術後に影響する最重要因子
> また，術中の膝関節可動域を術後に超えることは不可能です

TKA術後には膝関節可動域や足関節可動域の制限が転倒のリスク因子となることが報告されています[6, 7]．特に，**術後の膝関節可動域に影響する最も重要な因子は術前の膝関節可動域であることが多くの研究によって示されている**ため[11]，術後の理学療法において術前の膝関節可動域を把握しておくことは不可欠です．また，術中の膝関節可動域を超えた可動域を術後の理学療法で獲得することはできません．そのため，術前の膝関節可動域だけでなく，術中にどの程度の膝関節可動域が獲得されたかも手術記録から必ず確認するようにしてください．

> **リスク❸ 術前の脊柱後弯症の有無**
> 脊柱後弯症は姿勢保持やバランス能力に影響し，転倒リスクを増大させます

TKA術後に最も重要な転倒のリスク因子の1つに，脊柱後弯症があげられます[7]．脊柱後弯症は高齢者において多くみられ，TKA術後に限らず転倒のリスク因子となりますが，TKA術後の場合には膝機能が改善しても脊柱後弯症が存在することで転倒リスクが増大すると報告されています．**脊柱後弯症が存在することで姿勢保持能力やバランス能力が低下する**ことが知られており，これらが転倒リスクにつながっていると考えられます．そのため，**理学療法実施前にはカルテから脊柱後弯症の有無を確認しておく必要がある**でしょう．

❷患者とのファーストコンタクトで気づくべき「ポイント」

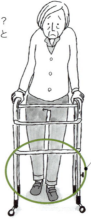

ポイント❶
離床の説明に対する理解は十分か？
転倒予防についての指示に従うことができるか

ポイント❷
睡眠薬や反対側変形性膝関節症によるふらつきはないか？

> **ポイント❶** 離床の説明に対する患者の理解力は十分か，転倒予防についての指示に従うことができるか
> **ポイント❷** 睡眠薬の影響や反対側変形性膝関節症によるふらつき

　TKAの原疾患の大部分を占める変形性膝関節症は加齢による疾患であるため，TKA施行患者の多くは高齢者です．**高齢者の5人に1人は不眠を訴えており，20人に1人は睡眠薬を使用しているといわれています**[12]．睡眠薬にはふらつきなどの副作用を生じるものもありますので，患者とのファーストコンタクト時には**睡眠薬の副作用や薬効の残存によるふらつきがないかを確認**しなければいけません．また，TKA術後には疼痛コントロールのため内服薬数が増えることがありますが，高齢者では**内服薬数が6個以上になるとふらつきや転倒などの副作用の頻度が増える**といわれていますので[13]，内服薬数もチェックしておく必要があるでしょう．

　TKA施行患者では非術側も変形性膝関節症に罹患している患者が多く見受けられます．術後早期には術側の疼痛増悪を防ぐため，非術側に依存した動作を行います．**非術側に変形性膝関節症を有している場合には筋力低下やバランス能力の低下，変形などによるふらつきがみられる**こともあるため，患者とのファーストコンタクトにおいては非術側の変形性膝関節症の程度を確認してお

くことが必要です.

　TKA施行患者の多くは高齢であることが多く，高齢であることは転倒リスクを高くします．床の状態や障害物など，生活環境も転倒のリスク因子として重要ですが，高齢である場合には認知機能の低下などにより，転倒を予防できる生活環境に整えることが難しくなることがあります．そのため，**ファーストコンタクトでは患者の理解力や，転倒予防についての指示に従うことができるかに注意し，転倒を予防するうえでの指示を理解できるか**，チェックしてください．

❸理学療法評価から予見すべきこと

評価❶ 筋力検査から転倒リスクを予見する
術側だけでなく，非術側の膝関節伸展筋力の評価も行いましょう

　TKA術後の膝関節伸展筋力低下はTKA術後の最大の課題であり，長期的に残存する問題の1つです．一般的に術後の膝関節伸展筋力の回復がプラトーになるのは術後6か月程度といわれますが，健常レベルには戻らず，非対称的動作の原因になっているとされています[14, 15]．特に**術後早期には術側の膝関節伸展筋力の低下が著明であるため，非術側の膝関節伸展筋力が動作に貢献しており，術側だけでなく非術側の膝関節伸展筋力も評価しておく必要**があります．

　長期的にみると術側の膝関節伸展筋力は回復し，非術側との筋力差が経時的に減少していくといわれています．この術側，非術側の差の減少には術側の膝関節伸展筋力の回復が大きく貢献しているものの，長期的に非術側の膝関節伸展筋力が低下していくことも要因の1つとしてあげられています．そのため術側だけでなく，非術側の膝関節伸展筋力も経時的に評価していくことが必要でしょう．

評価❷ 関節可動域測定から転倒リスクを予見する
膝関節可動域だけでなく，「足関節可動域」の測定も忘れずに！

　TKA術後の膝関節可動域は防御性収縮や筋スパズム，腫脹などにより術後早期に大きな制限を認めます．その後，理学療法を実施していくなかで徐々に改善し，術後6か月程度で回復はプラトーになるといわれています．この**膝関節可動域のうち，特に屈曲可動域は転倒のリスク因子として重要視されているため**[6,7]，転倒リスクを予見するうえで膝関節可動域の測定は欠かせません．膝関節可動域を測定する際には基本軸，移動軸に沿った正確な測定を行うだけでなく，最終域でエンドフィールを評価し，制限因子を特定して治療につなげることが重要です．

　また，**膝関節屈曲可動域だけでなく足関節底屈可動域も，TKA術後の転倒のリスク因子**として報告されています[6,7]．一般的に，足関節背屈可動域は，腓腹筋や足底筋など二関節筋が膝関節伸展可動域に及ぼす影響を検討するために測定されることが多いのですが，足関節底屈可動域についても転倒リスクを予見するうえで評価すべきでしょう．TKA術後には，歩行中に前脛骨筋と腓腹筋が同時収縮をおこし膝関節の運動が減少する"stiff-knee gait"がみられることも少なくありません[16]．このような"stiff-knee gait"は歩行クリアランスを低下させ転倒リスクを増大させるため，足関節背屈可動域だけでなく，底屈可動域の評価も行ってください．

❹運動療法および日常生活指導時の注意点

注意点
運動療法実施中や日常生活での周囲環境に配慮しましょう．また，筋力低下の原因を追究せずに筋力増強運動を選択しないように気を付けましょう

　床の状態や障害物など生活環境を整えることは転倒を予防するうえで重要です．TKA術後患者で膝関節可動域や足関節可動域の制限による歩行クリアランスの低下，膝関節伸展筋力の低下によるバランス能力の低下が生じているこ

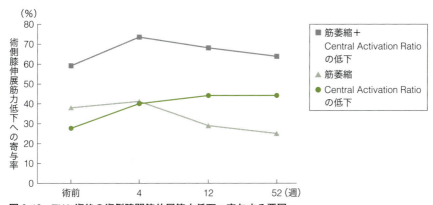

図 6-18　TKA 術後の術側膝関節伸展筋力低下へ寄与する要因

[Petterson SC, Barrance P, et al.: Time course of quad strength, area, and activation after knee arthroplasty and strength training. Med Sci Sports Exerc, 43(2): 225-231, 2011 を改変]

とを念頭に置き，理学療法室や病室内，退院後の自宅における転倒予防を十分に行いましょう．特に**歩行路には障害物がないように注意**してください．

　また，膝関節伸展筋力の低下は術後最大の課題の 1 つであり，いかに早く回復させるかが重要です．TKA 術後早期の膝関節伸展筋力低下は疼痛や腫脹による CAR（central activation ratio，次頁参照）の低下によるところが大きく，経過とともに大腿四頭筋の筋萎縮によるところが大きくなってきます[17]（図6-18）．そのため，ただ筋力低下があるから筋力増強運動を行うというだけでなく，**なぜ膝関節伸展筋力低下が生じているのかという原因を追究し，その原因に即した理学療法を行うこと**を忘れてはいけません．

📅 CAR（Central activation ratio）

　通常，随意的に最大筋力を発揮させても，筋そのものが持っている最大筋力を発揮することはできず，随意的な最大筋力発揮時に電気刺激を加えることで，温存されていた筋力も動員することが可能となります．このとき，電気刺激を加えて最大限発揮された筋力に対する随意的に発揮できる最大筋力の割合をCAR（Central activation ratio）といいます（図）．このCARは健常者においても100％にはなりませんが，変形性膝関節症患者では健常者に比べ低下がみられ，さらにTKA術後にも低下がみられます[18]．

$$\text{Central activation ratio} = \frac{\text{随意的な最大筋力}}{\text{電気刺激を加えた最大筋力}} = \frac{337\ N}{469\ N} = 0.72$$

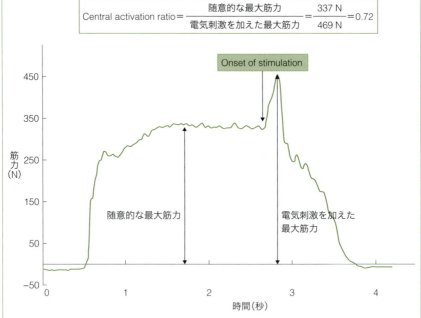

図　TKA術後4週における膝関節伸展筋力におけるCentral Activation Ratio
［Mizner RL, et al：Early quadriceps strength loss after total knee arthroplasty. The contributions of muscle atrophy and failure of voluntary muscle activation. J Bone Joint Surg Am, 87(5)：1047-1053, 2005 を改変］

❺リスク発生に対する予防策

> **予防策**
> 膝関節伸展筋力の低下の要因に対して適切なアプローチを選択しましょう

　TKA術後の膝関節伸展筋力低下の要因には疼痛や腫脹によるCARの低下,大腿四頭筋の筋萎縮などがあげられます.先述したように,筋力が低下しているという理由から単に筋力増強運動を行うのではなく,筋力低下の要因を追究して原因にアプローチすることが重要です.たとえば,筋力発揮時に疼痛が強く,疼痛による筋力低下と考えるのであれば寒冷療法や経皮的電気神経刺激(transcutaneous electrical nerve stimulation;TENS)を用いて疼痛閾値の上昇を図り,腫脹による筋力低下と考えるのであれば足関節底背屈運動や膝関節屈伸運動による循環障害の改善を図ることが不可欠となります.また,CARの改善には神経筋電気刺激(neuromuscular electrical stimulation;NMES)を用いた筋力増強運動が有効であることが報告されています[19].具体的な方法については統一した見解を得られていませんが,端座位で下腿下垂位として大腿部にできるだけ大きな電極パッドを貼付し,耐えられる最大の電流を使用する方法などが用いられていますので参考にしてください(図6-19).

　TKA術後の時間経過とともに,筋萎縮が膝関節伸展筋力低下に大きく寄与するようになります.筋萎縮に対しては筋力増強運動が基本となりますが,た

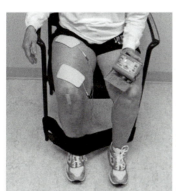

図6-19　TKA術後にNMESを用いた膝関節伸展筋力の改善の例

[Stevens-Lapsley JE, et al:Early neuromuscular electrical stimulation to improve quadriceps muscle strength after total knee arthroplasty:a randomized controlled trial. Phys Ther, 92(2):210-226, 2012]

だ目的もなく 10 回 3 セットというような設定をせず，**どの程度行えば筋萎縮を予防できるのか，筋肥大が期待できるのかを考える**ようにしましょう．TKA 術後の筋萎縮に対しては遠心性収縮の局面を重視した筋力増強運動を行うことで筋力向上がみられることが報告されていますが[20]，近年では**負荷を増やさなくても回数を増やすことで低負荷でも筋肥大が期待できる**ことも報告されています[21]．これらの知識を活用しながら，それぞれに合った負荷や回数を設定するようにしてください．

3 術後の疼痛増悪のリスクを予防する

TKA 後の疼痛増悪は，関節可動域や歩行能力などの運動機能はもちろん，日常生活動作を低下させるため，予防と適切な疼痛コントロールが重要！

　TKA 術後には手術侵襲による炎症や膝関節周囲筋の過緊張により，特に術後早期に激しい疼痛が生じることが知られています．**早期の不適切な疼痛管理は関節可動域の悪化**[22]**や患者の満足度低下**[23]**を招き，長期間持続する疼痛に進行する可能性が高まるため**[24,25]注意が必要です．実際，TKA を施行した患者のうち 8 人に 1 人は術後 1 年が経過して，異常所見がないにもかかわらず疼痛が持続していることが報告されています[26]．また，先述したように術後の疼痛は転倒のリスク因子の 1 つでもあることから[8]，転倒予防という観点からも疼痛管理は重要です．

❶処方箋・カルテのなかの知っておくべき「リスク」

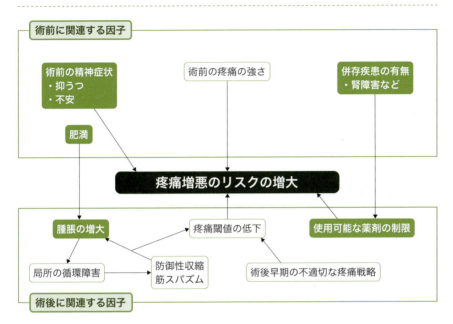

　TKA術後の疼痛は比較的強く，**硬膜外麻酔の持続投与や術中カクテル療法，術後の内服薬などの疼痛コントロールが不可欠**です．しかし，同様の疼痛コントロールを行っても，疼痛が強くない患者もいれば，コントロールに難渋する患者もいるのが現実です．これは，**術後の疼痛には疼痛コントロールの方法だけでなくさまざまな因子が関与している**からだと考えられます．疼痛増悪にかかわるリスク因子は非常に多く，ここでは代表的なリスク因子を紹介します．

リスク❶ 術前の精神状態，疼痛の強さ
術後の疼痛増悪には，術前の因子も関与しています

　術後の疼痛増悪となると，術後の因子に注意が向きがちですが，実は**術前にもリスク因子があり注意が必要**です．特に，**術前の疼痛や抑うつ，不安などの精神状態は術後の疼痛に関連している**ことが報告されており[26]，術前からこれ

らを把握しておくことが必要です．術前の精神状態がなぜ術後の疼痛増悪につながるのか，そのメカニズムまでは明らかにされていませんが，心因性疼痛のように術前の精神状態が術後の疼痛増悪に関与することは十分に考えられることです．一般的に，抑うつ症状の評価には CES-D(the center for epidemiologic studies for depression scale)，不安の評価には HADS(hospital anxiety and depression scale)などが使われます．しかし関節可動域などの運動機能と異なり，術前にこれらのスケールを用いた抑うつ症状や不安の評価までを実施している施設は多いとはいえません．そのため，術前から「心配性である」「不安が強い」といった特徴がみられる場合は，術後に疼痛増悪のリスクが高いと考えて理学療法を行うべきでしょう．

リスク❷ 併存疾患による使用可能な薬剤の制限
併存疾患による薬剤制限で，疼痛が増悪することがあります

　術後の疼痛コントロールに用いられる内服薬は施設によって異なりますが，**患者の併存疾患によって使用可能な薬剤が制限され，使用薬剤が異なることがあります**．たとえば，重篤な腎障害がある場合には非ステロイド性消炎鎮痛薬(NSAIDs)やアセトアミノフェンは禁忌であると報告されています．このような場合，代替の薬剤を使用することができればよいのですが，なかには使用可能な代替薬剤では効果が得られない場合や使用できる代替薬剤がない場合もあり，それによって疼痛コントロールが不良となり疼痛が増悪する場合があります．**併存疾患によって使用している薬剤が通常と異なる場合は注意が必要**です．

リスク❸ 肥満による腫脹の増大
肥満患者は腫脹が増大しやすく，腫脹増大が疼痛閾値の低下につながることがあるので注意！

　TKA 術後には手術侵襲による局所の循環障害に加え，**疼痛に対する大腿四頭筋などの防御性収縮が生じる**ことが少なくありません．**防御性収縮は周囲の脈管系を圧迫することで腫脹を増大させてさらなる循環障害を招き**，循環障害により ATP 産生量が低下しカルシウムポンプの機能不全がおこり，筋の弛緩不全

をおこします．そしてこれらの循環障害や筋の弛緩不全によって疼痛閾値が低下し，疼痛増悪の悪循環が形成されます．そのため，**TKA 術後の疼痛コントロールでは循環障害を増悪させる要因となる腫脹のコントロールも重要**となります．

また，**術後の腫脹は患者 BMI に影響を受ける**ことが報告されています[27]．TKA 術後に限らず，肥満と疼痛には関連があることが報告されていますが[28]，その関係性は肥満が直接的に疼痛を引きおこすわけではなく，間接的な関係性であるといわれています．TKA 術後においても同様で，BMI の大きな患者では術後の腫脹の増大が結果的に疼痛増悪の悪循環を形成する可能性があることに注意しなければなりません．

❷ 患者とのファーストコンタクトで気づくべき「ポイント」

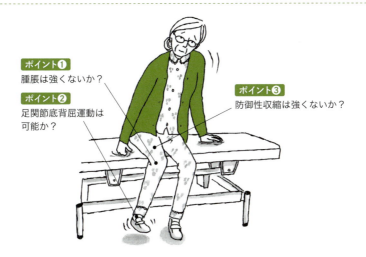

ポイント❶ 腫脹は強くないか？
ポイント❷ 足関節底背屈運動は可能か？
ポイント❸ 防御性収縮は強くないか？

ポイント❶ 腫脹は強くないか？

腫脹は疼痛増悪の間接的なリスク因子の 1 つであると考えられます．そのため，**ファーストコンタクトで腫脹が強いかどうかを判断し，疼痛増悪のリスクを予見することが重要**です．しかし TKA 術後に腫脹を認めることは珍しいことではなく，どの程度の腫脹を「腫脹が強い」と判断するべきか明確ではありません．先行研究では，膝蓋骨底から近位 1 cm の周径を術前と術後数日の退

院時で比較し，術後には術前に比べ周径が 5 cm 程度増加することを報告しています[29]．腫脹の強さは手術にも大きく影響を受けますので，患者間の周径の変化量を比較して腫脹の強さを判断することも必要でしょう．

ポイント❷ 足関節底背屈運動は可能か？

　足関節の底背屈運動は筋ポンプ作用による静脈還流の増大に有効であり，深部静脈血栓症の予防に欠かせないことを先述しました．この足関節底背屈運動による静脈還流は腫脹の軽減においても重要な役割を果たしており，**術後早期から足関節底背屈運動を行うことができるかは深部静脈血栓症の予防だけでなく，腫脹改善の観点からも重要**であるといえます．

ポイント❸ 防御性収縮は強くないか？

　防御性収縮の強さの程度は関節可動域測定の結果によって示されますが，**ファーストコンタクトの際には離床に伴う端座位において，ある程度大腿四頭筋の弛緩が得られているかによって判断**することができます．腫脹と同様に大腿四頭筋の防御性収縮も多くの症例においてみられますが，防御性収縮がそれほど強くない症例では端座位となった際に膝関節を屈曲させ下腿を下垂位とし足底を床につけることができます（図 6-20a）．しかし，**防御性収縮が強い症例では術側股関節を内旋位とし，膝関節を屈曲させることなく非術側へ依存した端座位となる傾向がみられます**（図 6-20b）．そのため，防御性収縮が強い症例では防御性収縮を改善し，できるだけ早く筋の弛緩を獲得することが重要となります．

第6章 運動器疾患のリスク管理

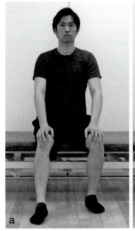
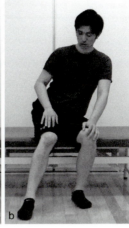

図 6-20　TKA 術後の防御性収縮
a：防御性収縮が強くない症例の端座位，b：防御性収縮が強い症例の端座位．

❸理学療法評価から予見すべきこと

評価❶ 適切な疼痛評価を行う
再現性があり，比較可能な評価を行うことが大切です

　適切な疼痛コントロールを行ううえで，適切な疼痛評価は欠かせません．疼痛評価では疼痛の部位や強さ，種類，増悪因子，軽快因子などを聴取しますが，**再現性があり，比較可能な評価を行うことが最も重要**です．特に，疼痛が「ある」か「ない」かという二択での聴取では疼痛の変動を評価することができないため，VAS（visual analogue scale）や NRS（numerical rating scale）を用い，疼痛の強さを評価し，その変化を追うことが重要です．VAS を用いた疼痛評価では 10 cm の横線を準備し，左端を痛みがないもの，右端を想像できる最大の痛みとして痛みの程度を線上に患者自身に示してもらいます（図 6-21a）．

　VAS を用いた疼痛評価は広く利用されていますが，日々の疼痛評価を行うには作業が煩雑な部分もあり，**臨床的には NRS がよく用いられます**．NRS を用いた疼痛評価では 0 が痛みのないもの，10 を想像できる最大の痛みとして

319

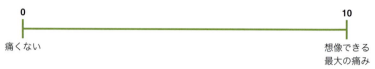

図 6-21　疼痛の強さの評価ツール

11段階の数字で痛みの程度を患者から聴取します(図6-21b)．NRSを使用した疼痛評価では筆記用具を用いず口頭で評価することも可能であり，簡単に使用することができます．

　VASやNRSを用いて疼痛を評価していても，理学療法士の質問の仕方が日々変わっていたり，回答を誘導してしまっては再現性がある評価とはいえないため，常に同じ評価となるよう心がけなければなりません．また，同じ評価を行っていても，ある日は循環不良が強く生じている起床直後に疼痛評価を行い，また別の日に理学療法を行い疼痛が軽快した直後に疼痛を評価し，これらを同じ安静時痛として比較することは適切とはいえません．歩行時痛においても同様で，歩行開始時に疼痛評価を行った場合と，歩行練習後に疼痛評価を行った場合では同じ歩行時痛といっても比較可能とはいえないため，**適切な疼痛評価を行うためには評価を行う状況や時間帯を揃えることが重要**です．また，安静時痛があれば筋力発揮時にも必ず疼痛が生じるとは限りません．徒手筋力検査を行い，筋力低下を認める場合に疼痛による筋力低下であると考えるためには筋力発揮時の疼痛評価を行うなど，根拠のある評価を行うようにしましょう．ただし，疼痛評価を詳細に行おうとするあまり，疼痛が発生している時間を長く設けてしまうと，その疼痛を経験することで防御性収縮が強くなり，疼痛が増大するため注意が必要です．

第6章 運動器疾患のリスク管理

> 評価② 関節可動域測定，周径の計測から
> 疼痛を予測する
> 関節可動域の測定ではエンドフィールの評価が不可欠！

　防御性収縮や筋スパズムは局所の循環障害と疼痛増悪の悪循環を形成し，疼痛増悪につながるため，その程度を評価し疼痛増悪のリスクを評価することが必要です．防御性収縮や筋スパズムの程度は関節可動域測定の結果によって示されますが，関節可動域を測定する際には基本軸，移動軸に沿った正確な測定を行うだけでなく，最終域でエンドフィールを評価することが重要です（図6-22）．たとえば大腿四頭筋の防御性収縮や筋スパズムがある場合，膝関節屈曲可動域の最終域において他動運動中に突然運動が遮られるような急な硬い最終域感である筋スパズム性のエンドフィールが生じます．関節可動域制限の制限因子が防御性収縮や筋スパズムであると判断するためには，このエンドフィールは不可欠ですので，単に角度を測定するだけでなく，エンドフィールを評価することを心がけてください．

　また，腫脹は防御性収縮や筋スパズムと局所の循環障害の悪循環を形成する疼痛増悪の間接的なリスク因子の1つです．臨床的にはメジャーを用いて周径計測を行うことが最も簡便な腫脹の評価となります．一般的に腫脹の計測は膝蓋骨上縁や上縁から近位1cmで行われますので[29]，再現性のある評価を心がけて実施してください．腫脹の標準値は明確ではありませんが，術後1日の腫脹は術前比135%[30]，術後数日で112%[29]，術後90日でも111%[30]といった報告がされていますので，このような先行研究を参考にしながら，患者間での比較も行い腫脹の程度を評価し，疼痛増悪リスクの評価として活用してください．

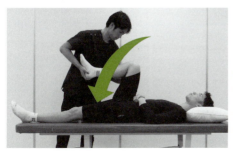

図6-22　関節可動域の測定
可動域制限の制限因子を特定するにはエンドフィールが不可欠であるため，可動域最終域で疼痛が生じないよう慎重に，他動的に屈曲させ，セラピストが最終域でのエンドフィールを感じとる．

❹運動療法および日常生活動作指導時の注意点

> **注意点**
> 疼痛の経験は新たな防御性収縮につながります
> 疼痛を回避する戦略の指導が有効です

　TKA術後の疼痛は防御性収縮を引きおこし，この防御性収縮が循環障害，さらなる筋の弛緩不全を引きおこして疼痛を増悪させるため，運動療法や日常生活動作において疼痛を極力経験させないことが重要となります．術後早期は疼痛が強い時期ではあるものの，深部静脈血栓症の予防などの観点からは早期の離床が必要となります．そのため，**疼痛を回避した日常生活動作を指導することは不可欠**であり，術側下肢への荷重を軽減させ，非術側に依存した立ち座りの方法(図6-23)や歩行器を用いた荷重の軽減方法などを指導することが必要です．しかし一方で疼痛が許容できる程度であれば，術側下肢を使用することは周囲の筋収縮を促し循環障害を改善させることに役立ちます．そのため，**疼痛を回避するために術側下肢の使用を控えたほうがよい状態なのか，疼痛が強くないために術側下肢を使用し循環を促したほうがよい状態なのかを見極めなければなりません**．

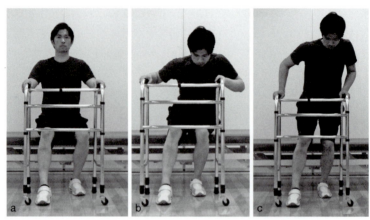

図6-23　疼痛を回避した立ち座りの方法
a：術側下肢を前方に出す，b：非術側を中心に荷重する，c：非術側を中心に立ち上がる．

❺リスク発生に対する予防策

> **予防策**
> 疼痛増悪のリスク予防には，防御性収縮と循環障害の改善が重要です

　術後の防御性収縮と循環障害は疼痛増悪の悪循環を形成するため，**防御性収縮と循環障害を改善させることが疼痛増悪のリスクを予防するために最も重要**となります．防御性収縮は術後の疼痛によって引きおこされますが，手術侵襲による疼痛だけでなく，日常生活動作や理学療法実施中における疼痛経験によっても引きおこされます．そのため，先述したような疼痛回避の戦略を指導するとともに，すでに出現している防御性収縮を改善させる必要があります．**防御性収縮の改善には寒冷療法や TENS を用いた疼痛閾値の上昇や，相反抑制を用いた防御性収縮の抑制などが用いられます**．たとえば大腿四頭筋の防御性収縮に対して相反抑制を用いる場合は，端座位にて股関節内外旋中間位とし，疼痛が出現しない程度の屈曲位でハムストリングスの等尺性収縮が生じるように，膝関節屈曲方向への運動に対し負荷を与え，防御性収縮の軽減を図ります（図6-24）．

　循環障害の改善を図ることも重要で，理学療法中だけでなく，自室でも足関節底背屈運動を実施することや下肢挙上位とすることなどの指導を行います．

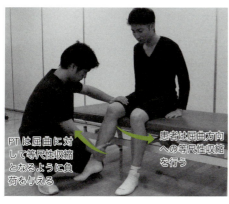

図6-24　大腿四頭筋の防御性収縮に対し相反抑制を用いる方法

また，循環障害を改善させるには周囲筋の弛緩および収縮に伴う筋ポンプ作用が重要となるため，歩行などの日常生活動作における術側下肢の足関節や膝関節などの適切な運動は循環障害の改善に不可欠といえます．TKA 術後には"stiff-knee gait"のように関節運動に乏しい異常歩行がみられることが少なくありません[16]．循環障害を改善させるためにはこのような異常歩行を改善させる必要もありますが，そのための具体的な理学療法については他書を参考に勉強してみてください．

引用・参考文献

本章の文献は左の QR コードを読み取るか，下記 URL よりご覧いただけます(HTML 方式)

http://www.igaku-shoin.co.jp/prd/03623/6-2.html

コンテンツは予告なしに変更・修正したり，また配信を停止する場合もございます．ご了承ください．

第6章-3
大腿骨近位部骨折

> ⚠ リスク管理　ここに注目！
> 1. 骨折部位，手術方法に注意し，脱臼リスクを予防する
> 2. 再骨折リスクを予防する

1 骨折部位，手術方法に注意し，脱臼リスクを予防する

大腿骨頸部骨折に対して施行される人工骨頭置換術では脱臼のリスクがあります！

　これまで大腿骨近位部の骨折は関節包内骨折を大腿骨頸部内側骨折，関節包外骨折を大腿骨頸部外側骨折と分類し，これらを併せて大腿骨頸部骨折と呼んできました．しかし近年では，**大腿骨近位部骨折の関節包内骨折を大腿骨頸部骨折，関節包外骨折を大腿骨転子部骨折**（または大腿骨転子間骨折，転子貫通骨折）に分類することが多くなっており，本項でも大腿骨頸部骨折，大腿骨転子部骨折の名称に統一します．

　大腿骨近位部骨折のうち，大腿骨頸部骨折は以下のような理由から骨癒合が得られにくい骨折となっています．
1) 関節包内の骨折であるため外骨膜がなく骨膜性仮骨が形成されない
2) 骨折時に回旋動脈が損傷されることが多く大腿骨頭への血流が阻害され大腿骨頭壊死をおこしやすい
3) 骨折線が垂直方向に走りやすく骨折部に剪断力が働きやすい
4) 骨粗鬆症を有する高齢者に多いため骨の再生能力が低下している，など

　大腿骨頸部骨折に対しては，骨折の型や患者の年齢，全身状態などを考慮して骨接合術か人工骨頭置換術または人工股関節置換術 (total hip arthroplasty；THA) が施行されますが，わが国では大腿骨頸部骨折の73％に対して人工骨頭

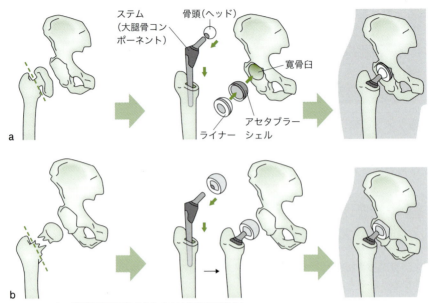

図 6-25　人工股関節置換術（a）と人工骨頭置換術（b）
a：人工股関節置換術では臼蓋側も人工関節に置換する．
b：人工骨頭置換術では臼蓋側は置換しない．

置換術が施行されています．**人工骨頭置換術では臼蓋側の置換は行わないものの関節包を切開して手術を行うため，術後の脱臼に注意しなければなりません**（図6-25）．大腿骨頸部骨折に対する人工骨頭置換術では術後に10.7％が脱臼を生じ，そのうち62.5％が術後3.9か月以内に脱臼していることなどが報告されています[1]．そのため，大腿骨近位部骨折のなかでも大腿骨頸部骨折に対し人工骨頭置換術が施行されている場合は，術後の脱臼に十分注意してください．

第6章 運動器疾患のリスク管理

❶処方箋・カルテのなかの知っておくべき「リスク」

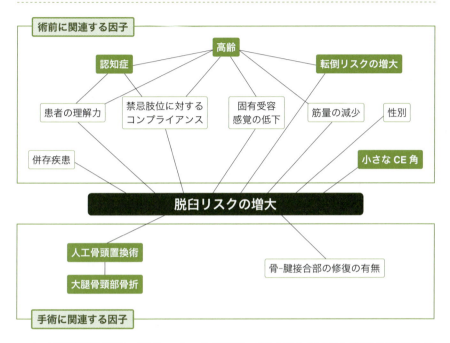

　人工骨頭置換術後の脱臼のリスク因子は，**基本的にはTHA術後の脱臼のリスク因子に準じます**．高齢であることなどはTHAと同様に脱臼のリスク因子として注意しなければなりませんが，人工骨頭置換術の対象となる大腿骨頸部骨折は高齢者の転倒によるものが多いため，**人工骨頭置換術を施行する患者は高齢であることが非常に多く，術後の脱臼を予防するうえで年齢を考慮することは重要**です．

　近年，THAにおいて前方からのアプローチが術後の運動機能の回復を早めることや脱臼リスクを軽減することが報告され，人工骨頭置換術においても運動機能の回復や脱臼リスク軽減などを目的に前外側アプローチ，前方アプローチなどが応用されています[2,3]．THAと同様，**手術アプローチによって脱臼肢位が異なります**ので注意が必要です．前方・前外側アプローチと後方アプローチの脱臼肢位は以下のとおりです．

・**前方・前外側アプローチ**：前方への脱臼が生じるため伸展，内転，外旋位

・後方アプローチ：後方への脱臼が生じるため屈曲，内転，内旋位
　前頁に人工骨頭置換術後の脱臼リスクと読み取る情報の関連図を示しましたが，特に人工骨頭置換術において脱臼リスクとして重要であることが報告されているものを以下に紹介します．

> **リスク❶ 大腿骨頸部骨折に対する人工骨頭置換術**
> 脱臼リスクが大腿骨頸部骨折に対する手術すべてにあるわけではなく，「人工骨頭置換術」を施行した場合に注意が必要です

　大腿骨近位部骨折のうち，関節包内骨折である大腿骨頸部骨折は骨癒合が得られにくく，骨折部の転位なども多いため人工骨頭置換術が選択されることが比較的多いといえます．人工骨頭置換術の術式には先述したように前方や後方からのアプローチがありますが，前方からのアプローチでは前方の関節包を，後方からのアプローチでは後方の関節包を切開するため，切開した方向への脱臼リスクが増大します．そのため，**大腿骨近位部骨折患者を担当する際には，①骨折部位，②手術方法，③術式をカルテで必ずチェックし，脱臼リスクを判断してから理学療法に臨んでください**．
①骨折部位：大腿骨頸部骨折か，転子部骨折か？
②手術方法：骨接合術か，人工骨頭置換術か？
③術式：前方や前外側からのアプローチか，後方からのアプローチか？

> **リスク❷ 認知症**
> 認知症が存在すると人工骨頭置換術後の脱臼リスクが増大することに注意

　人工骨頭置換術後には認知症などの認知機能の低下があると脱臼リスクが増大することが報告されています[4]．この理由として，認知機能の低下によって禁忌肢位についての指示に従うことができず，脱臼を防ぐための適切な肢位を保持できないことなどがあげられています．厚生労働省によると65歳の高齢者のうち認知症を発症している人は推計15％であり，認知症の前段階である軽度認知障害(mild cognitive impairment；MCI)の高齢者も含めると65歳以上の4人に1人が認知症とその予備軍であると推計されています．しかし，実際

には認知症やMCIがあるにもかかわらず，その診断を受けていない高齢者も少なくないと考えられており，**認知症の診断の有無だけでなく，コミュニケーションのなかで認知機能をスクリーニングする必要**があります．

人工骨頭置換術後には，認知機能のスクリーニング検査である**MMSE（mini-mental state examination）の得点が低い場合に脱臼のリスクが高い**といわれており，高齢で認知機能の低下を疑う場合にはMMSEを用いた認知機能の評価を実施することが望ましいでしょう．MMSEは見当識，記銘力，注意・計算，言語機能，口頭命令動作，図形複写など複数の認知機能を評価するもので，総得点30点のうち，一般に**23点以下を認知症の疑いとする判定**などが用いられます．

> ### 軽度認知障害（MCI）
>
> MCIとは健常者と認知症の中間にあたる段階を指し，年齢に比べ記憶力が低下し，主観的なもの忘れの訴えなどの認知機能の低下はあるものの，日常生活に大きな支障はなく認知症と診断できるほど全般的な認知機能に問題はない状態をいいます．MCIを放置すると認知機能の低下が続き認知症に進行することがありますが，MCIを早期に発見し適切に治療することで，MCIを改善したり認知症への進行を予防したりすることができます．

リスク❸ CE角
CE角が小さくなると人工骨頭置換術後の脱臼リスクが増大します

前額面において，大腿骨の骨頭中心を通る垂線と，骨頭中心と臼蓋外上縁を結んだ線がなす角度のことをCE角（図6-26）といい，X線像から計測できます．この**CE角は大腿骨頭が臼蓋にどの程度被われているのかを示しており，角度が大きいほど大腿骨頭は臼蓋に被われ安定**しています．単純X線像における日本人成人股関節のCE角の平均値は男性30〜32度，女性27〜34度といわれており，臼蓋形成不全の有無を判断する際にも用いられ，20度以下では臼蓋形成不全と判断されます[5]．**人工骨頭置換術後にはこのCE角が小さい場合，人工骨頭の被蓋度が小さくなり，術後の脱臼リスクが高くなります**[6]．そのため，CE角が小さな患者では術後の脱臼に特に注意しなければなりません．

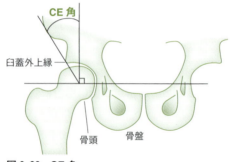

図 6-26　CE 角

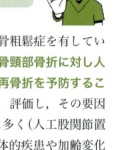

リスク❹ 転倒リスクの増大
転倒による大腿骨頸部骨折で人工骨頭置換術を行った後は再転倒に注意！

　高齢者の転倒による大腿骨頸部骨折は非常に多く，特に骨粗鬆症を有している高齢女性に頻発するといわれています．**転倒による大腿骨頸部骨折に対し人工骨頭置換術を施行した患者に対しては，再転倒を防ぎ，再骨折を予防することが重要**となります．そのため，転倒に至った要因を聴取，評価し，その要因を解消する必要がありますが，高齢者の転倒要因は非常に多く（人工股関節置換術の転倒要因を参照，p.289），またその要因の多くは身体的疾患や加齢変化など，人工骨頭置換術の施行により解決される要因ではありません．したがって，術後は再転倒の危険性が高い状態であると考えられます．また，転倒経験はそれだけで転倒のリスク因子にもなるため，**受傷機転をカルテから，もしくは問診から聴取し，術後の再転倒に注意を払う必要があります．**

❷患者とのファーストコンタクトで気づくべき「ポイント」

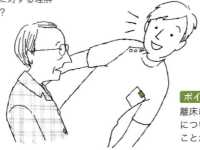

ポイント❶ 離床の説明に対する理解力は十分か？

ポイント❷ 離床における禁忌肢位についての指示に従うことができるか？

> **ポイント❶** 離床の説明に対する患者の理解力
> **ポイント❷** 離床における禁忌肢位についての指示に従うことができるか

　人工骨頭置換術後には，術式に由来する脱臼肢位が存在します．つまり，前方からのアプローチであれば伸展，内転，外旋位が，後方からのアプローチであれば屈曲，内転，内旋位が脱臼肢位となります．ただし，THAと同様に術式以外の動作でも過剰な運動は脱臼につながりますので，**臨床的には術式にかかわらずどちらの脱臼肢位も禁忌肢位であることを説明し，さらに過剰な屈曲や過剰な内転，内旋**(図6-27)**についても禁忌肢位であることを指導することが必要**です．

　人工骨頭置換術の対象となる大腿骨頸部骨折は高齢者の転倒によるものが多く，認知症の診断がついていなくても，認知機能が低下していることも珍しくありません．そのため，離床の説明に対する理解力や禁忌肢位についての指示に従うことができるかを確認し，脱臼リスクを予見しなければなりません．認知機能の低下により脱臼肢位の理解が得られなかったり，禁忌肢位についての指示に従うことができない場合は，簡単な指導を繰り返し，日常生活動作を段階的に獲得していくとともに，家族への説明や環境設定，パンフレットの作成など，脱臼を予防する工夫を行います．

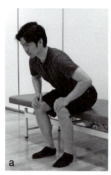 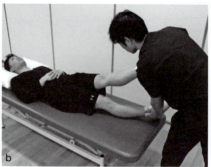 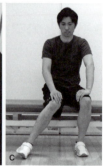

図6-27 その他の脱臼肢位
a：過剰な屈曲，b：過剰な内転，c：内旋動作

❸理学療法評価から予見すべきこと

評価❶ 認知機能を評価する
必要があれば認知機能をスクリーニングしましょう

　認知機能の低下は人工骨頭置換術後の脱臼リスクを増大させます．しかし，高齢者の多くは記憶力や判断力などが低下し，加齢によるもの忘れが多くなります．この加齢に伴うもの忘れは自然なもので認知症の症状ではありませんが，**もの忘れの自覚がないなど認知症による症状が考えられる場合には認知機能のスクリーニング検査をする必要**があります．

　認知機能のスクリーニング検査には改訂長谷川式認知症スケール（Hasegawa's dementia scale-revised；HDS-R），Mini-Cog，MoCA（montreal cognitive assessment），MMSEなどがよく用いられますが，人工骨頭置換術後の脱臼リスクに関連するものとしてMMSEが報告されていますので，人工骨頭置換術患者の認知機能のスクリーニング検査にはMMSEを用いるとよいでしょう．MMSEは23点以下で認知症の疑い，27点以下でMCIが疑われるとされていますので，これらを参考にしながら認知機能の評価を行ってください．

評価❷ 転倒リスクを評価する
評価表を使って転倒のリスクを把握しましょう

　高齢者の転倒要因は内的要因と外的要因に分けることができますが，いずれも要因は非常に多く，その評価は簡単ではありません．特に，大腿骨頸部骨折による人工骨頭置換術を施行する高齢患者では骨粗鬆症を背景とする脊椎の変形による重心動揺性の増加がみられたり，睡眠薬や降圧薬などの薬剤の使用によるふらつきがあったりと，複数の転倒要因が複雑に関連していることもあります．そこで，ここでは転倒のリスク評価として，転倒リスクが高い者を発見するための転倒リスク評価表を紹介します[7]（**表6-3**）．この評価表では5, 6, 7, 9は「いいえ」を，それ以外は「はい」を1点として計算し，**10点以上の場合に転倒のリスクが高い**と判断します．転倒による人工骨頭置換術後の高齢者に対してはこのような転倒リスクの評価を行うことで，複数の転倒要因を客観的に評価することができます．

表6-3　転倒リスク評価表

1. 過去1年に転んだことがありますか？ 　「はい」の場合，転倒回数（　　回/年）	11. 背中が丸くなってきましたか？
2. つまずくことがありますか？	12. 膝が痛みますか？
3. 手すりを使わないと階段昇降ができませんか？	13. 目が見えにくいですか？
4. 歩く速度が遅くなってきましたか？	14. 耳が聞こえにくいですか？
5. 横断歩道を青のうちに渡りきれますか？	15. もの忘れが気になりますか？
6. 1kmくらい続けて歩けますか？	16. 転ばないかと不安になりますか？
7. 片足で5秒くらい立つことができますか？	17. 毎日，お茶を5種類以上飲んでいますか？
8. 杖を使っていますか？	18. 家の中が暗く感じますか？
9. タオルは固く絞れますか？	19. 家の中によけて通るものがありますか？
10. めまい・ふらつきがありますか？	20. 家の中に段差がありますか？
	21. 階段を使わなくてはなりませんか？
	22. 生活上，急な坂道を歩きますか？

［鳥羽研二，ほか編：転倒リスク予測のための「転倒スコア」の開発と妥当性の検証．日老医誌，42(3)：346-352, 2005 を一部改変］

❹運動療法および日常生活動作指導時の注意点

> **注意点**
> 脱臼指導は THA と大きく変わりません．しかし，術前には大きな可動域制限がないため術後の動作の制限に戸惑うことが多いので注意！

　人工骨頭置換術後の理学療法では，運動療法や日常生活動作の指導を行い，運動機能および日常生活動作レベルを受傷前と同等に戻すことが目的の中心となります．運動療法の実施にあたり脱臼を予防することは欠かすことができませんが，**THA の場合と同様に，脱臼肢位や過剰な屈曲，過剰な内転，内旋位をとらないよう注意**しながら実施する必要があります．また，大腿骨頸部骨折により人工骨頭置換術を施行した高齢者の場合は，認知機能が低下していることも多く，日常生活動作における脱臼指導を十分に行わなければなりません．THA の場合，変形性股関節症のような疾患を原疾患にもち，術前から筋の短縮や骨の適合性不良による可動域制限が著明であることも多いため，術後の脱臼指導および脱臼を予防するための動作の制限にそれほど不都合を感じないことも見受けられます．一方，人工骨頭置換術の場合，転倒による骨折など突発的な受傷がほとんどであるため，術前に可動域制限などによる動作の制約がなく，術後に脱臼を予防するための動作の急な制約が生じることになります．そのため，**術前に比べ術後に推奨される動作は大きく異なり，THA よりも慎重な，繰り返しの脱臼指導を行わなければなりません**．

❺リスク発生に対する予防策

> **予防策**
> 日常生活動作における脱臼指導を十分に行いましょう

　大腿骨頸部骨折による人工骨頭置換術において，術前には可動域制限などによる動作の制限がないことが多く，術後は脱臼予防のため動作の制限に戸惑う

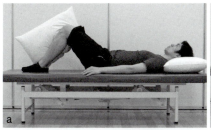
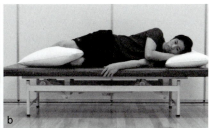
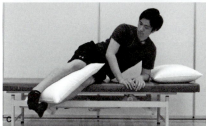
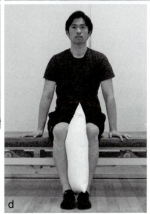

図 6-28　寝返りと寝返りからの起き上がり
a：外転枕などを両脚で挟み，膝を立てる．
b：下肢と体幹を一緒に回転させ，側臥位となる．
c：下肢を降ろすと同時に上体を起こす．
d：端座位となる．

ことも少なくありません．そのため，日常生活動作における脱臼指導を慎重に行う必要があります．特に，高齢者に対しては繰り返し脱臼指導を行い，理解を得ることが重要ですが，脱臼に対する不安が強くなるため，代わりにどのような動作を行えばよいのかを必ず指導するようにしましょう．

　日常生活において必要とされる動作は人によって異なるため，そのすべての動作において脱臼指導を行うことは難しく，**根本的な脱臼肢位を理解してもらい，指導されていない日常生活動作については患者自身が応用することが望ましい**でしょう．しかしながら，大腿骨頸部骨折を受傷することが多い高齢者では，脱臼肢位を理解して日常生活動作に応用するということは難しく，**その方の日常生活を聴取し，必要な日常生活動作を列挙し，それぞれにおける脱臼指導を行うことが必要**です．

　基本的な動作では寝返り動作や寝返りからの起き上がり動作（図 6-28），靴下や靴を履く動作（図 6-29），床の物を拾う動作（図 6-30），床への長座位（図 6-31）の方法を指導します．また，あぐらや正座は問題なくできることを説明すべきで

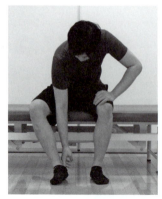
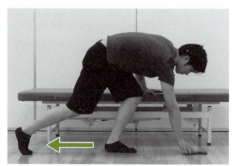

図 6-29　靴下や靴を履く動作
過屈曲とならないよう，屈曲，外転，外旋位とする．

図 6-30　床の物を拾う動作
術側下肢を後方に引いて，手を伸ばす．

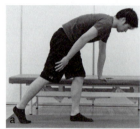
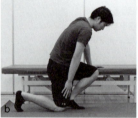
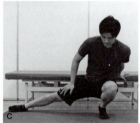
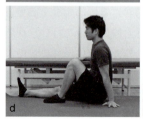
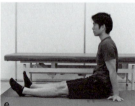

図 6-31　床への長座位
a，b：転倒しないようベッドなどを支持しながら術側下肢を後方に引く．
c，d：術側が内転，内旋しないように身体全体を回転させる．
e：長座位となる．

す（図 6-32，6-33）が，正座から横座りや足を崩すこと，前方にかがむことは危険である（図 6-34a，b）ことも必ず説明してください．また，低い椅子では過屈曲が生じるため，低い椅子には座らないよう指導します（図 6-34c）．

さらに，退院時の自動車への乗車方法（図 6-35）や，退院後の自宅の浴槽への出入りの方法（図 6-36，6-37）も見逃されやすい動作であるため，指導を行うようにしましょう．

第6章 運動器疾患のリスク管理

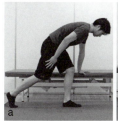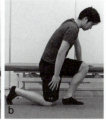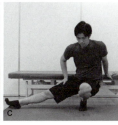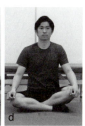

図 6-32 あぐら
a, b：転倒しないようベッドなどを支持しながら術側下肢を後方に引く．
c：術側が内転，内旋しないように身体全体を回転させる．
d：あぐらとなる．

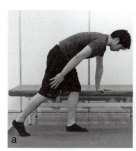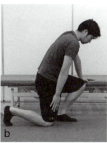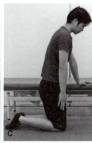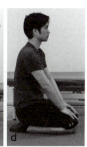

図 6-33 正座
a, b：転倒しないようベッドなどを支持しながら術側下肢を後方に引く．
c, d：術側下肢は過屈曲とならないよう正座となる．

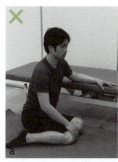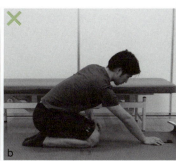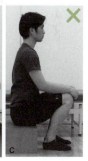

図 6-34 禁忌肢位と動作
a, b：正座は可能だが，横座りや前方へのかがみ姿勢は禁忌．
c：低い椅子への座位では術側股関節が過屈曲となってしまうため禁忌．

337

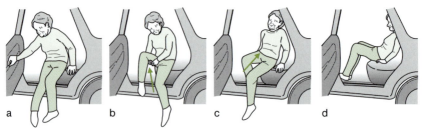

図6-35 自動車への乗車方法
a：シートに対して後向きに立ち，両手でドアとシートを持ち，殿部をシートに乗せる．
b，c：術側下肢を車内に入れる（筋力がない場合は手で持ち上げて車内に入れる）．
d：健側下肢を車内に入れ，シートに浅めに座る．

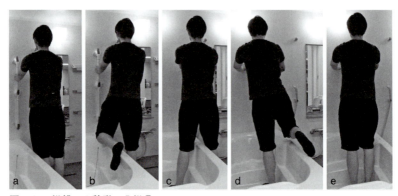

図6-36 浴槽への移動・入浴①
a：転倒の危険が少なければ，術側を浴槽に向けた立位となる．
b，c：壁などを支持しながら術側下肢を後方に屈曲させて浴槽に入る．
d：非術側下肢も浴槽に入れる．
e：立位から長座位になる（図6-31 床への長座位を参照）．

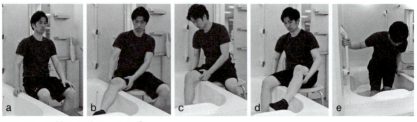

図6-37 浴槽への移動・入浴②
a，b：風呂用の椅子に座り，術側股関節が過屈曲しないよう下肢を挙上する．
c：術側下肢を浴槽に入れる．
d：非術側下肢も入れる．
e：立位となる．筋力が十分で立ち上がりも可能なら長座位，難しければ正座で入浴する．

2 再骨折リスクを予防する

大腿骨近位部骨折の術後は運動機能や日常生活動作レベルの回復だけでなく、再受傷を予防することが大事！

　大腿骨近位部骨折は年間約15万例発生していますが、**発生率は40歳から年齢とともに増加し、70歳を過ぎると急激に増加**します(図6-38)。大腿骨近位部骨折発生の原因としては転倒が最も多く、高齢になるほど転倒の発生率が上昇するため、加齢は大腿骨近位部骨折のリスク因子となります。一般的に、大腿骨近位部骨折に対する人工骨頭置換術や骨接合術などの術後の理学療法の目的は、運動機能や日常生活動作レベルを受傷前と同等に戻すことが中心と考えられます。しかし、すべての症例が受傷前の日常生活動作レベルに復帰できるわけではなく、また日常生活動作レベルを戻すだけでは大腿骨近位部骨折の原因は解決できておらず、**退院後に再び転倒し、再骨折をおこす可能性が明らかに高い状態**といえます。そのため、大腿骨近位部骨折における理学療法では、運動機能や日常生活動作レベルを受傷前と同等に戻すとともに、再骨折を予防しなければなりません。

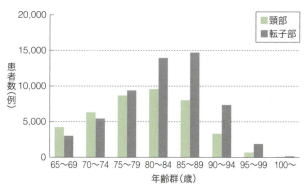

図6-38　年齢階級別大腿骨頸部/転子部骨折患者数
[日本整形外科学会, 日本骨折治療学会監修：大腿骨頸部/転子部骨折診療ガイドライン改訂第2版, 2011 より]

❶処方箋・カルテのなかの知っておくべき「リスク」

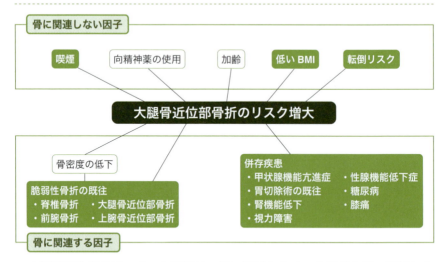

　大腿骨近位部骨折のリスク因子は，骨に関連したリスク因子と骨に関連しないリスク因子に大別することができます．

リスク❶ 骨に関連したリスク因子
脆弱性骨折の既往は，再骨折のリスクを考えるうえでとても重要です．

　骨に関連したリスク因子のうち，**大腿骨近位部骨折や脊椎骨折，前腕骨折，上腕骨近位部骨折などの脆弱性骨折の既往は，その後の骨折に対する重要なリスク因子**となります[8]．つまり，大腿骨近位部骨折を受傷した患者は，その後，さらに大腿骨近位部骨折を再発生させるリスクが非常に高く，予防する必要があります．**大腿骨近位部骨折以外の脆弱性骨折の既往についてもカルテから情報収集し，脆弱性骨折のリスクを予測**してください．さらに，DXA（dual energy X-ray absorptiometry）で測定された**骨密度の低下は大腿骨近位部骨折の重要なリスク因子**であり，特に大腿骨頸部の骨密度がリスク因子として重要であるとされています[9]．また，超音波による**骨量値低下も同様に大腿骨近位部骨折の重要なリスク因子**とされており[10]，これらの計測値は将来の大腿骨近位部

骨折のリスクを評価するうえで有用ですので，DXA や超音波による計測を行っている場合はその値も参考にしてください．また，大腿骨近位部骨折の骨に関連するリスク因子として**甲状腺機能亢進症や性腺機能低下症などの併存疾患**もあげられており，カルテからこれらの併存疾患の有無をチェックすることも必要です．

リスク❷ 骨に関連しないリスク因子
「転倒の既往」は要チェックのポイント！

　骨に関連しないリスク因子として，転倒リスクは最も重要です．大腿骨近位部骨折発生の原因は転倒が最も多く，転倒回数が多いことは大腿骨近位部骨折のリスク因子となります．**大腿骨近位部骨折の受傷機転を聴取するだけでなく，これまでの転倒経験についても必ずカルテから読み取り，カルテに情報がない場合は問診で聴取する**ようにしてください．また，50 歳以下の喫煙者では非喫煙者とリスクが変わらないものの，高齢になるほど喫煙者は大腿骨近位部骨折のリスクが高いと報告されており[11]，喫煙は重要なリスク因子の 1 つといえます．さらに，**低い BMI（body mass index）は栄養状態を反映しており骨粗鬆症と骨折の重要なリスク因子**となるため[8]，理学療法実施前にあらかじめカルテから BMI を知っておく必要があります．

❷患者とのファーストコンタクトで気づくべき「ポイント」

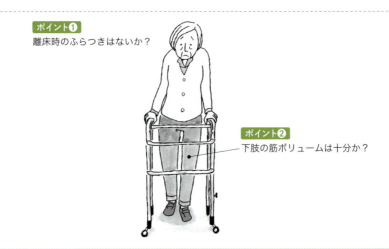

ポイント❶
離床時のふらつきはないか？

ポイント❷
下肢の筋ボリュームは十分か？

ポイント❶ 離床時のふらつきによる転倒リスクを確認する

　大腿骨近位部骨折の術後には早期から立位，歩行の獲得を行うことが推奨されていますが，術後早期には痛みや下肢筋力低下，バランス能力の低下，術後安静による影響などにより離床時にふらつきを認めることがあります．転倒は大腿骨近位部骨折の発生原因の最も多くを占めますので，**離床時にもふらつきによる転倒リスクには十分注意し，ふらつきを認める場合には転倒リスクが高いと判断し，転倒を予防する必要**があります．ふらつきの原因は単独ではなく複合的な要素により生じている場合も多いため，十分な評価を行いふらつきによる転倒を予防してください．

ポイント❷ 下肢の筋ボリュームから骨折リスクを確認する

　下腿や大腿周径など，下肢の筋ボリュームは全身の筋量を反映しますが，筋量の減少は低体重(低 BMI)を招きます．低体重は大腿骨近位部骨折を発生した患者が次の骨折を発生するリスク因子として重要視されていますが[12]，**低体重に加え筋量の減少は転倒リスクにもつながるため，体重だけでなく筋ボリュームから再骨折のリスクを判断することは重要**です．特に，下腿の最大膨

隆部の周径や大腿中央部分の周径で評価される下腿や大腿の筋ボリュームは加齢による筋量の減少であるサルコペニアとよく関連しており，下腿の最大周径が 33 cm を下回ることでサルコペニアが疑われる[13]ことや**女性では大腿中央部分の周径が 37 cm を下回ることでサルコペニアが疑われること**[14] も考慮して評価するとよいでしょう．

❸理学療法評価から予見すべきこと

> **評価❶ 転倒リスクから再骨折リスクを予見する**
> 転倒は大腿骨近位部骨折の発生原因で最も多く，再骨折を予防するために転倒リスクの評価が必要です

　これまでに述べてきたように，転倒は大腿骨近位部骨折の発生原因として最も多く，大腿骨近位部骨折を予防することは転倒を予防することとも言えます．そのため，再骨折を予防するうえで転倒リスクを評価することは欠かせません．転倒リスクの評価には転倒リスク評価表などが有用であることを先述しました（表 6-3，p.333）が，術後には下肢筋力低下やバランス能力の低下が著明となり，これらが転倒リスクを増大させて再骨折リスクにつながることが予想されるため，下肢筋力やバランス能力などを包括的に評価できる **TUG（timed up & go test）などが転倒リスクの評価として使われます**．TUG では肘掛けのない椅子に腰かけた姿勢から立ち上がり，3 m 前方の目標物まで歩いて方向転換して戻り，再び座位になるまでの所要時間を計測し（図 6-39a），13.5 秒以上を要する場合には転倒リスクが高いと報告されています[15, 16]．原法では快適な速度で実施することとされていますが，高齢者においてはできる限り早く歩くよう指示することで測定時の心理状態や教示の解釈の違いによる結果の変動を排除することが可能となり，転倒との関連性が示されることが報告されています[14]．しかし，**TUG の測定中，特に方向転換時などは転倒リスクが高いこともあるため，測定時には転倒を防ぐことができる位置にいる**など，十分な配慮が必要です（図 6-39b）．

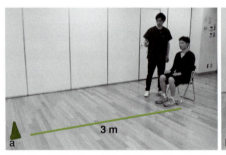
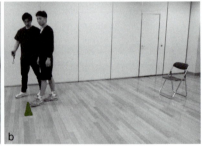

図 6-39　TUG（Timed Up & Go test）

評価❷ 身体活動量から再骨折リスクを予見する
身体活動量低下は骨密度の低下を招き，再骨折リスクを増大させます

　大腿骨近位部骨折を生じた患者において，歩行を主とした活動量の低下は次の骨折のリスク因子となることが報告されています[12]．そのため，入院中や退院後の転倒を予防するだけでなく，**退院後の歩行による活動量を評価し，その活動量に対して適切な指導を行うことは再骨折を予防するうえで重要**です．歩行による活動量の評価として最も適切な評価は活動量計による直接的な評価です．活動量計では歩数だけでなく，さまざまな活動や運動強度の時間も計測することが可能であり，身体活動量を詳細に把握するには最も適しているといえます．しかし装置が高価であり，装着を忘れた場合は測定できないなどのデメリットもあります．一方，質問紙による活動量の評価は直接的な評価ではなく対象者の記憶力に依存する部分はあるものの，安価で簡便に用いることができるというメリットがあります．質問紙による評価では，**国際標準化身体活動質問票（international physical activity questionnaire；IPAQ）やLSA（life space assessment）**などが用いられます．IPAQ は平均的な 1 週間の活動を想定し，そのなかで強い身体活動，中強度の身体活動，10 分以上続けて歩く日数，座位や臥位の時間などを聴取して身体活動量を評価するものです．LSA は身体活動量ではなく生活空間を評価するもので，評価された生活空間の程度から活動量を推測するものになります（表6-4）．LSA では過去 1 か月間の生活空間における活動の有無と頻度，自立度から点数を算出し，点数が高いほど生活空間が大きく，身体活動量が多いと考えられています[17]．これらの評価を用い，術後

第6章 運動器疾患のリスク管理

表 6-4　Life Space Assessment（LSA）

この 4 週間，あなたは自宅で寝ている場所以外の部屋に行きましたか．	① はい	② いいえ
この 4 週間で，上記生活空間に何回行きましたか．	① 週 1 回未満　③ 週 4～6 回	② 週 1～3 回　④ 毎日
上記生活空間に行くのに，補助具または特別な器具を使いましたか．	① はい	② いいえ
上記生活空間に行くのに，他者の助けが必要でしたか．	① はい	② いいえ
この 4 週間，玄関外，ベランダ，中庭，（マンションの）廊下，車庫，庭または敷地内の通路などの屋外に出ましたか．	① はい	② いいえ
この 4 週間で，上記生活空間に何回行きましたか．	① 週 1 回未満　③ 週 4～6 回	② 週 1～3 回　④ 毎日
上記生活空間に行くのに，補助具または特別な器具を使いましたか．	① はい	② いいえ
上記生活空間に行くのに，他者の助けが必要でしたか．	① はい	② いいえ
この 4 週間，自宅の庭またはマンションの建物以外の近隣の場所に外出しましたか．	① はい	② いいえ
この 4 週間で，上記生活空間に何回行きましたか．	① 週 1 回未満　③ 週 4～6 回	② 週 1～3 回　④ 毎日
上記生活空間に行くのに，補助具または特別な器具を使いましたか．	① はい	② いいえ
上記生活空間に行くのに，他者の助けが必要でしたか．	① はい	② いいえ
この 4 週間，近隣よりも離れた場所(ただし町内)に外出しましたか．	① はい	② いいえ
この 4 週間で，上記生活空間に何回行きましたか．	① 週 1 回未満　③ 週 4～6 回	② 週 1～3 回　④ 毎日
上記生活空間に行くのに，補助具または特別な器具を使いましたか．	① はい	② いいえ
上記生活空間に行くのに，他者の助けが必要でしたか．	① はい	② いいえ
この 4 週間，町外に外出しましたか．	① はい	② いいえ
この 4 週間で，上記生活空間に何回行きましたか．	① 週 1 回未満　③ 週 4～6 回	② 週 1～3 回　④ 毎日
上記生活空間に行くのに，補助具または特別な器具を使いましたか．	① はい	② いいえ
上記生活空間に行くのに，他者の助けが必要でしたか．	① はい	② いいえ

に運動機能などの回復とともに身体活動量が増大しているかを**経時的に評価するとよいでしょう**．

345

❹運動療法および日常生活動作指導時の注意点

> **注意点**
> 術後の理学療法では荷重制限（荷重量）に注意しましょう

　大腿骨近位部骨折に対する術後の理学療法では，骨折による転位の状態や骨癒合を勘案し，荷重制限が設けられることがあります．そのため，医師とよくコミュニケーションをとり，荷重量を調整しながら術後の日常生活動作レベルを慎重に進めていかなくてはいけません．特に，**歩行補助具の種類によっては十分に荷重量を軽減することが難しいこともあるため，実際に荷重量を軽減できているかを確認しながら進める必要があります**．

　しかし近年では，『大腿骨頚部/転子部骨折診療ガイドライン』でも術後の早期荷重が推奨されており，**大腿骨頸部骨折に対するセメント使用の人工骨頭置換術では術翌日からの荷重開始が可能であり，術後3日以内の全荷重である早期荷重が推奨されています**．また，骨接合術後であっても，非転位型骨折であれば早期荷重による合併症は少なく，術後7日以内の早期荷重が推奨されています．転位型骨折であっても，固定性が良好であれば早期荷重を行っても偽関節などの合併症にはつながらないことが報告されているなど，早期荷重がすすめられていくことが考えられます．もちろん，特殊な症例においては早期荷重が推奨されない場合もありますので，医師とよく相談しながら，荷重および理学療法をすすめてください．

❺リスク発生に対する予防策

> **予防策**
> 転倒予防を行いながら，身体活動量を増大させていきましょう

　大腿骨近位部骨折に対する術後において，運動療法は骨折リスクの軽減につ

いてはまだエビデンスが示されていませんが，転倒リスクの軽減には有用であるとされています．そのため，**再骨折のリスクを軽減させるためには転倒リスクを軽減させることを主眼においてすすめていかなければなりません**．転倒のリスク因子は非常に多いため，包括的な評価を行いながら，有しているリスク因子を改善させていくことが重要となります．

また，歩行による活動量の低下は次の骨折のリスク因子となるため，術後に活動量の評価を行いながら身体活動量を増大させていくことが必要です．一般的に，一日あたりの歩数では 70 歳以上の男性は 6,700 歩以上，女性は 5,900 歩以上，または男女関係なく 8,000 歩以上などが推奨されていますが，現状では男性 5,436 歩，4,604 歩と身体活動量は少なく，**大腿骨近位部骨折の術後においても身体活動量を増やしていくことは重要な予防策であり，大きな課題**ともいえるでしょう．

引用・参考文献

本章の文献は左の QR コードを読み取るか，下記 URL よりご覧いただけます（HTML 方式）

http://www.igaku-shoin.co.jp/prd/03623/6-3.html

コンテンツは予告なしに変更・修正したり，また配信を停止する場合もございます．ご了承ください．

索引

和文

あ

悪液質　122
アクシデント　10
アジア基準，サルコペニアの　144
アスパラギン酸アミノ基転移酵素（AST）　82
アダムス・ストークス症候群　42
圧痕性浮腫　56
アテローム血栓性脳梗塞　164
アラニンアミノ基転移酵素（ACT）　82
アルブミン（Alb）　78
安静時振戦　249, 258

い

息切れ　32, 98, 100, 134
意識障害　23
意識レベル，脳卒中急性期の　198
異常筋緊張　194
異常呼吸パターン　197
痛み，パーキンソン病の　262
溢流性尿失禁　118
易疲労性　154, 256
意欲低下　220
医療安全管理　5
医療過誤　8
医療事故　8
医療的準則　9
胃瘻カテーテル　193
インシデント　10
インフォームド・コンセント　5

う

ウェアリングオフ　253
運動強度プログラムの FITT　230
運動障害の前症状，パーキンソン病の　250
運動耐容能低下　150

運動負荷，脳卒中急性期の　207
運動負荷時の脈拍・血圧　263
運動麻痺の増悪　197

え

栄養評価，脳卒中回復期の　226
栄養ライン　193
嚥下機能，脳卒中維持期の　243
嚥下困難　125
嚥下障害　194
炎症　91, 98
エンドフィールの評価　321

お

嘔吐　53
横紋筋融解症　85
オーバーテスト　283
オシレーションアングル　278
悪心　52
オン・オフ，L–ドパ製剤　253

か

概日リズム　114, 130
咳嗽流量　257
改訂長谷川式認知症スケール　332
回転性めまい　29
開頭外減圧療法　171
開頭動脈瘤クリッピング術　181
過活動膀胱　118
下肢静脈瘤　300
仮性認知症　112
片脚立ち検査　294
肩関節亜脱臼　201
肩手症候群　223
活動性低下，脳卒中維持期の　247
カヘキシア　122

348

仮面様顔貌　256
加齢黄斑変性症　130
簡易栄養状態評価法　155
感覚障害，脳卒中回復期の　224
肝機能　81, 82
観血式血圧測定　193
間欠性跛行　138
看護記録　188
肝細胞性黄疸　81
患者の視線・表情　194
関節可動域
　――, THA の　282
　――, TKA 後の　310, 321
　――, TKA 術前・術中の　307
関節可動域練習
　――, 脳卒中維持期の　245
　――, 脳卒中急性期の　208
関節拘縮
　――, 脳卒中急性期　195, 199
　――, 脳卒中回復期　224
　――, 脳卒中維持期　246
　――, パーキンソン　259, 269
関節痛　141
間接ビリルビン（I-Bil）　80
関節リウマチ　276
眼前暗黒感　28
感染症　47
顔面神経麻痺　194
寒冷療法　313

き
機械的血栓回収療法　172
喫煙　237
機能性尿失禁　118
機能性便秘　120
臼蓋形成不全　276
急性冠症候群　31, 38, 43
急性期抗血小板療法　170
急性呼吸窮迫症候群　177

急性心筋梗塞　43
急性腎障害　86
急性腹症　58
急性閉塞性水頭症　175
橋出血　175
狭心症　43
胸痛　43
業務上の注意義務　9, 14
局所線溶療法　172
虚弱　110, 122, 146
起立性低血圧　251, 269, 293, 303
筋萎縮　150
禁忌肢位, THA　280
筋緊張, 脳卒中回復期の　224
筋緊張, 脳卒中急性期の　194, 199
筋収縮タイプの選択, 筋力トレーニングの
　　　　　　　　　　　　　　　　230
筋性防御　58
緊張性気胸　31
筋ボリューム　281, 293, 342
筋力検査, THA 後の　293, 283
筋力検査, TKA 後の　309
　――, 脳卒中維持期の　242
筋力低下　150, 290
筋力トレーニング
　――, 脳卒中維持期の　245
　――, 脳卒中回復期の　228
　――, パーキンソン病の　267

く
首下がり姿勢　258
くも膜下出血　36, 178
クランプ　191
クレアチニン（Cr）　85
クレアチンキナーゼ（CK）　83

け
経口ブドウ糖負荷試験　95
痙性麻痺　224

軽度認知障害　110, 328
経皮的電気神経刺激　313
痙攣，脳卒中後の　184
外科的治療，くも膜下出血の　181
外科的治療，脳出血の　177
下血　50
血圧測定　193
血液透析　74
結果回避義務・結果予見義務　9
血管内再開通療法　172
血栓　43, 103
血糖（BS）　95
血糖コントロールの管理目標値　66
血便　50
検温板　189
見当識障害　113
腱反射　199

こ

コイル塞栓術　181
高 LDL 血症　162
降圧目標，高血圧の　60
抗凝固療法　170
高血圧　59, 160, 236
高血圧治療に用いる薬剤　214
後視床穿痛動脈　173
高次脳機能障害　200, 221
抗パーキンソン病薬　262
高比重リポ蛋白コレステロール（HDL-C）　93
項部硬直　36
高齢者の諸症状の特徴　108
誤嚥性肺炎　125, 244, 249
呼吸機能，脳卒中維持期の　241
呼吸機能，脳卒中急性期の　197
呼吸機能検査　244, 262
呼吸機能障害，脳卒中の　197
呼吸機能障害，パーキンソン病の　261
呼吸困難　30
呼吸の管理，脳出血の　177

国際標準化身体活動質問票　344
個人情報　18
骨折　115
骨接合術　325, 339
骨折リスクの評価ツール　116
骨粗鬆症　115
骨密度・骨量値の低下　340

さ

サーカディアンリズム　114
座位訓練の施行基準，脳卒中急性期の　205
再発リスク，脳卒中の　234
サルコペニア　123, 143, 151, 243, 281, 343
サルコペニア肥満　65, 144

し

自覚的運動強度　33
弛緩性麻痺　195, 201
糸球体濾過量（GFR）　70, 85
耳垢栓塞　136
脂質異常症　74, 93, 162, 236
視床膝状体動脈　173
視床出血　173
ジスキネジア　253
膝関節可動域　310
シックデイ　69
失神性めまい　29
自動体外式除細動器　42
しびれ　140
　　──，パーキンソン病の　262
若年性パーキンソン病　248
修正 MRC スケール　33
主観的包括的評価，栄養状態の　151
腫脹，TKA 術後の　302
出血性梗塞　166
守秘義務　18
小脳出血　175
褥瘡　123, 271
食欲不振　121

350

徐呼吸　33
ショックの5徴候　51
除脳硬直　195
除皮質硬直　195
自律神経障害，パーキンソン病の　251
視力低下　130
心因性めまい　29
心窩部痛　58
腎機能　85
心筋梗塞　84
神経因性膀胱　118
神経学的所見，脳卒中急性期の　195
神経筋電気刺激　313
神経原性肺水腫　197
神経性排尿障害　118
心原性脳塞栓症　163, 164
心原性めまい　27
人工股関節置換術　274, 325
人工骨頭置換術　325, 328, 339
人工膝関節置換術　298
心室期外収縮　40
心室細動　39
心室頻拍　39
腎性貧血　72
診断基準，高血圧の　60
深部静脈血栓症　31, 183, 210, 298, 318
心不全　104, 137
心房期外収縮　40
心房細動　39, 162, 214, 236
　── の抗血栓療法で使用する薬剤　216
診療ガイドライン　9

す

睡眠薬　290, 292, 308, 333
スタンダードプリコーション　49
頭痛　35
ステントレトリーバー　172
スパイロメトリー　244, 262

せ

脆弱性骨折　340
正常圧水頭症の管理　182
精神状態，TKA 術前の　315
正中穿痛動脈　175
セーフティーマネジメント　5
脊柱後弯症，TKA 術前の　307
赤血球数（RBC）　98
赤血球数増加症　100
切迫性尿失禁　118
全エネルギー消費量　233
前屈姿勢　258
仙骨座位　208
全身性炎症反応症候群　92
前庭性めまい　28
せん妄　113, 198
　── を誘発しやすい薬物　114

そ

早期離床　202, 304
総コレステロール　93
総蛋白（TP）　78
総ビリルビン（T-Bil）　80
足関節上腕血圧比　138
足関節底屈可動域　310
足関節底背屈運動　304, 318

た

タール便　50
体格指数（BMI）　63, 122
体性痛　45
大腿骨頸部骨折　276, 325, 328
大腿骨転子部骨折　325
大腿神経麻痺　294
大動脈解離　31, 43
多剤併用　132
脱臼　274
脱臼肢位　280, 284, 327, 331, 335
脱水症状，TKA 後の　300

脱力，多剤併用による　133
蛋白質再配分法　271

ち

チアノーゼ　241
地域連携パス　219, 237
注意義務，業務上の　9, 14
中止基準，リハビリテーションの　24
中心静脈圧の正常値・異常値　206
中心静脈栄養法　219
中枢性チアノーゼ　242
中枢性疲労　256
中枢性めまい　28
中性脂肪　93
昼夜逆転現象　114, 196
直接ビリルビン（D-Bil）　80
鎮静スケール　198

て

低栄養　121, 151, 231
　──，脳卒中発症急性期の　184
低血糖　68, 97
低比重リポ蛋白コレステロール（LDL-C）　93
ディレイドオン/ノーオン　253
手袋靴下型の末梢神経障害　140
電解質　88
転倒　115, 127, 210, 231, 247, 330
転倒恐怖感　115, 127, 291, 296
転倒・転落アセスメントスコアシート　231
転倒リスク，THA後の　288
転倒リスク，パーキンソン病の　260

と

土肥・アンダーソンの基準　11
頭蓋内圧亢進　36, 177, 194
糖化ヘモグロビン（HbA1c）　95
動悸　38
瞳孔の状態　188
疼痛評価，TKA後の　319

糖尿病　66, 96, 161, 214, 236
　──　で使用される薬剤　215
　──　の三大合併症　68, 96
糖尿病神経障害　68, 96, 140
糖尿病腎症　68, 96
糖尿病網膜症　68, 96, 130
動脈硬化　93, 161
動脈ライン（Aライン）　193
トーマステスト　283
突発的傾眠　254
ドパミンアゴニスト　253
トリグリセライド　93
努力呼吸　241
ドレーン　191

な

内科的治療，くも膜下出血の　180
内科的治療，脳出血の　176
内臓痛　45
仲間づくり，運動療法　148
難聴　135

に

日本語版 MFI（multidimensional fatigue inventory）　257
日本語版 Montreal cognitive assessment　111
尿失禁　117
尿素窒素（BUN）　85
尿道留置カテーテル　193, 219
尿毒症　72
認知機能低下　110
認知機能の評価　332
認知症　237, 328

の

脳幹出血　175
脳血管攣縮，くも膜下出血の　179
脳血流自動調節能　165
脳梗塞の病態と治療方針　164

脳室ドレナージ　182
脳出血の病態と治療方針　173
脳深部刺激（DBS）療法　254
脳卒中
　——，維持期　234
　——，回復期　212
　——，急性期　185
　——，発症のリスク　160
　—— の呼吸障害　197
　—— の再発　246
脳卒中急性期の合併症　183
脳卒中後うつ病　220
脳動脈瘤破裂　178
脳浮腫　171
脳浮腫・頭蓋内圧亢進の管理　177
脳ヘルニア　36, 171, 196
脳保護療法　172

は
パーキンソン病　248
敗血症　47
肺血栓塞栓症　31, 38, 200
バイタルサイン，脳卒中急性期の　195
排尿障害　252
廃用症候群　109, 150
ハインリッヒの法則　10
白内障　130
バクロフェン髄腔内投与法　224
白血球数（WBC）　98
発熱　46
バランス評価，THA 後の　294
半側空間無視　194
反跳痛　58

ひ
非圧痕性浮腫　56
冷え　137
被殻出血　173
腓骨神経麻痺　294, 301

久山町研究　163
皮質下出血　173
微小動脈瘤　160
非前庭性めまい　28
被動性検査　199
ヒト脳性ナトリウム利尿ペプチド（BNP）　104
皮膚瘙痒症　81
皮膚の観察　200
非弁膜症性心房細動　162
肥満　63, 93
　—— による腫脹　315
ヒヤリ・ハット　10
標準予防策　49
ヒラメ筋静脈　298
ビリルビン（Bil）　80
疲労，パーキンソン病の　256
貧血　51, 98, 100, 134
頻呼吸　33, 241

ふ
不安定狭心症　43
フィジカルアセスメント　23
腹圧性尿失禁　118
複合性局所疼痛症候群　223
腹痛　57
腹膜刺激症状　58
服薬管理，脳卒中の　239
　——，パーキンソン病の　271
不顕性誤嚥　183
浮腫　54
不整脈　38
プッシャー現象　222
フットケア　69
ふらつき　251, 292, 308, 333, 342
　—— 多剤併用による　133
ブリストル便性状スケール　119
フレイル　110, 122, 146
ブレーデンスケール　124
プロトロンビン時間（PT）　103

へ

閉塞性黄疸　81
閉塞性睡眠時無呼吸症候群　270
閉塞性動脈硬化症　137
併存疾患, 脳卒中回復期の　213
ペナンブラ　166
ヘモグロビン(Hb)　100
変形性関節症　141
変形性膝関節症　306
便秘　119

ほ

防御性収縮, TKA 後の　318, 322
房室ブロック　42
ホーマンズ徴候　201, 302
ポジショニング, 脳卒中急性期の　207
ボツリヌス療法　224

ま

末梢循環不全　137
末梢性チアノーゼ　100, 241
末梢性疲労　256
末梢性めまい　28
末梢冷感　137
慢性腎臓病　70, 85
慢性心不全　215, 217
慢性閉塞性肺疾患　32

み・む

水飲みテスト　244

無呼吸　241
無動　249
胸苦しさ　43

め

メタボリックシンドローム　93
めまい　27

や

夜間せん妄　190
夜間頻尿　252
夜間睡眠障害　254
薬物, せん妄を誘発しやすい　114
やせ　121

ゆ

有酸素運動, 脳卒中維持期の　244
有酸素運動, 脳卒中回復期の　227
有酸素運動の強度決定　229
輸液用ライン　191

よ

溶血性黄疸　81
溶血性貧血　81
抑うつ　112, 220
予測最大心拍数　228

ら

ライン管理　219
ラクナ梗塞　164

り

離床時期, 脳卒中急性期の　202
離床に伴う事故, 脳卒中急性期の　209
リスク管理(マネジメント)　4
　── のための7つのオキテ　26
理想体重算出式　184
リハビリテーションの中止基準　24
リポヒアリン変性　161
良性発作性頭位めまい　27
緑内障　130

れ・ろ

レンズ核線条体動脈外側枝　173

老化　108
老年期うつ病評価尺度　112

354

老年症候群　109

数字・欧文

1：29：300 の法則　10

A

abdominal pain　57

acute respiratory distress syndrome；ARDS
177

ALT（GPT）　82

ankle-brachial pressure index；ABI　138

antecollis　258

apathy　220

arteriosclerosis obliterans；ASO　137

ASA ガイドライン　176

AST（GOT）　82

atrial fibrillation；Af　39

automated external defibrillator；AED　42

B

Berg balance scale　128, 294

body mass index；BMI　63, 122

Borg scale　154

Braden scale　124

BUN/Cr　85

C

C 反応性蛋白（CRP）　91

camptocormia　258

CE 角　329

central activation ratio；CAR　311

chronic kidney disease；CKD　70, 85

──の管理目標　70

chronic obstructive pulmonary disease；COPD
32

CK-MB　84

complex regional pain syndrome；CRPS　223

confusion assessment method for the ICU；
CAM-ICU　198

cough peak flow；CPF　257

Cushing 現象　177, 196

D

D ダイマー　103

deep brain simulation；DBS　254

deep vein thrombosis；DVT　31

dual energy X-ray absorptiometry；DXA　340

E・F

edema　56

estimated GFR；eGFR　85

falls efficacy scale；FES　296

fracture risk assessment tool；FRAX　116

frailty　110, 122, 146

functional reach test　294

G

Glasgow coma scale；GCS　23, 194

geriatric depression scale 15；GDS15　112

geriatric nutritional risk index；GNRI　184

glomerular filtration rate；GFR　70

H

Harris-Benedict の式　233

HAS-BLED スコア　170

HbA1c　95

hospital anxiety and depression scale；HADS
315

Hunt and Hess 分類　179

I

international physical activity questionnaire；
IPAQ　344

intravenous hyperalimentation；IVH　219

J・L

Japan coma scale；JCS　23, 194

355

L-ドパ製剤　253
life space assessment；LSA　344
Lorenz の式　184
Lown 分類　40

M

Mann 試験　294
microanurysm　160
mild cognitive impairment；MCI　110, 328
mini-mental state examination；MMSE
　　　　　　　　　　　222, 329, 332
mini-nutritional assessment；MNA　122
mini nutritional assessment short form　155
mishap　5
MoCA-J　111

N

national institutes of health stroke scale；
　NIHSS　170
neuromuscular electrical stimulation；NMES
　　　　　　　　　　　　　　313
non-HDL-C　93
nonvalvular atrial fibrillation；NVAF　162
numerical rating scale；NRS　33, 319
NYHA の心機能分類　33

O

obstructive sleep apnea syndrome；OSAS　270
oral glucose tolerance test；OGTT　96

P

post-stroke depression；PSD　220
premature atrial contraction；PAC　40
premature ventricular contraction；PVC　40

pseudo dementia　112
PT（INR）　103
pulmonary embolism；PE　200

R

rating of perceived exertion；RPE　33
Richmond agitation-sedation scale；RASS
　　　　　　　　　　　　　114, 198
rt-PA 静注療法　167

S

sarcopenic-obesity　144
stiff-knee gait　310
subjective global assessment；SGA　122, 151
systemic inflammatory response syndrome；
　SIRS　92

T

the center for epidemiologic studies for
　depression scale；CES-D　315
total energy expenditure；TEE　233
total hip arthroplasty；THA　274, 325
total knee arthroplasty；TKA　298
transcutaneous electrical nerve stimulation；
　TENS　313
timed up & go test；TUG　343

V・W

VAS（visual analogue scale）　33, 155, 319
ventricular fibrillation；VF　39
ventricular tachycardia；VT　39

WFNS 分類　179